U0200419

先师张大昌先生有谓：
"刳木之舟亦舰艇之祖"。
探索陶氏用药椎轮刳木之本真，
以利火车舰艇之当代技术，
乃本书写作之初衷，
故取名《辅行诀五脏用药法要药性探真》。

辅行诀五脏用药法要

药性探真

【张大昌先生弟子个人专著】

衣之镖 撰著

《辅行诀五脏用药法要》是一部总结《汤液经》辨五脏病证组方用药规律的书籍。它承袭《内经》、《神农本草经》和《汤液经》的学术内容，发挥儒、道、释三教合一的哲学思想。

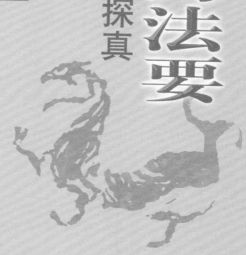

学苑出版社

图书在版编目(CIP)数据

辅行诀五脏用药法要药性探真/衣之镖撰著. —北京：学苑出版社，2013.11(2022.8 重印)

(张大昌先生弟子个人专著)

ISBN 978-7-5077-4414-9

Ⅰ.①辅… Ⅱ.①衣… Ⅲ.①脏腑辨证-用药法-研究 Ⅳ.①R241.6

中国版本图书馆 CIP 数据核字(2013)第 260949 号

责任编辑：付国英
出版发行：学苑出版社
社　　址：北京市丰台区南方庄 2 号院 1 号楼
邮政编码：100079
网　　址：www.book001.com
电子信箱：xueyuanpress@163.com
电　　话：010-67603091(总编室)、010-67601101(销售部)
经　　销：新华书店
印 刷 厂：廊坊市都印印刷有限公司
开本尺寸：890×1240　1/32
印　　张：11
字　　数：225 千字
版　　次：2014 年 1 月第 1 版
印　　次：2022 年 8 月第 9 次印刷
定　　价：49.00 元

曹　序

　　衣之镖先生的书稿《〈辅行诀五脏用药法要〉药性探真》摆在我的面前，希望我为这本书写一篇序言。我看了几遍，很为难，原因是我过去对药物的理解与这部书稿搭建的理论体系，存在着很大的距离，一时间找不到合适的推荐语言，写一篇比较贴切的序言。这的确是很困难的一件事。

　　按照衣先生的说法，本书的主旨是为了阐发"药物五行互含属性"，并且他认定这是敦煌卷子《辅行诀五脏用药法要》（简称《辅行诀》）的"药学理论的主要特点之一"。

　　他为撰写这部书，做了大量而辛苦的工作，翻阅历代药学资料，从《神农本草经》开始，各朝各代关于中药的记载，他尽量搜罗起来，旁征博引，加以论述。可以说，我们即使完全不懂"药物五行互含属性"的道理，看了这些古今中外对于药物药性的论述，也会大大丰富我们的有关知识。

　　比如，衣之镖关于"竹叶"的论述，他说："竹子品种多多，据云全世界（欧洲、美洲无原生竹）有 1200或称 1500、1800 多种，我国 40 多属，有 280 或称 500

多种，遍及各地，以江南为多。"他做了大量历史文献的考证，引用了《神农本草经》《名医别录》《齐民要术》《本草图经》《志林》《本草纲目》《本草述钩元》《本草蒙筌》等前人的有关论述，还征引了《说文解字》《康熙字典》等工具书的有关记载，并且与《辅行诀》中对竹叶的应用结合起来，说明他的老师张大昌先生和自己临床的应用体会。像这样启发人们思考和智慧的论述，书中俯拾皆是，美不胜收。

所以，我觉得，即使我们不理解"药物五行互含属性"，也可以在这本书里得到很多收获。

我认为，所谓"药物五行互含属性"，实际上是世间万物属性复杂性的体现。

五行分类是一种取类比象的研究方法，它立足于全部物质，也就是对于天下万物无论有多少，都可以一分为五，以五行加以归类。青赤黄白黑五色，就代表全部的色；酸苦甘辛咸五味，也可以代表所有的味道。

万物虽然纷繁复杂，其属性的色、味是一定的。但是，一个物质未必只包含着单一的色、味，酸苦，甘甜、苦咸的滋味，我们大家都尝过，即使"五味俱全"，在生活里也绝非不可能。绿色有深浅，红色有浓淡，三色相杂可以变生无数个真实的色彩。这些生活的道理，大家都理解，那么，在中医对于药物的研究之中，也就不会是简单的四气、五味，细分起来一定会有更为复杂的情况。"药物五行互含属性"所描述的中药特性，与此有着极为相似的关系。

五行不仅是对世间万物空间构象的划分，而且是时间过程进一步细化的主要纲目。把一年分为春秋，或者划分为四季，都是时间细化的一种方法。在五行学说作为主要分类标准之后，就有了一年分为五季的说法。五脏为主，按照时空的不同，把宇宙分为五方、五季，这是《黄帝内经》之中的一个基本法则。

现代科学把上下、左右、前后的关系，称为立体空间的三维结构，三维结构实际上只定位了一个点。这个点的活动轨迹，就是再加上时间，就变成了"四维"。世界万物，有的是有生命的，有的是没有生命的，所以"四维"再加上生命，就是"五维"。"五维"是一个时空概念，也是生命的时空，每一个生命都应该有生长壮老已的过程，这是规律，是生命在时空之中演化的规律。生命的过程，离不开与周围环境的关系，每一个生命都必须"升降出入"。升降出入的各种物质、能量、信息，也都可以用阴阳五行学说加以概括。

衣之镖先生的《〈辅行诀五脏用药法要〉药性探真》是一部内容十分丰富的大书，不同人可以在其中找到自己需要的内容，"仁者见之谓之仁，智者见之谓之智"，对此书完全无兴趣的人，自然是对于中医、中药、万物与人的关系毫无兴趣，也毫无见识，对于这样的人，写再好的序言也打动不了他的心。想到这里，我的心也就坦然了。

我与衣之镖先生认识已经数年，他身在基层，却勤于著述，经常有著作问世。我想这是一种历史使命感，催促他去不断地探索，不断地总结，然后把自己的所思所想告诉杏林的朋友们，希望大家一起为了中医学术的复兴而奋斗。他为此而奋斗了几十年，至今虽然已经退休多年，但是仍然笔耕不辍。这种精神令我感动，也令我敬仰和学习。

因此，面对衣之镖先生的书稿，我感慨万千，略作上述表述以为序。

曹东义

2013 年 4 月 24 日写于石家庄求石得玉书屋

自　序

　　药物五行互含属性是用五行学说中木、火、土、金、水又各含五行的理念，对药物同味不同功现象理性归属的认识，是《辅行诀五脏用药法要》（下简称《辅行诀》）药学理论的主要特点之一。《辅行诀》原署名作者是三教合一思想奠基者之一，著名的古代道教思想家、医学家陶弘景。陶氏手订药学经典《神农本草经》（下简称《本经》）之后，晚年（516～536）在阴阳五行合流和重玄学说的基础上，结合历代医家的成功经验和药学理论，以及自身对药物考证、炼制、实用效果的认识，综合升华而成的晚年之作《辅行诀》，是其成熟的医学五行体用化理论体系重要内容之一。

　　药物的五行互含属性，是对药物性能分类细化，阐释药物同味不同功现象的理论，是陶氏前五味理论的继承和发展，改革与创新，为总结经方严谨的组合用药规范，提供了可行的方法和切实的内容，使经方五脏补泻方的君、臣、佐、使药物的选用，有了五行属性的选用规矩。

　　但是，由于《辅行诀》的历史遭遇和传奇式的经历，几经沉浮，亡而复生。时至今日，如此珍重的学术资源，仍未得到业内人士普遍的认识和充分的理解，尤其是对药物五味五行互含位次的根据研究深度不够。究其原因，除了社会上一些重西轻中，厚今薄古的不良学术风气之外，很大程度上是因其文简义奥，古朴难解，难于与现代文化接轨。

笔者认为，研究古代学术著作，必须从著作作者当时的人文背景入手，用时代的眼光分析其内容实质，了解其学术思想及方法，才能得出符合作者原意的正确结论，更好地为现代中医学术提供有益的借鉴和参考。

有鉴于此，笔者对《辅行诀》药物五味五行互含属性的研究，是从《内经》《本经》《汤液》一脉相承的天人合一思想，脏气、药物法于四时的理念，用取象比类的方法进行探索分析的。尽管这种指导思想和研究方法，与现代科学有所不同，但这是追究原著或接近原著本义的初步尝试和必经之路。其中不乏坚实的实践基础和丰富的文献资料，某些方面已被现代科学证实，仍有一定的现实意义。同时其中蕴涵着一些尚未被现代学者理解，甚至未被发现的宝贵经验和理论萌芽，将会给现代中医药学提供更多的研究线索。

梁代萧纲曾言"椎轮为大辂之始"；先师张大昌先生有谓："刳木之舟亦舰艇之祖"。探索陶氏用药椎轮、刳木之本真，以利火车、舰艇之当代技术，乃本书写作之初衷，故书取名曰《〈辅行诀五脏用药法要〉药性探真》。

据考，《辅行诀》当系在陶氏晚年成书后"唯弟子得之"《南史·陶弘景传》者之一。陶去世后正值战乱迭起，烽火连绵时期，因而遭到残损之厄，是时因种种原因，陶氏的社会地位也处隐潜韬晦阶段，未得以广泛流传。直至李唐早期崇道国策的施实，才促成了对陶氏经营多年的茅山经典文物的重视，道医李含光曾数次奉诏对其幸存残帙进行整理复原。

李含光具备整理《辅行诀》的文化素质、专业知识、道教中的地位、社会境遇等诸多必备条件，因此目前笔者认为，尽管该书历代书目失载，亦未见到李含光整理过《辅行诀》的第一手资料，《辅行诀》曾由其整订，甚至数次整订，但最终未能完全复原，形成三个不同文本并存的文本，辗转至赵宋，被封存于敦煌是很有可能的。

正因为敦煌卷子本是一多层次并存的文本，藏经洞破封后又经先师祖孙三代的潜心研究和实用，而原卷毁于文革，致使现存世诸传抄本在内容上有诸多差异。主要表现在部分方剂的组成不一和方剂主治文的不一。因三个层次文本的部分内容，均非是原作面目，导致所载方剂不能全部用书中陶氏方剂学理核订，从而造成了研究者的疑虑和困惑。

三十余年来，笔者在先师的指导下，一直致力于《辅行诀》学用和研究。尤其是自 2004 年以来，继王雪苔、马继兴教授等对《辅行诀》考释刊行的前期工作基础上，由钱超尘教授、赵怀舟医师和我们众师兄合作，再次发起《辅行诀》研究工程，补足了此前因种种原因未公开刊行的原卷金石方部分和别本主治文，使之达成全帙，诸位在搜集文本、考证等方面作了大量细致而有效的工作。

同时，笔者在诸传抄本方药组成不一的问题上，在钱老的指导和赵怀舟先生的帮助下，总结以往研究方法的得失，历尽艰辛，终于在 2005 年完成了《辅行诀》"整订稿"和《辅行诀》"藏经洞本复原校订稿"两种文本。前者在方药组成方面，已完全符合陶氏组方用药，依五味五行互含属性为据的原则，而且拙著《辅行诀五脏用药法要临证心得录》（学苑出版社，2011）也是以此文本方药组成而论的，可证其切实的实用效果和理论意义。因此，本书作为探索陶氏药物五味五行互含属性的专著，仍以《辅行诀》"整订稿"方药为准，而未遑及其他。

《辅行诀》中金石方部分，是陶氏自选或自拟的方剂，它与所择录《汤液经法》补泻诸方药，一一互相对应，故其药物的五味五行互含属性亦与相应的草木药相同。金石药物性多猛悍，或有剧毒，临证时不易驾驭，而且笔者亦多无炮制和临床使用的经验，只是据文献资料的记载而论，其中当有不少谬误之处，有待深入研探，切莫盲从。此外，应特别提出，从心属火土补泻金石四方所用药，非《辅行诀》原著中所有，乃笔者为力求陶氏方药理论的完整性所拟补。总之，对所载金石诸药，用者要慎之又慎，切莫轻易试用，以免悲剧的发生。

在此探索椎轮、刳木之作即将出版之际，笔者谨将上述琐言奉诸读者，并恳望明哲教正，以期有利于当代中医学术的繁荣和进步。

衣之镖
癸巳杏月中旬序于威县中医院

目　　录

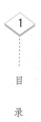

第一章 五脏补泻草木方例 用药释义

药物味属的五行互含，是《辅行诀五脏用药法要》（下简称《辅行诀》）主要学术特点之一，它是在《内经》天人合一思想指导下，用取象比类的方法，对所用药物性能的概括和归纳。

具体而言，药物的味属是根据药物的散、软、缓、收、坚的功用，分别概称辛、咸、甘（淡）、酸、苦五（六）味。而此五味中之辛，与四季之春天阳气宣发温和，植物的生发萌动之象比类；咸与夏季之水火蒸腾，植物得以润泽，枝叶柔软繁茂之象类比；甘（淡）与长夏之湿热蕴涵绵延，植物雍容舒缓之象类比；酸与秋季清肃凉爽，湿热收降，植物成熟收割之象类比；苦与冬日水火内潜而寒凝冰坼，植物之坚闭入藏之象类比。这些味与自然现象的类比，是五味从属于木、火、土、金、水五行的根据，使五味有了其五行属性，即辛木、咸火、甘（淡）土、酸金和苦水。这种药物效能所规定的五行属性，是药物作用的主要方面，故某味即某行所主，如辛为木所主，咸为火所主等。

然而药有万种，味只五类，一药又可兼数味而有多能。其物种基质、生成的自然条件、生长习性、品物形态、药用部位、炮制过程、口尝味道、色泽气息、特别性能等方面的差异，是形成药物味同功异的根本原因。因此在医哲五行分类的基础上，各行再分化出五行味属的方法是必要和可行的。这种分类方法，可以表示同类药物之间的性能和功效的差别，是药物学以五味为中心理论体系基础上的深化，是由综合法向分析法进步的尝试，对理解药物味同功异区别使用的问题有所助益。

由于脏象、六淫、七情学说都可以用五行学说归宗，脏气法于四时之气的理念是脏腑辨证的基础，六淫之邪即四时不正之气，情志活动即五脏之气盛衰的表现，因此人体病证亦不外五行生克制化的失常而有所偏颇，药物对某种病证的功效，亦可认为是其五行特性的作用，据此而确定其五行名位。

陶氏手订《神农本草经》（下简称《本经》）之后，晚年又推出此更为深化的学说，应当说是一种进步。正是这种五味五行互含理论，丰富了陶氏体用化的医哲学术思想，成为经方组方用药规律的根基之一，在当今中医理论研究进退维谷的时期，对启发中医方药学的研究思路，仍有一定的积极意义和价值。掌握陶氏药物五味五行互含位次名目，对理解《辅行诀》补泻方例君、臣、佐、使的按需所取，有决定性的作用；同时对《辅行诀》与《本经》药物味属记载有所差别的情况，也有了比较合理的解释；并且对药学的五味理论的提高和发展有所裨益。

本章对《辅行诀》五脏补泻方例所用诸药，依拙作《〈辅行诀五脏用药法要〉整订稿》（见附篇）五味五行互含名位推论，参考《本经》和《名医别录》（下简称《别录》）为主，旁及《本经疏证》（下简称《疏证》）、《本草纲目》（下简称《纲目》）等诸家本草相关内容撰成。间有参考其他论著处，文中亦予以标出。

第一节　肝木辛味门

肝法于春，其气温而宣散，主风，性疏泄，喜条达而恶抑郁，位在胁，在体为筋，其德散，辛者能散，为肝所主之味，即肝之用味。

辛味又为脾之体味，所谓脾之体味，实际上是辛温散之性在脾的体现。脾土为纳散水湿之所，水饮、津血、精液皆水湿之类，即所谓脾散精，运化水湿的职能要靠辛味之疏散来完成。

辛味又为肺之化味，所谓肺之化味，实际上是辛味宣泄舒达作用在肺的体现。肺主一身之气，司呼吸，为水之上源，主皮毛，为维持人体新陈代谢的重要脏器。浊液、废气、糟粕的排出，要靠辛味之宣泄来完成，如二便和汗液的排泄、呼气功能、气机的舒畅等，都是肺脏或其腑所司，这些功能不济则陈腐不去，而新气不生，所谓"辛者，新也"。肺气化象于秋，万物成熟之时，植物新的果实成熟，莫不符合于此，此即肺之化味为辛之据。

一、桂枝 (木中木)

《本经》谓牡桂："味辛，温，主上气咳逆，结气，喉痹，吐吸，利关节，补中益气，久服通神，轻身不老。"

《别录》谓牡桂："无毒，主心痛、胁风、胁痛、温筋通脉、止烦，出汗。生南海山谷。"

《本经》谓菌桂："味辛，温，主百病，养精神，和颜色，为诸药先聘通使，久服轻身不老，面生光华，媚好常如童子。"

《别录》谓菌桂："无毒，生交趾、桂林山谷岩崖间，无骨正圆如竹，立秋采。"

此药在《本经》《别录》中均称之为桂而有牡桂、菌桂之别，皆载其性味为辛温。《别录》载前者"生南海山谷"，后者"生交趾、桂林山谷岩崖间"。《唐本草》已另出桂枝一项，谓其味甘辛。

《别录》牡桂主治文中有"胁风"、"胁痛"、"温筋"、"出汗"等；《本经》主治文中有"主百病"、"为诸药先骋通使"。《吕氏春秋》谓："桂枝之下无杂木"。《纲目》引《雷公炮炙论》云："桂钉木根，其木即死"①；又称"《尔雅》谓之梫②者，能侵害他木也"。《本草经集注》云："桂得葱则软，树得桂则枯"。

《别录》主治文中病位之"胁"为肝之位；病状之"风"，为肝之邪；所温之"筋"，为肝之体；可使汗"出"，均肝之病。

《本经》又谓"主百病"、"为诸药之先骋通使"，《纲目》引宋朝经学家陆佃（1042～1102，字农师，越洲山阴人，北宋神宗时为尚书右丞）所著名物和训诂书《埤雅》云："桂犹圭也，宣导百药，为之先聘通使，为执圭之象也"。圭为古代帝王或诸侯在举行典礼时拿的一种玉器，可以区别爵位的等级。执圭，亦为爵位名称，陆佃所云之意为桂可宣导百药，如同执圭的通使，言其适用范围之广，并有一定的权威，是百药的控制和支配者。这也应当是《伤寒论》中由桂

---

① 桂钉木根，其木即死：以桂为丁，以钉木中，其木即死。
② 梫（qǐn）：肉桂。

枝为主的桂枝汤被誉为群方之冠的缘由之一吧。

纵观上述资料，可见桂之辛，为肝所主之味，主治病证在肝木，其对诸木具有统摄和决定的作用，虽说如此，仍有其克星，如陶氏所云"桂得葱则软"，葱当是其克星。葱是五菜之一，为肺金之菜，可使桂变软，乃肺金克制肝木之象。桂在木中位同霸主而受克制于肺菜，可见其为属木而纯正者，五行互含名位为木中木甚当。

《唐本草》中桂枝已与桂分论，言其味甘辛，甘为脾土主味，故桂枝又可属土；《唐本草》牡桂主治文中有"补中益气"，谓桂味"甘辛"，主治中有"温中"、"心腹寒热冷疾，霍乱转筋"等中土之证是其征。《辅行诀》阳旦汤以桂枝为君，而该方为阳土剂（详见《伤寒论阴阳图说》学苑出版社，2008），可佐证其理。《本经》牡桂主治有"心痛"、"通脉"、"止烦、出汗"，仲景治胸痹方用之，现代多谓其能振奋心阳，其皮色赤紫，其性温热，又当与心火密切相关，可类属心火。既有治中土之功，又具疗心证之效，其五行互含之名位又可称之为土中火。

桂的药用历史悠久，使用范围广泛，有"百药之长"之誉，为经方用药为数不多而又极其重要的药物之一。但是由于其品种多多，产地不一，所用桂皮有干枝、老嫩之差，"去（粗）皮"与否之别，采集时间的不同，各个历史时期诸家应用传承和使用经验的异同，以及文献资料传抄的舛错和佚失，历代医家和整理文献者的认识和理念的革新，乃至因自然环境和社会因素所致的物种变迁等方面的原因，导致经方中桂的名实问题的困惑，尤其在桂枝的"去皮"与否，用嫩枝抑或用干皮去粗皮？至今仍是莫衷一是，各种说法争奇斗艳，论讼不已。比较有说服力的论据莫如出土或现存的古代实物。

笔者所见到的资料极少。马王堆 1 号汉墓（公元前 168 年葬）出土的小片桂实物（浙樟），为已去皮的板状桂皮。又有资料说日本奈良时代的 756 年，孝谦天皇把从唐进口的桂心等药物献给东大寺，现存的当时进献目录上载有桂心的名称，其实物至今仍保存在正仓院，调查实物的结果为大小不一的板状或管状桂树皮，而且都削去了木栓层（外粗皮）。

笔者认为，经方中桂类药名有桂、桂枝、桂心之不同，现存文献中的名实已不易准确认定，有待日后出土文物或资料证实。其中桂为桂类药的统称，包括桂枝和桂心，桂心包括桂树的枝条皮去外粗皮者和树干皮去粗皮者。

桂枝之名出现很早，《吕氏春秋》（成书于前 239 年）"桂枝之下无杂木"一语可证。此固然是说桂的枝叶所荫之处无杂木生长，意不在桂枝的药用，但至晚在陶弘景时代已作药用了。《唐本草》桂项下云："今案，桂二种惟皮稍不同，若菌桂老皮竖枝无肉，全不堪用，其小枝皮薄卷乃二三重者，或名菌桂，或名筒桂，其牡桂嫩枝皮名为肉桂，亦名桂枝，其老者名牡桂，亦名木桂"。"此二种"指菌桂和牡桂，《说文解字》云："牡，畜父也，从牛，土声"；"菌，蓐。从竹，雨声。一曰博棋也"。《本经集注》中的牡桂所指为不结果实的桂，畜父即雄性的牲畜，树亦有雄雌之分，不结果者为雄，即牡。菌蓐为细长节稀的适于造箭的竹子，菌桂当指形象这种竹子的桂。《唐本草》菌桂项下已云"今俗中不见正同如竹者，唯嫩枝破卷成圆犹依桂用，恐非真菌桂也。《仙经》乃有用菌桂，云三重者良则判非今桂矣，必当别是一物，应更研访。"桂皮卷成圆筒状，则非嫩枝皮不可，老枝或树干之皮不可卷成圆筒状，更不可卷成二三层之筒状物。可见唐初即有嫩枝皮作药用者，但仍不是唐前之菌桂，似是今所称之肉桂。经方中桂枝究为何物，仍不能十分确定。

笔者认为不易确定的问题不必苛求，立足现实，观察现用品物的临床实效是最重要的。一般而言，现代所用的桂确是气芬芳而味甘辛，桂枝味薄而肉桂味厚，桂枝治上发表，肉桂温下治里是有效的，正符合《内经》"气薄则发泄，气厚则发热"之训和"本乎天者亲上，本乎地者亲下"唯象学理。同时古今环境和生活习惯的变迁，人的病证亦不会一成不变，因此，即便现代通用之桂类非确是古代经方中所用者，也与事无妨。刻意追求经方桂类的名实，倒不如在临床实践中多费些精力价值更高些。

二、姜 <small>(生姜木中火、干姜木中水)</small>

《本经》谓："干姜味辛，温，主胸满，咳逆上气，温中止血，出汗，逐风湿痹，肠澼，下痢，生者尤其良。久服去臭气，通神明。"

《别录》谓"干姜大热，无毒，主寒冷腹痛，中恶，霍乱胀满，风邪诸毒，皮肤间结气，止唾血。生姜味辛微温，主伤寒头痛，鼻塞。咳逆上气，止呕吐。生犍为川谷，及荆州、扬州，九月采。"

姜原产于热带多雨的地区，现国内中部、东南部、西南部及山东省均有栽培。姜的生长对湿度、热度和土质的要求甚是乖舛，长期干旱则茎叶枯萎，姜块小而干瘪，水湿过多，排水不利则徒长而姜块腐烂；遇霜冻则枝叶枯死，姜块不长，高温则姜块亦不长，故夏须予遮荫，秋热则无姜；植于腐殖多的黏土沮洳之地则姜块产量高，但姜辛味淡，植于腐殖少的沙燥地，则产量低，但姜辛味浓。

农历四月取姜母种之，五月生苗，苗生四至五个叶时，将母姜块取下，谓之老姜，至中秋前后，新姜开始长出，谓之子姜，因姜芽色紫，故又叫紫姜。霜降时则枝叶枯萎，姜已辛味浓厚，可作姜母，来年作种用。前此之姜嫩，亦可采收，但辛味不浓。

姜气芬芳，味辛辣，孔子《论语》中即有"不撤姜食，不多食"的记载，对食姜的利弊有了深刻的认识。《吕氏春秋》有"和之类者，阳朴之姜"，可见先秦时期对姜的质量，已有了蜀地阳朴产者为优的认识。《本经》中已提出姜"生者尤良"，可知汉代早期药用虽仍生干相混，但已有了生干分途的萌芽，《伤寒论》中生姜和干姜已分用，说明汉末对生、干姜的药用不同已有了成熟的认识。《别录》中已将生姜从干姜条下分离出来，是对《本经》时代生、干混用和分用对比使用经验的总结，是临床实用的需要。《辅行诀》中生、干姜不但分别使用，而且理论升达到了二者五行互含位次各异的高度，把生姜定为木中火，干姜定为木中水。

姜无论生干皆为辛味，属性为木无可异议，二者分属火水不易理解，况且传统认识多以姜色黄治脾胃病而属中土药，与火水不谋，陶氏是如何推论的？值得进一步思考。

首先应当说姜属脾土药亦与理不背，但却与陶氏以本脏用味为属性之制不符。姜味辛，脾土之用味为甘，辛乃脾土之体味，肝之主味。陶氏是以火土一家，心主火土和水土合德理念而论姜的五行互含属性的。关于心主火土的命题，拙著《伤寒论阴阳图说》和《辅行诀五脏用药法要研究》（学苑出版社，2009）中已有详说，有兴趣者可参考有关章节，至于水土合德的理念，在此简要说明如下：

五行之中水土的关系至关重要，二者必须相辅相成，互相协调，合力为一才能对世界万物有所恩泽，即所谓水土合德。二者的关系并非仅有相互制约的方面（土克水）。如胃土能纳水谷而消磨，脾土能渗湿而健运。所纳之水，所渗之湿皆为水气之属耳，而由肾主，水为肾所主而收纳于胃；精为脾土所健运之水谷精微所化，而肾为藏精之所；肾之腑膀胱系州都之官而为出水（溺）之道，溺为胃所纳水之浊者；肾水之功在于润泽，而水精四布之施在于脾之散精。脾肾之间这种我中有他、他中有我的密切关系，是维持人体造化，水液代谢正常的重要因素，即水土合德。在《辅行诀》中，甘味既是脾之用味又是肾之体味，将水土合德的理念不着痕迹地概括于斯，真乃大音稀声、大象无形之手笔。

由于《辅行诀》中贯穿着火土一家、水土同德的理念，在姜的五行互含归属方面，不依土论亦有至理在焉。但是如何将姜一药两位而置，不妨进一步推而求之。

众所周知，《本经》姜是不分生干的，不过也确有"生者尤良"一语，陶氏所附之《别录》中已有生姜一项。《本经》谓姜"久服去臭气，通神明"一语，可能是陶氏将生姜视为木中火，干姜视为木中水的根据之一。臭气为腐败污浊之气，肾气腐，浊阴之气走下窍，肾司二阴，位于下焦，屎、尿、虚恭均污浊臭气之物，干姜功在理中下二焦，当有肾水下趋之性；心主神明，开窍于舌（舌非窍，当为开窍于口，舌在口中，口为脾胃之窍，符合火土一家之说），位于上焦，神明乃清阳之气所钟，口舌之津，亦为清甘之物，清阳走上窍，生姜味清淡爽口提神，功在中上二焦，当有心火炎上之性。

生、干姜之别，在于生者长于走表趋上，发汗散外寒，通鼻塞，止呕吐；干姜守而不走，长于温中下治内生之虚寒，止泄蠲饮，胸满咳逆上气，止唾血。

汗为心液，鼻为肺窍，发汗即散心液，通鼻塞即宣肺壅，呕吐为胃气逆走上焦，止呕吐即清肃逆于上焦之邪，亦即振奋心肺正气，称生姜为木中火，正是火土一家之标榜。

元阳藏于肾水中，动则为相火，阳火发热，肾水中之热化则为湿热而居土中，故有土中之火为相火之说。肾中阳热不足则生虚寒，阳不化水则为饮；土中火衰则泄利；饮凝而为寒痰，上入于肺受热则为热痰；痰壅肺气不畅则胸满咳逆上气；唾为肾液，肾中阳气不足，唾液失其恋系不能摄藏，挟血上泛从脾土之窍口中出而为唾血。干姜主证多与肾胃有关，即所谓"肾者，胃之关"，称之为木中水，正着水土合德之理念。

干姜和生姜本出一物，生姜嫩而所秉天地气化不全，肝主之辛味淡薄；干姜为老姜之干燥者，秉天地之气化足，老尔弥辣，辛味浓而厚。由于气之薄厚不同，所趋上下表里各异，而分属木中火和木中水。

五行之中，水火本是一对阴阳，是一温度和燥湿度的问题。如把水火看作一个太极，则火在上为阳，为热，为天气，水在下为阴，为寒，为地气；天气主寒热，地气主燥湿。

五脏之中，心与肾所系之经脉均名之曰少阴。手在上应心，心为在上主火为阳脏，阳多阴少则其经脉名手少阴；足在下应肾，肾为在下主水为阴脏，阴多阳少当称足太阴，但地气服从于天气，天地之气阴阳反作（详见《伤寒论阴阳图说》），故亦依阴少阳多论，而其经脉名之曰足少阴。同名少阴而有手足水火之别，显示了阴阳的对立统一。

姜的生成所秉天地阴阳之气的乖舛现象，正是生干分用的根本。生姜禀夏火之气生苗，须遮阴而长，收采于秋分前后，得姜之本气不全，辛味少而气薄而性温，老姜成于晚秋，收采于霜后，得本气全而辛味厚而性热。姜块之辛味成于秋，秋气主燥（天湿地燥），姜块喜燥恶湿，《辅行诀》秋金之化味正是辛，姜所主证中属肺、阳明燥金之经（足阳明经胃，手阳明大肠）属痰湿水饮者亦复不少，此中格物知性之药理观和天人合一之辨证方法，颇是值得令人深思。

另有一生活小常识亦可证姜块喜燥恶湿之性。生姜不易保鲜贮藏。将鲜姜块插在大枣树枝的棘刺上，姜块可冬不冻，夏不烂，风不干，色转碧，味更鲜。究其理，枣树抗旱力强，农林家有"淹梨旱枣"之谚，枣树逢雨水少之年则结果多，正与姜喜燥恶湿相合。插姜块于枣针上，姜可借枣树之燥气以承其生气而不干不腐，日久则色呈浅绿，味更鲜美。

三、附子 （木中土）

《本经》谓附子："味辛，温，主风寒咳逆邪气，温中，金疮，破癥坚积聚，血瘕，寒湿痿躄，拘挛膝痛，不能行步。"

《别录》谓附子："甘，大热，有大毒，主脚疼冷弱，腰脊风寒，心腹冷痛，霍乱转筋，下利赤白，坚肌骨肉，强阴又堕胎，为百药长，生犍为山谷及广汉，冬月采为附子，春采为乌头。"

附子多生于南方，喜温和湿润的环境，怕高温和水涝，宜在肥沃的砂质栽培，忌连作，在此诸多方面与姜有相似之处。

附子以四川江油市（原江由县）所产者为道地品，该地种植附子有近两千年的历史，以彰明镇产者质量尤属上乘。传统技术为每年冬日下种，次年出苗，7月初采收，若逾期不收，则附子根块会自行腐烂于地下。同时，采收后二至三天内若非是连日晴天暴晒，则附子亦会烂掉，俗有'过夜烂'之称。

他处所种植者，种植采收时间不如此严谨，一般在立冬后取种块植入或沙贮育苗，次年春移苗，6 月下旬到 8 月上旬，最晚在 8 月中旬采收，采收稍晚可提高产量。他处所植附子，虽无逾期不采收则腐烂的特性，但其药能性质则大显逊色。

附子生长采收的时间特点，表明其生成过程与天地阳气渐长同步。种植于冬，采收于夏（或早秋），由冬至夏接受了自然界由冷渐至热极的全过程。尤其江油的种植采收时间，几乎是完全符合阳气由初生到至极的时间规律。《周易》理论有"冬至一阳生"和"夏至一阴生"之说，冬至和夏至分别是大地接受太阳光热最少和最多的时间，附子在其时发芽、生长、繁茂乃至药用根块的成熟，恰恰经历了这一时期，正是附子"物竞天择"，纯阳大热之性的形成，正与自然界阳气渐增过程同步，真可谓天之阳气微，则附子之阳性弱，天之阳气盛，则附子之阳性强，其性得天阳之气而雄厚，当是附子有天雄名谓的原因吧。

江油附子采收于七月上旬，正是立秋前之暑季，而小大二暑节的实际气温，高于阳极阴生的夏至。太阳光热最强的夏至日，气温不如立秋前的暑日高，是因大地有积蓄热的作用所致（详见《伤寒论阴阳图说》），暑乃湿热兼挟之气，在四季中的夏季末段，即由夏至到立秋阶段。在季节五行学说中，称之为长夏，配属于土，在《内经》脏象学说中为脾之象。根据脏气法时的原理，可以认为脾之气亦是湿热兼挟。

湿是水得热而气化的现象，热是火的作用和能量，有一分水可化一分湿，有一分火即发一分热。脾本主湿属阴，所系之经脉名为太阴，太阴者，大阴之意，故脾为三阴长，至阴之地。阴气最多处之热，由于水中之火而生，为阴中之火。此火潜藏于肾中，即肾中之真火（元阳，命门之火），动而外显则龙雷之火（贼火，伤人之火），用于脾中则为相火（相辅心君之火）。

江油附子采收于长夏，禀暑热之气雄厚，得脾土之气最全，此时已是"一阴生"的夏至日后之二节，阳有所消，阴有所长，乃阳中有阴之时，附子亦当如是，为阳多阴少之体，称其大热则可，谓其纯阳则非，《别录》附子主治文中即有"强阴"之说。此"阴"固然可理解为阴器，强阴为增强性事能力，但性事能力的增强，没有阴精血液的充沛是不可能达到的，故附子虽以助阳称著，亦有强阴的作用。

或问：脾气法于长夏，经脉称太阴，太阴为大阴，附子当其时而成，何不为阴寒之性，而为大热？答曰：此是由于天地气，天气为主导，地气从之，天地之气，阴阳反作，水为地之阴气，视为天之阳气（详见《伤寒论阴阳图说》）。

《本经》谓附子味辛，温，功用有"温中"一项，《别录》谓附子味甘，大热。主治文中有"心腹冷痛，霍乱转筋，下痢赤白"等中焦脾胃证。

附子成熟于脾土长夏之季，主治多种脾胃之证，味辛为肝木之主味，味甘又为脾土所主，尽管其皮黑质重，有当归属肾水之嫌，但核之以"水土合德"之理念，陶氏将其命名为木中土药，也是顺理成章的。

《辅行诀》中泻脾汤中以附子为君，干姜为佐臣（与君药药量相等、味相同者，即佐臣），是把附子列为木中土，干姜视为木中水药，可见陶氏姜水附土的理念。同样，治外感天行之小玄武汤（与仲景真武汤同）亦姜附并用，玄武乃镇水之神，属肾家方剂。其中干姜用量三两，附子用量一枚，据陶氏《本经集注》"附子，乌头若干枚者，去皮竟，以半两准一枚"计，则干姜用量六倍于附子，干姜为玄武汤之温药之重昭然若揭。但是，在现诸传抄本《辅行诀》，外感天行六神方小结均有"玄武者，温渗之方，以附子为主"一句，有与陶氏干姜为木中水，附子为木中土理念不符之嫌，"附子"当是"干姜"之误。

四、细辛（木中金）

《本经》谓细辛："味辛，温，主咳逆头痛，脑动，百节拘挛，风湿痹痛，死肌，久服明目，利九窍。轻身长年，一名小辛。"

《别录》谓细辛："无毒，温中下气，破痰，利水道，开胸中，除喉痹，䶡鼻，风痫癫疾，下乳结，汗不出，血不行，安五脏，益肝胆，通精气。生华阴山谷，二月、八月采根阴干。"

细辛，为马兜铃科多年生草本植物，以其形味得名，《本经集注》云："今用东阳（今东阳市，在浙江省东南部）、临海（今浙江有临海市，由台州市代管）者，形段乃好而辛烈，不如华阴（华山之阴，今华阴市，在陕西省，位秦、晋、豫结合部）、高丽（韩国历史上'后三国'所改之国号）者"。宋代《本草图经》载："今处处有之，然它处所出者不及华州者真，其根细而味极辛，故名之曰细辛"。现代以辽宁所产者为优。

历代本草中多有记载药用其根部，二月、八月采根阴干用。《本经集注》云："其根物多以二月八月采，谓春初津润始萌，未冲枝叶，势力淳浓故也。致秋则枝叶就枯，又归流于下。今即验之，春宁宜早，秋宁宜晚，其花实茎叶，乃各随其成熟耳"。

该药口尝味辛麻舌，属肝木无所异议，但《辅行诀》将其五行互含属性定为木中金的道理，尚须推敲。

《本经》谓细辛"主咳逆、头痛、脑动，百节拘挛，风湿痹痛，死肌，久服利九窍，轻身长年"。

《别录》谓主"温中下气，利水道，开胸中，除喉痹，齆鼻，风痫癫疾，下乳结，汗不出，血不行，安五脏，益肝胆，通精气"。

上述诸证，除咳逆、喉鼻之证、汗不出系肺或肺之窍及其所主之卫气有关外，他证似与肺金无关。但是其他病证，亦不外气血津液的运行不畅之证，而肺主一身之气，气血津液运行不畅，亦可与肺有关而咎于肺金。如肺主肃降，气之不下，可责在于肺；肺为水之上源，水道不畅，有因于肺者；气为血之帅，血之不行有因气之不行者；胸为肺所在之地，胸中气结、乳结不下可因肺气之不通而成；它如头痛、痹痛、死肌、癫痫风疾、九窍闭塞、精气不通等证，亦可是风寒痰血、水湿壅塞脉络官窍所至，可与肺相关。细辛气味芳香而辛烈，可畅通气血，温化痰饮，治咳嗽痰喘，称之为木中金名副其实。

细辛之所以有木中金之性，笔者认为还与其形体有关。细辛为多年生草本植物，根茎直立或横走，李当之云："细辛一根一叶相连"，雷公云其"凡使捡去双叶，服之害人"。一般而言，植物多是一根多叶，但此物却一根一叶，甚是特异，偶有二叶者，则被视为"非伦"，与正常者不相当而不入药用。

植物之根大者多是叶小，根细小则叶阔大，根把从土壤中所吸收之水分养料上输于枝及叶，叶子将生长过程中所生之废气（氧气）排出，并吸收空气中有用之气（二氧化碳），根与叶是维持植物新陈代谢的重要部分，类比于人，则肾如根，肺如叶。

细辛之根细，叶较阔大，叶柄可长达 3～18 厘米，叶片呈肾状或心形，长 4～10 厘米，宽 4.5～13.5 厘米，寇宗奭曰："叶如葵赤黑色"，如此根细小叶阔大的形态，说明细辛药用性能的形成，与叶之关系尤大，况且其采时在叶未长和叶已枯之二月或八月，叶之气质多收藏于根中即药用部分之根，多含肺金之气质，其味辛属木，含有较多的肺金气质。由于叶可类比肺金，故细辛的五味五行互含名位当为木中金。

第二节　心火咸味门

心气法于夏火，其气热。水至柔至软，受热则化为湿气而蒸腾，极则水竭而燥。水聚则咸，虽寒亦不凝固（如海水之咸而不凝）。心主血脉，性显明，其德软，贵流动而不止，位于胸，在体为脉。脉中之血，本涵营载养之液，与水同类，咸者能软能润，使脉软而血流不息，故为心之主味，即心之用味。

咸又为肺之体味，所谓肺之体味，是咸软之性在肺金的体现。肺属金而居上焦，其气凉，湿气如雾而为水之上源，为肾水所生之处。水就下之性要靠肺金肃降之气以实现，因热湿化之水，得其趋下之势而归于肾。换言之，肺中之水因咸而不凝而下流，为其气肃降之重要根据，故咸为肺之体味。

咸又为肾之化味，所谓肾之化味，是咸味软坚之性在肾的体现。肾主闭藏，水坚闭内藏则不流而外燥，火坚闭内藏则外寒内热，故肾之气化为水火潜藏，然水不流生咸，火潜藏生温，咸温之水不凝，不凝之水性润泽，乃肾家气化之常，是故咸为肾之化味，咸者能润，即燥极则润之理。

一、牡丹皮（火中火）

《本经》谓牡丹："味辛，寒，主寒热，中风瘛疭、惊痫邪气。除癥坚瘀血留舍肠胃。安五脏，疗痈疮"。

《本经》牡丹之味非咸，所见其他本草书中也无味咸的记载，陶氏定为咸味，而且居火中火之位，作为咸味之主。陶氏谓牡丹味咸且属火中火的根据应该是《本经》牡丹主治符合咸者能润，润则柔软，心德在软及火土同治的理念。

《本经》牡丹主治文可分三句读。主寒热，中风瘛疭、惊痫邪气为一句，其中寒热一病，在《灵枢》中有专篇论述，有皮寒热、肌寒热、骨寒热之分。皮寒热有鼻口干燥，汗不能出症状；肌寒热有毛发焦而唇槁腊，无汗出症状；骨寒热有焦虑不安，汗出不止，重者（死证）有牙齿枯槁。诸症状均为寒热毒气留于脉而不去，致使缺乏津液，甚或枯竭之燥证，其治法当用能润之咸润药。牡丹皮能治诸证，即可称其味咸。

古代的中风病是指风邪所致的一类疾病，它非单指如现代所谓的脑卒中（脑血管病）。因风为阳邪，性急、善动、发泄、多变、伤阴、耗津、胜湿，善兼挟他邪，故凡起病急，病情变动不居，或肌体拘急、强直、痉挛之证，均属中风证的范畴，当然现代所谓的脑卒中亦包括在其中，其所指范围甚广，为百病之长。如前所述瘛疭、惊痫等均是中风证。

由于阳邪伤阴胜湿，耗散阴液而生燥，此内生之燥又可与风邪相助为虐互为因果，所谓血燥生风，阴虚风动，即是如此。故风虽有内外之分而皆可致燥，燥又可生风，风、燥互不相离。盖风在上，为在天之气，乃气温变化之象；燥为地之水气亏乏，为湿度变化之象。风燥相合，是天地之气相互影响的结果。就人体而言，肝木主风，阳气升发之象；秋金主燥，阳气降下之象。而金木一家，互易为理（详见《伤寒论阴阳图说》），咸为肺金体味，可润其燥而息其风；咸为肾水之化味，可资生肝木之阴而止阳气之动（风）。一生一制，恩威兼施，风证之治，一咸味可以当之。牡丹皮能治中风诸燥，以咸论其味甚是切合。

"除癥坚瘀血留舍肠胃"为第二句。脉中血液本流动之液体，遍及各处，肠胃为手足阳明经脉所系之脏，阳明经名燥金之经，燥为其经气，其手足经脉所系之腑肠胃之气亦燥，此胃腑之燥，当系心火之热在胃的正常作用，使胃具腐熟水谷的能力，是火土一家的表现，与邪气之燥廻然有别。燥邪当指使胃纳入水谷之物和离经之血（瘀血）坚硬原委，即"脾恶湿，胃恶燥"的燥气。如《伤寒论》之胃家实证之大便燥结，口舌干燥等，皆燥邪致病症之象。脉中之血留于胃肠，或挟有形之物而坚硬，即癥坚瘀血留舍肠胃。牡丹皮可治此癥坚瘀血，当是因其咸润可除燥邪。《脾胃论》《医宗金鉴》《兰室秘藏》《麻证集成》等书中均有治胃火牙痛或出血的清胃散方，尽管清胃散方药有多个，其药物组成不完全相同，但均有牡丹皮一味。可见其润燥治"癥坚瘀血留舍肠胃"是有临床效果的。

第三句为"安五脏，疗痈疮"。牡丹皮色赤入心，可治心所主之血脉病，可软坚开结；性寒凉（《别录》谓其性凉），故善清热凉血；《内经》云"诸痛痒疮皆属于心"，痈疮乃血热壅结之病，丹皮之清热凉血散结者用之甚宜。

心为十二官之主，丹皮既可治心火之病，亦可疗胃土之疾，基于火土一家之说，则牡丹皮可治心症之全，而无论是用于胃或用于心，都是取其清热凉血、软坚散结，性能润燥致软。它有助于心欲软之德，亦体现了心法夏（立夏至立秋）火，及胃法长夏（夏至至立秋）之阳土恶燥用事，乃可主宰心火之全面用事者，故称之为火中火药。

二、大黄（火中土）

《本经》谓大黄"味苦，寒，主下瘀血，血闭，寒热，破癥瘕积聚，留饮，宿食，荡涤肠胃，推陈致新，通利水谷，调中化食，安和五脏"。

《别录》谓大黄"大寒无毒，平胃下气，除痰实，肠间结热，心腹胀满，女子寒，血闭胀，小腹痛，诸老血留结"。

《本经》所载大黄之味为苦，《别录》及其他本草亦未见有记为咸味者，亦未见有云其味甘者，但陶氏却称其为火中土药，其理亦有待探析。

从《本经》所记大黄主治文看，与《本经》牡丹皮的主治极为相似，二者均主寒热、瘀血、癥瘕、肠胃、安五脏等病证，尽管二者有牡丹皮所主之瘀血在肠胃，大黄所主之瘀不拘处；牡丹皮能安五脏，大黄则云安和五脏之不同，以前段推衍牡丹皮之法，得出大黄为咸味的结论是不成问题的。况《疏证》曾云："大黄行火用之品"。《辅行诀》心火之用味正是咸味。具体推导，参阅牡丹皮文即可，兹不复述。

关键是大黄有土性而为火中土的根据是什么，仍须进一步探析。

首先依大黄气色而论，当属土。《疏证》云："大黄色黄气香，固当为脾药，然黄中通理，状如锦纹，质色深紫，非火湿于土中邪？"邹润安虽未得读《辅行诀》，亦与陶氏的认识略同，可谓不谋而合。

其次，大黄主水饮，除痰实，而痰饮均与脾土之运化不利有关，大黄不但可荡涤肠胃中之宿食，通利水谷，还有调中化食作用。调中，即是调脾胃，化食即是消磨水谷而运化之，这是脾胃协调才能完成的，故大黄非但治胃，亦能治脾，作用于全面的中土，云其性属土是顺理成章的。

再次，大黄能安和五脏，用字较牡丹皮多一"和"字，此和字有和平、和顺、调和之意，符合中土包容其他四行而静谦的脏象理念。

综上所述，大黄亦与牡丹皮同为心火中土同治之药，牡丹皮色赤如火，偏治血证，故称火中火。大黄色黄，心与脾胃兼治，重在脾胃，故称火中土。

三、葶苈子（火中金）

《本经》谓其"味辛，寒，主癥瘕积聚，结气，饮食寒热，破坚逐邪，通利水道。"

《别录》谓其"苦，大寒，无毒，下膀胱水，伏留热气，皮间邪水上出，面目浮肿，身暴中风热痱痒，利小腹，久服令人虚。……生藁城平津及田野，立夏后采实阴干，得酒良。"

《疏证》引《图经》云："葶苈冬即萌芽，初春生苗叶，高六七寸，似荠，根白色，枝茎俱青，三月开花微黄，结角子扁小如黍粒，微长，黄色。"

葶苈冬日发芽，芽是种子胚所生，胚芽之后生根，根是新一代的开始。葶苈种子冬日水寒之气盛时发芽，扎根，初春苗叶长出，三月子粒形成，其子当有如春风木之气质，而性宣发疏散。药用葶苈于立夏后采收，又当有夏火急速之特性。尤其胚芽于冬日寒水当令之时所扎白色之根，为肺金之色，新一代的葶苈是基于寒水之气，靠肺金之气而成长，子必秉肺金之气质。

又因葶苈子成熟于火热当令之时，经历了由水润下而寒燥（寒水极则坚燥）到火炎上而软的全过程，这也是寒水坚固之态变为湿蒸气态的变化过程，在此过程中，寒凝坚固者得金之清凉而液态，再得火热之克制而气化。因此可以说药用葶苈子之性如火之急，但功用在于柔软；有金气之质而锐利。总之葶苈子生成经历的时序过程，是基于寒水，根于肺金，茂于肝木，成于夏火。

应当着重指出的是，寒则水凝，可类比肾水之坚藏，然肾水之坚之藏，绝非坚固不化，其藏亦非僵死不动，仍蕴有生化之基，如植物种子之胚，它是先天到后天的动力，是寒水不凝的原因，是寒水活化生命的表现，用五味表述这种机能，取能润之咸味名之甚当，所谓"肾苦燥，急食咸以润之"意正如此。陶氏葶苈子定位火中金，完全符合其成于夏火之用，根于肺金为本的特性，同时也符合性急切而捣穴犁庭，通利水道的作用。

《本经》所载葶苈所主诸证与大黄主治庶几相同，唯葶苈子主结气，饮食所致寒热，在大黄则云调中化食（亦主寒热）；葶苈子破坚逐邪，在大黄则云推陈致新；葶苈子通利水道，在大黄则通利水谷。葶苈子泻水饮，可使水自上而下降，治在上中二焦；大黄虽亦主留饮，但偏主瘀血，治中下二焦之证。尽管如此，仍不妨碍我们用推导大黄五味五行互含位次的方法，得出葶苈子为火中金药的结论。为免繁琐，具体推论细节从略。

四、泽泻（火中水）

《本经》谓泽泻"味甘，寒，主风寒湿痹，乳难，消水，养五脏，益气力，肥健，久服耳目聪明，不饥，延年轻身，面生光，能行水上。"

《别录》谓"咸，无毒，补虚损，五劳，除五脏痞满，起阴气，止泄精，消渴，淋沥，逐膀胱三焦停水。扁鹊云'多服病人眼（疑有脱字）'。生汝南池泽，五月八月采根阴干（畏海蛤文蛤）。叶味咸，无毒，主大风，乳汁不出，产难，强阴气，久服轻身，五月采。实味甘，无毒，主风痹，消渴，益肾气，强阴，补不足，除邪湿，久服面生光，令人无子，九月采。"

《疏证》引《图经》云："泽泻春生苗，多在浅水中，叶狭而长，似牛舌，独茎直上，秋时开白花，作丛似谷精草，秋末采根暴干"。又引张隐庵曰："凡石草水草皆属肾，其性主升。盖天气下降，地水之气上升，自然之理也，凡物之本乎上者性升，本乎下者性降。泽泻形园而无下行之性矣。春时丛生浅水之中，独茎直上，秋时开白花作丛，肾之肺药也，《易》曰：'山泽通气'，能行在下之水，随泽气而上升，复使在上之水随气通调而下泻，故名泽泻。"

泽泻生于沼泽，禀地水之气，其药用在下之根部，原本类比人之肾，《别录》谓其味咸，《本经》云其性寒，亦可类比人之肾，可滋润以除肾之所苦（肾苦燥），是泽泻有助于肾气化之常。然得肾阴水之气者，能上交于心（即《本经》所谓之'起阴气'），济心火而雾化，心火灼煎之饮邪无由以生，复借肺金之凉降露化，而循水道下归膀胱排出。采药于五月夏火当令之时，取心火之正用而力全之意；八月采者，借水趋下之势消排污垢停结之阴邪（痰饮）。此当为其滋泽阴水而又从上焦泻下水饮功力之所在，亦即其利水而不伤阴之谓。

泽泻一药，升阴液而降痰饮，乃助人体水液上下运动、促进水液代谢、心肾交济之品，水液代谢正常则体健无疾而长寿。肾得润泽则其窍耳及肝窍目得养而聪明，心火主血脉，其华在面，得水之调济则面色光泽；脾土为上下交济之枢纽，阴精四布则脾健而耐饥，污浊痰饮去则身轻（《本经》"能行水上"，当为轻身之喻）。《本经》所谓久服之种种益处，信非虚妄。

观泽泻之性味功用，味咸而调济心肾水火，谓之火中水药，理所当然。

五、旋覆花（火中木）

《本经》谓旋覆花"味咸，温，主结气，胁下满，惊悸，除水，去五脏间寒热，补中下气"。

《别录》云："甘，微温，冷利有小毒，消胸上痰结，唾如胶漆，心胁痰水，膀胱留饮，风气湿痹，皮间死肉，目中䀮，利大肠，通血脉，益色泽。其根主风湿，生平泽川谷，五月采花，晒干，二十日成。"

《疏证》引《图经》曰："旋覆花二月生苗，多在水旁，大似红兰而无刺，长一至二尺茎细叶似柳，六月开花如菊，园而复下，七八月采花。"

《辅行诀》旋覆花之五行互含属性为火中木，《本经》载其味咸已有明文，咸为心之主味，属火无所异议，而肝主味辛，虽有后世如宋《本草衍义》亦有"味辛、甘、苦"之说，并称其"行痰水，去头目风，亦走散之药也。""其性冷利流动不滞，自能流通气化，而宣窒塞，固非专项以升散者见长。"论述，但似不可确切的认定其属肝木之性，不妨进一步探讨之。

人身之气化之常，必金木交互，水火既济，中土以斡旋之。后天之阴阳以肝心主升为阳，肺肾主降为阴，肝木肺金交互以成生杀之始末，心火肾水相济以成升降之征兆，此两对阴阳的交互相济运动，以非阴非阳之脾胃中土为枢纽。

心主血脉，肝藏血而气升散，升则上，散则外；肾主水液，肺主气而气收降，收则内，降则下。此升散收降，内外上下即气血津液运行之机，不外一张一弛，一曲一直，循环往复之道。五行之中，木曰曲直，号称将军，性急而张而直，出谋虑，欲缓而弛而曲。故血脉与水液之升降散收运动，与肝之关系至为密切。

《本经》《别录》所载旋覆花所主之证，不外血、水瘀而结聚之证，上至头目胸上，下至胁下少腹，外达皮肌，内达脏腑，尽管病邪胶结伏留，亦可通利而除之，正是借其升降散收曲直之力而能为。特别是人体之升降出入是以中土为枢，故《本经》又言其"补中"。

本草书多有称"诸花皆升，旋复独降"者，笔者认为此说稍有偏颇。诸花皆升，缘于花类质轻上行，但旋复亦花类而质轻，故亦可上行而治头目胸上之疾。

言其降，亦非无理可循。旋复生于二月春季，开花始于5月夏季至8月秋季，《本经》称性温，《别录》称微温，又云冷利。《别录》记采药用旋覆花在5月，《图经》则为7、8月（本草书尚有7～10月为花期之说）。云其采于5月者得夏火之气，当是从性温或微温的根据，但《别录》又言冷利，似与其微温之说自相矛盾。究其所以，温或微温从具春气而言，为其性舒升能直之所以，冷利是从其有秋气而论（采于庚月即7月者，或8月甚至更晚者），为其性趋降下能曲之所以。书据《尔雅》及《说文》，云旋覆花又名盗庚，历代释者以其"夏开黄花，盗窃金气也"，"未秋有黄花，为盗金气"为解，笔者认为，医学中以黄象土，白象金，不如以"其花始于夏，终于秋，窃有冷利曲降之性"为解更为适宜。

其实温或微温之温字，与冷利之冷字，仅从温度意义而言均为不寒不热之谓，冷又似是介于寒凉之间者。在医学中，温与凉却分属于春木和秋金，春木阳气趋于升发曰温，秋金阳气趋于下降曰凉，于是此温此凉（冷）已非仅是温度问题，具有温升发凉收降的阴阳含意。而旋覆花味咸，本心之用、肾之化味，于水火之交济循环有助益之功，其曲直之性可使水火升而旋复，归结于下，《周易·系辞》云："屈伸相感而利生焉"，《别录》称其性用"冷利"一词，恰合旋覆花之名实。

旋覆花之用，仲景方有治心下痞硬噫气不除之旋覆花代赭石汤，治肝着及半产漏下之旋覆花汤。心下痞为痰水气结升而不下；肝着和半产漏下，为肝或所关之胞宫部位有瘀血停着下而不升。诸证得旋覆花之旋而动者，即复其升降运动之序而证除，故二方均以此为主药而效不旋踵。

第三节　脾土甘味门

脾土法于长夏之气，其气暑，湿热俱盛，其性滞缓，可包容其他四行，位于中，为金木和水火两对阴阳之中点（分界），在体为肉，其德缓，甘者能缓，为脾之主味，即脾之用味。

甘又为肾之体味，所谓肾之体味，是水土合德的体现。水性趋下而渗入土中，土能渗而容纳水湿，乃土水相克之事。但土中之水，借阳气之蒸腾化湿，散精上输于肺，复经肺之凉降为水而达肾，虽称肺为水之上源，其根本仍在于脾。五脏以本原为体，功能为用，肾水之根本在脾，甘为脾之主，肾之体味非甘莫属。故水土二脏合德，乃人体水液代谢之道。

甘又为肝之化味，所谓肝之化味，是脾土味甘在肝中的体现。肝者将军之官，在志为怒，怒伤肝；主风，风性急而善动。怒者必少虑，风则能胜湿，性急多动则不能和缓宁静而润泽（脾土主思虑，主湿，性缓而静谦），正是克制脾土之能事。然摄生之道，贵在勿伐天和，勿伐无过，否则将亢而自伤，致气化不利而自病。故《内经》云："肝欲散，急食甘以缓之"；《难经》云："损其肝者缓其中"。肝木气化必以脾土之主味甘缓为顺，此亦《金匮》"见肝之病，当先实脾"之说教而已。

一、人参 (土中土)

《本经》谓："味甘，微寒，主补五脏，安精神，定魂魄，止惊悸，除邪气，明目，开心益智，久服轻身延年"。

《别录》谓："微温无毒，疗肠胃中冷，心腹鼓痛，胸胁逆满，霍乱吐逆，调中，止消渴，通血脉，破坚积，令人不忘。一名神草，一名人微（时珍谓微字为薓之讹字），一名土精，一名血参，如人形者有神。生上党山谷及辽东。二月、四月、八月上旬采根，竹刀刮，曝干，无令见风"。

《纲目·人参·集解》引弘景曰："上党在冀州西南，今采者形长而黄，状如防风，多润实而甘，俗乃重百济①者，形细而坚白，气味薄于上党者。次用高丽者，高丽地近辽东，形大而虚软，并不及上党者。"

《纲目·人参·释名》曰："时珍曰：人薓年深，浸渐长成者，根如人形，有神，故谓之人薓、神草，薓字从浸，有浸渐之义。……其草背阳向阴，故曰鬼盖，其在五色，色黄属土而补脾胃，生阴血，故有黄参、血参之名。得地之精灵，故有土精、地精之名。……《礼·斗威仪》云：下有人参，上有紫气。《春秋·运斗枢》云：摇光（北斗七星之一，位于斗柄的最末端，即最顶端）星散而为人参，人君废山渎之利，则摇光不明，人参不生。观此，则神草之名，足可证也。"

《本经》云人参微寒，《别录》则谓微温，乍看差异甚大，实则略同（可参前旋覆花段），均为非寒非热之意。二书同为陶氏一人手订，寒温有别必有其因。

分析其主治可以发现，《本经》所载之补五脏是补阴（脏为阴，腑为阳）为主；安精神，精为肾所主，神为心所主，安精神即安心肾之谓；魂藏于肺，魄藏于肝，定魂魄即

---

① 百济（前18年—660年）又称南扶余，是古代扶余人南下在朝鲜半岛西南部原马韩地区建立起来的国家。

是理肝肺；开心、惊悸并为心证；智为肾志，益智即是益肾；目为肝窍，明目即是益肝。虽云补五脏却独未涉脾。从性记为微寒，以寒能治热，心属火、藏神、为十二官之主的理念识之，则可以认为《本经》是从治心火的角度而论人参的。

《别录》所载人参主治文中，肠胃中冷、心腹鼓痛（鼓当是鼓起或隆出之意）、霍乱吐逆等证均为中焦虚寒之证，治用大建中汤，理中汤（丸），九痛丸，干姜半夏人参汤等方，皆含有人参；胸胁逆满，亦由中焦气化不利而上冲胸胁，厚朴生姜半夏人参汤可治，其中亦含人参；治中焦气机痞塞之半夏泻心汤，治虚劳之薯蓣丸，均为脾胃不调证，方中均有人参；治坚积之鳖甲煎丸中有人参，是用其补中以斡旋升降出入而消破之。可见《别录》所载人参主证为中焦脾胃证，是取其温补中土之力。

小柴胡汤加减法中有"若渴者，去半夏，加人参、括蒌根"，阳明病"服桂枝汤，大汗出后，大烦渴不解，脉洪大者，白虎加人参汤主之"。均为取人参调中补中，以助津液之敷布而止消渴。

至于谓其通血脉，令人不忘，亦是取其微温，使血脉得温则行而通利。同时，血脉又为心所主，血脉通利则对心所感知的事物有所记忆，如《灵枢·本神》所谓"心有所忆谓之意"，从而令人不忘。

总观《本经》《别录》所载人参之主治，虽曰微寒微温分途而施，就寒热而论实为不寒不热之性。以寒为阴，热为阳推断，则非阴非阳，阴阳莫测。据《素问·天元纪大论》"阴阳不测谓之神"而论，则人参之性为神，又名神草，并非虚妄。

就人参之生态喜恶而言，乃喜阴湿而恶燥热，如时珍所言背阳向阴，当以性阴而论，故历代本草多言有补阴之功，不言有补阳之力，似与其"神"性不符。我们不妨进一步辨析之。

《本经》人参所治大抵是脏病为主，《别录》则多为腑证，而以天地阴阳类脏腑，则脏为地阴，腑为天阳。据天地阴阳反作之理（详见《伤寒论阴阳图说》），则地之阴即天之阳。而人参生长于地，为多年生植物，生长缓慢，如五行中土之性缓，且背阳向阴而长，乃得地阴之气而成者，若以天阳统之则应为阳，《礼·斗威仪》"下有人参，上有紫气"之语，因紫气为阳，乃尊贵之气，已道出个中道理。鉴于尊阳卑阴思想之常情，则人参之性当从阳，故《别录》以阳性之微温称之。尽管如此，仍不能脱离非阴非阳而有"神"之实质。其有五行中中土之特点，而五行之土，为它四行之中界，亦即神之所在。

《本经》人参主治多为心火证，《别录》主治多为脾土证，这种情况正是古今文经学之争的折射。《本经》成书较早，反映了西汉今文经学的理念，《别录》成书较晚，内容与古文经学有关，陶氏时代则古今经学之争已趋平息，心属火属土之说兼并同用，集而为一则为《本经集注》。

在陶氏时代，火土一家、心脾同治的理念已然流行，心火主神明之说被继承下来，与脾土为神的说教并存不废，《辅行诀》火脏有二的设制，一主心，一主脾，巧妙地解决了这一问题，同时反映在《本经集注》中，这需要引起学者注意的。

至于"摇光星散而为人参"，是古人把人参类比作摇光星一样重要。摇光为北斗七星中斗柄之顶端，北斗七星在古天文学中有其特殊的重要作用，谓"斗为帝车，运于中央，临制四时，分阴阳，均五行，移节度，定诸纪，皆系于斗"。根据斗柄围绕北极星旋转所指方向定四季，更是古代童幼皆知的常识。作为斗柄顶端的摇光星，当更是备受尊崇，使人产生神秘感。由于斗柄所指方向在一年中的圆运动，是摇光为圆心，于是摇光便有了与四季对应五行如中土意义，本草家们把它与人参联系起来，进而与脾土相类比，是很具逻辑思维的。至于"人君废山渎之利，则摇光不明，人参不生"，则不如以统治者为人参的消费者，不给采参者相应报酬，不去采挖难以采集的人参为解较为实际。这也充分说明了人们对人参价值的极端推崇和神化。

总之，人参一药，从其生长所需条件及气（微寒微温）味（甘为脾主之味），主治病证（心火脾土）等方面，都与阴阳不测谓之神的脾土相关，同时也寓有火土同治的理念，为治脾土证最常用的药物，故《辅行诀》将其列为土中土药，为助土用之主。

二、甘草（生甘草土中金、炙甘草土中火）

《本经》谓甘草"味甘，平，主五脏六腑寒热邪气，坚筋骨，长肌肉，倍力，金疮肿，解毒，久服轻身延年。"

《别录》谓其"无毒，温中下气，烦满，短气，伤脏咳嗽，止渴，通经脉，利血气，解百药毒，为九土之精，安和七十二种石，一千二百种草……生河西川谷积沙山及上郡，二月、八月除日采根，暴干，十日成。"

甘草的生长习性，喜光，耐寒，耐热，耐旱，宜沙质土壤，产于甘肃、内蒙古、陕西等地为主，以乌拉尔甘草质优（乌拉尔山脉属俄罗斯，为亚洲和欧洲的分界）。

《别录》所称之"河西"，当是指黄河以西地区，"上郡"在今陕西榆林市南。"二月、八月除日采根"，其"除日"非是通俗所指的腊月三十日，而是古代占卜择吉所称的"除日"。即以十二神与黄道、黑道，与月支相同的日子起建，顺行第二支为除日。如子月丑日为除日，午月未日为除日等。十二值神依次为：建、除、满、平、定、执、破、危、成、收、开、闭。二月为卯月，即以辰日为除日；八月为酉月，即以戌日为除日。可见古人对采药时间要求是何等的严格。

十二值神各有吉凶宜忌，除是清除之意，据云除日宜吐故、清洁、沐浴、求医、安葬等，诸事似多与人的卫生保健相关，采药自是医事的一个重要环节，在此日进行，或有一定积极意义。

采甘草的两个除日，一在仲春其苗未发，津气未耗之二月，一在中秋枝叶将枯，津气归根之八月，当是取其药气之全，值得注意的是，两个除日的十二支系（辰和戌），以五行核之，均为属土之日，而甘草之性与土相类，为历代本草之共识，在此除日采收药用甘草，能使其更具土气的作用，古人之意，或当如是。

《疏证》谓："甘草春苗夏叶秋花冬实，得四气之全，其色之黄，味之甘，迥出他黄药与甘之上，以是协土德，和众气，能无处不到，无邪不祛。此所谓主五脏六腑寒热邪气也。土为万物母，无论妍蛮美恶，莫不生于土，及其败也，又莫不归于土，化为生生之气，则所谓能解百药毒，安和七十二种石，一千二百种草也。人之气犹物之气，和顺者，其妍美也，急疾者，其蛮恶也，盖化急疾为和顺，经脉自然通调，血气自然滑利，于是肌骨坚，肌肉长，气力倍矣。"

由于甘草具土之中和之气，为九土（九州之土地）之精，颇有坤土厚载之德，有升有降，可上可下，走外走内，治寒治热，能补能泻，亦和亦缓，曲尽中土之王道，无所不利，有众药之王和国老之誉。而提出这种认识者，正是《辅行诀》的作者陶弘景。如《纲目》引陶氏云："此草为众药之王，经方少有不用者……国老，即帝师之称，虽非君而为君所宗。国老者，甘草之美称也，甘草调和众药，堪称国老矣。"从陶氏对甘草的誉称可知，定甘草性味属土是顺理成章的。

甘草有脾土中和之性，具有如前所列升降、上下、内外、寒热、补泻等多种双向作用，显示了其性和缓之土德，和非阴非阳的状态。但是任何事物的非阴非阳都是相对的，都是事物运动过程中的即时现象，甘草中和之性的另一方面，是也必然有其阴阳的趋向性。以阳为主导而论，升、上、外、热（温）、补皆属阳之象，降、下、内、寒（凉）、泻皆属阴之象。这种趋向的具体应用，体现在甘草的生、炙分用，即生者性凉，炙者性温。

温热、上升、外显与火性炎上、惮散发热相类而属心火，寒凉、下降、内收与金秋之气相类而属肺金。故《辅行诀》中炙甘草为土中火，生甘草为土中金。

甘草为土中火，体现了土火一家的关系。心胞代心行气受邪，其经脉系于手厥阴，其火乃相辅心君之火，可称相火。脾主湿，其经脉系于足太阴，为三阴之长，土中之火，火为湿中之火，即阴中之火。二者同气相求，合一而治，甘草炙炒，借火气而成温性，且皮赤内黄，色兼坤离，称土中火药，无所不可。

甘草以河西者为地道之品，有九土之精之称，九土为九州之变辞。《尚书·夏·禹贡》载大禹时天下分为九州，即：冀、兖、青、徐、扬、荆、梁、雍、豫，以豫州为中心，各洲之土壤质色有异，如徐州者为红色黏土等等，而河西位在西北，属豫州，其土壤为最上等的黄壤，黄为土色之正，可称九州土地之精华，而雍州（梁乡）甘草皮红内黄，以黄居多，故雍州产者优良。甘草能解诸毒而有九土之精之称。

河西之地位在西北，乃高寒之地，风沙干燥的条件下，甘草可以繁茂生长，必具强力的抗旱生机，而有自身防燥的气化能力，又因河西位在西北，为江河之上源，自此而下流归海，其气寒凉，甘草虽为中和之土性，亦当感其气化而有斯性，《别录》谓其止渴，虽未言生炙，亦可见其一斑。此亦甘草生用性凉之所以。

天人相应，脏气之五行类比，肺应属金，位于西，在上焦，主一身之气，其气燥而清肃收降，苦气上逆，为水之上源，正与属中土之脾，主营裹血，气缓而湿，温和升清，与水（在下之肾水）同德者相对，二者燥湿相济，温凉互补，升降得宜，气血通调，才能维持人体气血津液的代谢正常，脾才能持平无过，充执厥中。

脾与肺这种关系，是通过经脉的关系实现的。二者所系之经脉均为太阴而有足手之异，各自的腑所系的经脉则均为阳明，亦有手足之不同。脾为足太阴，肺为手太阴，二者均是多阴之经，同气相求而为湿土之经；胃为足阳明，大肠为手阳明，二者均为阳盛之经，同气相感而为燥金之经。由于经脉的手足相连，脉络贯通，保证了脾肺气血津液的交通既济，相互为用。生甘草虽为脾土之药，亦具肺金之用，称之为土中金药，乃理之当然。

三、茯苓（土中水）

《本经》谓茯苓"味甘平，主胸胁逆气，忧恚惊邪恐悸，

第一章 五脏补泻草木方例用药释义

心下结痛，寒热烦满，咳逆，口焦舌干，利小便，久服安魂养神，不饥，延年，一名茯菟。"

《别录》谓茯苓"止消渴，好睡，大腹淋沥，膈中痰水，水肿淋结，开胸府，调脏气，伐肾邪，长阴，益气力，保神守中。其有抱根者名茯神，平，主辟不祥、疗风眩、风虚、五劳、口干，止惊悸，多恚怒，善忘，开心益智，安魂魄，养精神。生泰山山谷大松下，二月、八月采，阴干。"

野生茯苓乃寄生于赤松或马尾松根部之品，无苗叶花实，《疏证》引刘潜江云"茯苓本古松灵气，沦结而成。"谓茯苓是多年古松所具有的神灵之气，沉没入于地下，结聚而成。又引卢子繇谓："其精英不发于枝叶，返旋生气吸伏于踵，一若真人之息。"认为茯苓虽寄生于松，但其生机并非是吸收松枝叶之营养，而是将松的生生神灵之气，回收抟结于根部而成茯苓。这种情况，象修道有成之人的胎息，不是用鼻呼吸而是用脚，即《庄子》所谓"真人之息以踵"以达真气内结的形式。

茯苓之所以称为茯苓，乃是其能潜伏收藏古松神灵之气于地下之意，此亦《史记》称茯苓为"伏灵"的缘由吧。茯苓有离松根而生者是得松灵气之全者，抱根而生者谓之茯神，又谓之茯苓拔，乃得松之灵气不全者。

茯苓由古松之灵气抟结而成，必具松之灵气的特质。所谓松之灵气，应当是一种能产生松之生命和气质，而又难以理喻的神奇能量。所谓灵，应当与松的特点有密切关联，所谓难以理喻，是用常理难以解释。古代分析事物常用阴阳来解释，不可理喻即是难以用阴阳分析，即非阴非阳，即是神（《素问·天元幻大论》和《易经·系辞传》皆谓"阴阳不测谓之神"）。松树四季常青，茯苓有四时神药之称，茯苓之性与松之灵气相关。要想了解松之灵气，首先了解松之特性。

松树品种多多，在我国分布甚广，不同的地理环境，所生长的不同品种的松树，生长习性和质地有所差异，其所禀之灵气也会有所不同。这也是茯苓品质优劣的原因之一。如《别录》所载者为出自泰山者，即与今世以云南产者为优有所不同。据说云苓之名出现在康熙时代，以云南产者为优之说亦当始于是时，现代人工种植者遍及各地，以河南产者最多。

松类树木分布地区的广泛和品种的多样，是"物竞天择，适者生存"的结果，另一方面，则说明松类有适应多种土壤和各种气候条件的"灵气"（用现代词语可作"基因"?）

一般而言，喜光、耐旱、耐寒（如樟子松可在零下40～50度的环境中生长）、耐热、质坚、耐贫瘠土壤、凌冬不凋、常青不老（广西壮族自治区贵县南山寺殿后，有一株达3000年树龄的松树，虽历经风雨寒暑，一直苍劲挺拔，繁茂苍郁，在崖上刻有不老松三个字）、不易朽蛀（《经疏》引弘景云"性无朽蛀，埋地三十年，犹色理无异"）等共同特点，均为其灵气所至。

松树有坚贞不屈，顽强长存，浩然高洁，适应各种恶劣环境，无拘自在的神韵风姿，正是其灵气作用之所在。此无形之灵气，满盈而旋伏于根，潜藏于地下，沦结为有形之茯苓。

所谓的灵气，与神共存，神为心所主，心法夏火，脾法长夏，长夏本在季夏而属中土，土火一家，故中土亦为神之所在。心火象太阳在天，脾土象土在地，茯苓寄松根成在地下，乃从地下渗之水位而象肾，所得乃天地灵气，与心脾相关，乃心火之正阳（午火之气）与脾土之阳（未土之气）。

由于"在天为气，在地成形"，茯苓有形之物，与脾土密切程度尤重，故味甘淡，属脾土，又因其皮色黑位在下而属肾水，《辅行诀》称其为土中水药。

茯苓得心神之灵气，则可治恚、忧、惊、恐、怒等魂魄意志之证除而保神，得脾土之灵气，则可制肾水之泛滥，即所谓"伐肾邪"，且水土合德，其同主持水液代谢而升清排浊，一切痰涎内生，小便不利、寒热烦满、胸胁逆气、水肿淋结、消渴口干、咳逆风眩诸证可除，水液运行正常则阴气长而益气力，因而益寿延年。由《本经》《别录》所载茯苓之主治考之，名土中水药亦甚是切合。

四、薯蓣（土中木）

《本经》谓薯蓣"味甘，温，主伤中，补虚羸，除寒热邪气，补中，益气力，长肌肉，久服耳目聪明，轻身，不饥，延年，一名山芋。"

《别录》谓"平，无毒，主头面游风，头风眼眩，下气，止腰痛，补虚劳羸瘦，充五脏，除烦热，强阴。秦楚名玉延，郑越名土藷。生嵩高山谷，二月、八月采根暴干。"

薯蓣味甘，性平，不凉不热，多黏滑汁液，而不燥不腻，守中固精，补而滞不甚，不偏阴不偏阳，和缓滋润，一派中正和平之气，归属脾土所主用味甘，自当无所异议。诸家本草多从其治脾肺肾而论。《辅行诀》却将其列为土中木药，即与肝木有关，自有个中道理，试析之。

脾土与肝木乃相克关系，即所谓木克土，但问题的另一方面，也存在反克的关系。这种反克关系，先师张大昌先生称之为"反横"（见《张大昌医论医案集·医哲心法》），即土横木，即我们通常所谓的木疏土关系。《辅行诀·五行互含用药图》，不着痕迹地表达了五脏之间隔位相克和反横的关系。如脾土和肝木是相克关系，肝木之化味，是能助肝血、魂收藏于体之酸味，和助肝疏散、条达、宣发作用之辛味，合化而成的缓和肝急之甘味。此肝之化，即肝象春之温煦、和风细雨、万物生发之气化。换言之，肝之气化是被它克制的脾土作用在肝的表现，即反横关系的现象。

就病理而言，《经》云"病起于过用"，甘味在肝有缓其疏散、升发过急，和缓其所主之风性急迫的作用，即可治风邪之类的疾病。甘为脾土之主味，而脾主湿，肝主风，二者的关系不但有我们通常所说的风能胜湿，即木克土的一面，还存在湿能定风的一面，即反横的关系。风证有阴虚生风，阳亢生风，血虚生风，血燥生风，血瘀生风，热极生风等等，无论何风，滋润都是必要的，甚至是主要的方法。

因此，味甘多汁性润的薯蓣适宜于风证，故《别录》谓其主之头面游风，头风眼眩；仲景大薯蓣丸以薯蓣命名，当是方中主药，所治为"虚劳诸不足，风气百疾"，薯蓣治风之理自在其中，值得深思。

至于《本经》《别录》所载薯蓣治耳及腰痛，强阴等，当是其与肾有关。仲景书中肾气丸中用之即是此意。依《辅行诀》五味五行互含而论，当是甘味又为肾之体味之故，是土水合德说的体现，已离本段主题，暂不详论。

第四节　肺金酸味门

肺气法于秋金，其气收降而清肃，主一身之气，其气燥（凉燥），为水之上源，开窍于鼻，司呼吸，在体为皮毛，其德收，酸者能收，故以酸为其主味。

酸又为肝之体味，所谓肝之体味，实际上是酸在肝木中的具体表现。肺主治节，肝疏散不节则过用而自伤而病，得肺用为体则发泄有度而不自伤而病。

酸又为心之化味，所谓心之化味，实际上是酸在心火中的具体表现。心藏神，为十二官之主，心气散惮而显明，神易耗散不收，不能归藏于内而气化乖戾，得肺用之化，则神气内藏而气化常利而十二官安。

一、麦门冬 （金中金）

《本经》谓麦门冬"味甘，平，主心腹结气，伤中，伤饱，胃络血绝，羸瘦，短气。"

《别录》谓其"微寒无毒，（主）身重，目黄，心下支满，虚劳客热，口干燥渴，止呕吐，愈痿蹙，强阴益精，消谷调中，保神，定肺气，安五脏，令人肥健，美颜色，有子，久服轻身不老不饥。"

《疏证》引《图经》云："麦门冬凌冬不凋，叶似莎草，长及尺余，四月开淡红花如红蓼花，实圆而碧，如青珠，根黄白色，有须在根，如连珠形。"

诸家本草，均无麦门冬为肺所主之味酸的记载，《辅行诀》将其列为金中金药，即肺所主之酸味中之主药，其因何在？我们不妨从二个方面探求其意之所在。

一是其生态形色：麦门冬四季不凋，其叶隆冬愈茂，长及尺余，其顽强的生命力当与叶系之发达强盛有关。而人之肺，象植物之叶，有与外界交换新陈气体，代谢水液之用，故麦门冬有助于肺金之气而属金。

其根为药用部分，质柔而润，色兼黄白，柔润为水之德用，乃肾水之象，黄为脾土之色，白为肺金之彩，《经疏》云其能"吸土中精气上滋茎叶。"此根部之肾水之德乃吸脾土之精气而成，可上滋肺金，换言之，麦门冬有使肺金精气源源不断的作用。

其四月开红花，实形圆色青。初夏开花而色红有心火之象，果圆象水之形而有木色之青，具有水木相生及木火相生之机，水生木则萌发不已，木生火则繁荣茂盛，致使其凌冬不凋。植物多为花落结果，花淡红而果圆绿，颇具反生反克之情趣，此或为其生命力顽强之故。

《疏证》引刘潜江曰："麦门冬四季不凋，然采其根必在夏至之前。"其时正是初夏至夏之中，正值花期，药用之根秉承本体之火气较多，但此火气是将反火为木为水之火，即将趋于肺金所生之水和所克之木，具有减肺金荫子之劳和制约其肃杀过亢而自伤之虞，有保全肺金之造化而为属肺金之味。

二是其主治功效：归纳《本经》和《别录》所载麦门冬所主治病证，腹中结气，伤中，伤饱，心下支满，胃出血，呕吐，等皆为胃腑壅塞，气机下行受阻之病证；口干燥渴，羸瘦，短气，虚劳寒热，身重，目黄，皆脾气散精，上输于肺的功用障碍，肺之精气不足而气血津液的敷布量减少，人体各脏腑、肌肤、官窍、四肢百骸因之失荣，或因失荣而邪客之证。

麦门冬可治上述诸证，自是其能使胃气下行，以除胃所纳食之壅塞；能收气血津液于肺以充敷布之源。如《疏证》谓"麦门冬之功在提拽胃家阴精，润泽心肺，以通脉道，以下逆气，以除烦热。"又如饥不能食症，饥是人体缺乏荣养的自救反映，不能食是胃中壅满的现象，治之者多可用叶桂

（字天士，号香岩，公元 1667～1746 年）之益胃汤，该方中麦门冬为不可缺少之药，可见麦门冬有降下胃气和收精气于肺的双重作用。

麦门冬有此特性，诸如《本经》《别录》所云消谷调中，强阴益精，保神，定肺气、安五脏，久服轻身、不老、不饥，令人肥健等功能，自在情理之中。

然而中焦脾胃之经脉称为太阴、阳明，肺与大肠之经脉亦以太阴、阳明称之。以六经论，太阴为湿土，阳明为燥金，麦门冬之特性既可助胃、大肠之降下，又可收提脾中精气于上焦，与肺主肃降之性切合，陶氏谓其性属金甚当，结合以其生态色味属金的理由，称之为金中金药是理所当然的。

二、枳实 (金中水)

《本经》谓枳实"味苦，寒，主大风在皮肤中，如麻豆，苦痒，除寒热结，止利，长肌肉，利五脏，益气轻身。"

《别录》谓其"酸，微寒，无毒，除胸胁痰癖，逐停水，破结实，消胀满，心下急痞痛，逆气，胁风痛，安胃气，止溏泄，明目。生河内川泽，九月、十月采，阴干。"

《疏证》引《图经》云：枳木如橘而差小，高五七尺，枝间多刺，叶亦如橘，但橘叶两头尖，枳叶有两刻耳。春生白花，至秋成实，八月采。

古代枳实、枳壳均称枳实，唐代甄权（540～643）《药性论》已提及枳壳之名，《开宝本草》始正式分条而载。

宋代寇宗奭《本草衍义》云："枳实、枳壳一物也，小则其性酷而速，大则性环详而缓，取其疏通决泄愤，地方但取其败风壅之气，古用枳壳大义如此。"

枳实之名当取枳之果实之义。果嫩时个小而内实，老则大而有瓢，干则壳内有空。《图经》云"至秋成实"，"八月采"，是用嫩小之果，即枳实；《别录》称九月、十月采者，是较老成之大果，即枳壳。

由于枳分布甚广，产地所跨纬度甚大，南至河内，北至新疆，都有生产，由于地域寒温之差，结果迟早也必有差异，故枳实、壳之别不当以采时而定，宜以大小老嫩而分。现代所用之枳壳，有谓采于大暑前后质良者，仅以采期与古枳实相近，即认为今之枳壳即古之枳实，尚需考究。

枳之品种多多，据云现代所用者以酸橙之果为正品，倒是符合陶氏将枳实列为金中水（酸中有苦）的情况。品种不同，味可有异，《本经》与《别录》味有苦、酸之别，气有寒、微寒之差，当缘于此，或并有产地的因素。无论如何，陶氏将枳实列为金中水药，在《本经》与《别录》所载枳实气和味的资料中已有其根据。因为《本经》之味苦和气寒，均属陶氏肾水，《别录》之酸和微寒（凉）均属陶氏之肺金，二者兼而并存，即是金中水。问题是为何称为金中水药，而不云水中金药？我们不妨试为辨析。

就《本经》和《别录》所载枳实之主病证而言，大风在皮肤中，如麻豆，苦痒及胁风痛，属风证；止痢和溏泄、停水、胸胁痰癖均为水（饮、痰）湿证。概言之，枳实之主证，只是风、水二字（湿、痰、饮均为水受寒热影响之变态）。

其长肌肉、令人肥健、安胃气、利五脏、益气轻身、明目，鉴于脾胃为后天之本，脾土可括其他四行的理念，脾胃健则五脏调和，精气充而肥健、身轻，目得精气之养而视物明，诸功效之要在于其有调平脾胃的功能。

其除寒热结、破结实、逐停水，表述了其通利疏导，攻逐坚实的迅猛之势。朱丹溪云："枳实泻痰，能冲墙倒壁，滑窍泻气之药也。"亦切合此药之性情。

风与水本系自然界的重要组成部分，风系空气流动的形式，是因异地温度不一而气压差别的平衡过程。它性至柔而无所不入，随顺、善行而数变，无定向，见四时，和则利养万物，暴则摧残生灵。故风有寒、热、燥、湿随附之异，四方八维上旋下冲方向之差，柔媚和缓与刚烈急速之别。其流行于地面之上，为在天之气，万物能适宜者得其惠泽，不适者受其摧毁。

人体生命由脏腑经络之气运行来维持，气行则生，气止则亡。由于肺朝百脉，司呼吸，主一身之气，其势趋下而收降，与肝之主藏血，势上冲而疏散之肝相互制约，使气血津液循其升降出入之道，即所谓金木交互之局，此脏腑经络之动，即惠泽人体生命之风。

若因内伤七情，饮食不节，虚劳损伤，或外感风邪，致使气机郁结，而水液津血饮食等有形之物附而着之，升降出入之序紊乱，脏腑经络之气运动乖逆，此局之风谓之邪风。邪风乃使人致病之风。

风乃气之动，肺主气而又关于主风之肝，故治风邪可用肝体肺用之酸味。先师张大昌先生《阴阳六气稿》（见《辅行诀研究·上篇·第二章·第四节》）治风法提出："酸胜风"一语，治风寒、风热均不舍酸味之品，从风属肝，为肝体酸收力不足以制其辛散（动）之用着眼，可谓传承经方治风旨意之语。

人之五脏五行阴阳属性，肝象春木属阳主生发，肺象秋金属阴主收降，二者为一对阴阳而主持阴阳升降的平衡协调，即所谓金木一家，金木易位（请参《伤寒论阴阳图说》），金之体即肝之用，探究本草经典和陶氏药学中枳实治风之药理，可见此说之一斑。

酸味在陶氏五脏体用化理论体系中，属肺之用，肝之体，心之化，对各脏气有不同的价值和意义。

肺秋金之气，凉而收降，其用即是内收敛藏长夏土之湿热化之气，使湿热归藏于内。其收湿即是祛痰水，藏热即是清心脾之火。

酸为肝春木之体味，体者，本体、本源、本质之义，春木之本为冬寒之气，是冬藏寒气渐转温暖的过程，在此季冬藏之寒，渐被春木之辛散功用所消，进而再转为夏火之气，所以酸为肝之体味，有减缓肝用过亢生火而病的作用，《内经》云："病起于过用"，肝体酸可防之。盐山张锡纯及近年主圆运动说者，认为白芍、乌梅主敛降肝火，皆得此体用之妙者。

酸为心之化味，化为变之极，夏为热之极，是由春温之气渐致热度增高的变化过程，及致热极，则产生质的改变，即转化为凉（夏括长夏在内，长夏是热极变凉的过渡阶段）。同时心德之软，显明彰达，火势之炎上，均需酸收（轻度的坚闭）监之以防自戕，使心所主的血行畅通无损。

治内风之法，世人有"气顺风自止"、"活血风自散"、"火降风自息"、"镇（平）肝息风"、"化（祛）痰息风"、"滋水（阴）涵木以息风"、"养血息风"等法则，究其实际，亦均与气、血、火、水相关。而使心肝肺三脏的脏气调和，也是诸法的治疗目的。

如前述风之特性，其邪风之病，病因、病位、时令、挟邪等等名目繁多，如枳实所主之大风在皮肤，皮肤为肺所主，在表，易受外邪之侵，但其疹如麻豆，又当是内有结积，郁而生热。苦痒更是热甚而病涉心火（诸痛痒疮皆属于心）。枳之酸收津液，消痰水，散结下气，寒可清泻心火，皮（枳壳系果皮）可走皮行表，确为对证之药。其所主之胁风痛，当是肝所属之胁部不定时痛的证状，病位与风在皮肤者，位异而理同，故皆可用枳治之。

《本经》将"大风在皮肤中"列为其主治之首，可见其当是治风证主药之一。现代多用于肠胃病，以下气除痞，消痰实结聚为用，对其主风之功有所忽视。这应是对此药的经典理论理解不深的缘故。笔者深得先师张大昌先生之教诲，用此药治疗风块疹、荨麻疹、隐而未出之痒疹每每取效。

宋代许叔微《普济本事方》治胁风痛之方多有用枳壳者，余常仿用之，确有效验，更体会到药学经典之精奇，从而也加深了对陶氏将枳实列为酸味药义理的认识。

水是潮湿之气因寒而凝结，或冰雪因热溶解而成的液态物质，故水有气体、固体、液体三态。其性得热则蒸腾为气而在上，得寒则凝固为冰而沉降收藏在下，温（凉）则液化在中而上行下达，故水在人体布及三焦，无处不有，运行变化不息，是人体生命的重要物质之一。

肾为先天之本，主水液，脏藏中焦水谷所化之精微以上承之，腑纳上焦肺所注之腐浊以排泄之。其精微得阳热化气而上承以济心火，则心火不致亢而燥悍致其失柔，其所潜藏心火之阳热，可温其脏水不致凛冽而过于坚凝，此即所谓心肾一体（一对阴阳）、水火既济的生理关系。

脾为后天之本，主运化。水饮（谷）入于其腑胃，腐熟消磨，经小肠之泌别清浊，其精微者，由脾传输布散至全身，归藏于肾，糟粕部分，经大肠传导排出；其废浊之水湿亦由脾协同肺之收降，归于膀胱而排出。脾对水湿和精微的这种作用，称之为运化或渗湿，与肾主水、司二便的功能，共同维持着人身藏精和水液的代谢平衡，即所谓胃为肾之关，土（脾）水（肾）合德。

水为肾所主，肾位在下焦，规定着其势趋下的特性，下之极为肾，为水闭藏（即肾德在坚）之所，其升降出入的运动，表现在上焦心火与中焦脾土的影响。其与心火既济，与脾土同德为理，是肾水在中、上二焦不同形态的原因。

由于肾水之主味为苦，陶氏用其为心火之体，肾水之用，脾土之化，表述了它在不同时位上的意义。心之体，即是心火之本体为寒水，是心火由寒水之极渐次量变而来；脾之化，即是脾土湿热至极，必有蒸热（暑气）转为肺金凉降之质的变化；肾之用，即是水行至肾为其归宿，其润燥助津液之功，正是保证肾水之特性和作用所必需。

肾水之主味为苦，苦味又为心体脾化之味，与水之运动和代谢息息相关，故治水者当不舍其苦。

从枳实主大风在皮肤中之经文入手，综观其主治为风水二字，并得出治风不离酸、治水不舍苦的规律，同时也证实了先师所推出"酸胜风"一语确是见道之言。应当指出的是，风在天而水在地，我国传统文化认为天为阳，地为阴，天气为主，地气为从（请参《伤寒论阴阳图说》）。

枳实主治风水之证，以证测味，当属酸苦之味，更因酸苦二味之属性有天地之别，据天气为主，地气为从的原则，其所治之证，虽有水湿痰饮结聚如麻豆，但仍是以风邪为主，故枳实当称之为金中水药，而非水中金药。

三、芍药（金中木）

《本经》谓芍药"味苦，平，主邪气腹痛，除血痹，破坚积，寒热，疝瘕，止痛，利小便，益气。"

《别录》谓其"酸，微寒，有小毒，通顺血脉，缓中，散恶血，逐贼血，去水气，利膀胱大小肠，消痈肿，时行寒热，中恶，腹痛，腰痛。"

《疏证》参《图经》《纲目》云："芍药十月生芽，正月始长出土，色红，渐大渐转而青，作丛，茎上三枝五叶，似牡丹而狭长，高一二尺，夏初开花，其色不一，结子，入药用根。"

明代缪希雍《神农本草经疏》（下简称《经疏》）芍药条下引张元素云："主泻肝，安脾肺，收胃气，止泻利，固腠理，和血脉，收阴气，敛逆气。"其疏项首句云："芍药禀天之阴，而兼得甲木之气。"

古本草书中赤白芍混用，宋代《图经》始分载，以白色者名金芍药，赤色者名木芍药，沿用至今。赤白功用之分，在于白走气，赤行血，白补赤泻，白收赤散。笔者临床体会认为，二者功用略同，惟略有气血、补泻、收散之偏颇而已，鉴于白色属金的理念，以白芍为金中木药更切合名实之义。

芍药生芽之期，时在寒冬气藏之季，与一般植物"立冬萌芽不生"的规律不同，正月出土而即繁茂，夏初开花而结子，亦与一般的植物春生、夏长、秋收的规律有异，它这种冬生、春长、夏收的特性，正是其药用价值之所在。

果实籽粒，是植物一年中生长后期的产物，有作种繁衍下一代的作用，用来维持物种的延续，保持其品质的传衍，一般在秋季成熟。秋之气收，夏之气长是其常，而芍药在夏长之气当令之时开花结果，是其本身之收气不当至而至，是秋收之气亢盛有余的表现，这种特性，陶氏在《辅行诀》中称之为"酸"，为肺金之用味，亦系肺金之主味。

植物的发芽生根，是其生命的开始，一般是在春木生发当令之时，但芍药之发芽生根却在阴寒凝冱之冬藏时期，由于一年之中，春夏属阳，秋冬属阴，即所谓之"禀天之阴"，此时发芽生根，是其根芽春木生发之气亢盛有余，这种特性，陶氏在《辅行诀》中称之为"辛"，为肝木之用味，亦系肝木之主味。特是其根正是药用部分，既有其整体秋金收气之本质，及秋金所属之白色，又具有局部所特有的肝木生发之气，即所谓"兼得甲木之气"，称为金中木药甚是合理。

从《本经》和《别录》所载芍药所主的措辞来分析，不外两大类：

1. 益气、缓中、止痛。

2. 除血痹、通血脉、逐贼血、散恶血、破坚积、利小便、利膀胱大小肠、去水气、消痈肿、邪气腹痛、中恶、腰痛、时行寒热、寒热、疝瘕。

其中益气、缓中、止痛概指药物的功能和疾病的治法而言。

一般而言，益气即是补气，笔者认为二者不尽相同。气是物质运动的形式，物质不运动时不可称为气。如脏腑是物质的实体，只有在生命过程中的运动中才能体现出诸脏腑之气的不同。脏腑之气一旦虚损，就要用补充脏腑之气的法则去治疗。如肾虚者补肾，心虚者补心以补充其质的亏缺，然而质的充盈只是使脏腑之气恢复的基本条件，气虚者还需要运动力的支持才能达到，这种增强动力的方面，对补气是有所助益的。增强动力，就药物学而论，无非是升降出入、走表趋里、散收疏敛等，芍药之所以有益气的作用，正是其味酸能收，加强内收之力的功效。另一方面，气之虚损原因，

第一章 五脏补泻草木方例用药释义

还在于其损耗散失过多，而酸味收而性涩，对减少气的耗散会有一定的作用，所谓："无塞不补"对气虚证亦有助益，舍此进补，补药将如入无底之器，永无盈满，与事何益？故收塞为补益的重要方面。

还应认识到，人体之气名目多多，阴阳五行、脏腑经络、营卫气血、精液津水等等各有其气，不一而足，可谓之无处没气，而肺为诸气之主宰，酸为肺金之用味和所主味，故酸味之芍药，概言益气，而未言益何气。

缓中，是针对中焦失缓的一种治疗法则。《辅行诀》云："脾德在缓。故《经》云："以甘补之，辛泻之，脾苦湿，急食苦以燥之"；"肝德在散。故《经》云：以辛补之，酸泻之，肝苦急，急食甘以缓之，适其性而衰之也。"

"缓"与"急"相对，脾缓之德用在于"甘"，失缓当用甘味，何以味酸之芍药能以"缓"之？

脾失缓为用虚体实，就本脏调治体用，法当助用或抑体，助用则迳取甘味药即可，若抑脾体以平衡之，则当用酸味，因脾之体味辛，即肝之用味，用肝之体味酸以泻肝，即能抑肝之用亢，亦即抑脾之体，而达成脾之体用平衡，使其缓德恢复。此亦即可为《难经·十四难》"损其肝者缓其中"的注脚。李东垣云："损其肝者缓其中，当用四物汤，以其内有芍药故也。"乃得芍药缓中之意者。

由此可以认为，五行学说中之木克土之局，即是肝用（脾体）亢而脾用虚，用肝之体味酸药即可"收胃气"之失缓，如芍药、乌梅、山楂、鸡内金之属；木能疏土则是肝体亢而肝用虚，以肝之用味辛药可疏散中土之壅滞，使脾之甘缓不致过度，如姜、半夏、木香、桂枝之属。

既然芍药为酸味药，其性收涩，却又言其主因"不通"

所致的痛证，如此治法岂非有与病机不利之嫌？

《经》云："诸痛痒疮皆属于心。"痛证是人体心对致痛因素的感觉，心主神明，如神志昏迷则无痛觉。陶氏把酸列为心之化味，即是心火体用互相作用的运动之极，将出现心火本身质的改变，由火热变为水寒，由显明惮散转为收降肃潜，而此收降肃潜正是肺金之用的特点，故此酸味又是陶氏肺金之用味。

皮肤的痛觉最为灵敏而为肺所主，肺藏魄，魄有镇静之用，故人体对痛觉的耐受力，又与肺用（心之化）息息相关，心化肺用不足则耐痛力减，反之则强。故心化肺用之酸味芍药，可以止痛。这是止痛法则的一个重要方面。

从痛证的病因分析，痛由脏腑经络的不通所致，之所以不通，乃是其间有淫邪或气、血、津、液、痰、食的阻滞，或是气、血、津、液亏少，脏腑经络失荣而致运行不畅，即所谓不荣则痛。然不通致痛，气血之郁（瘀）痰饮皆为不循经而离其运行脉道者，芍药之酸收可使之归于经脉，使郁（瘀）积聚消除而痛止。不荣致痛者，收敛气血津液于经脉之内，既可减耗又可充脉，经脉自得荣养而痛止，是通过补气达到止痛的方法。

芍药治疗不通和不荣致痛的机理，符合木曰曲直，曲直作酸的经训。治不通，在于能疏散致痛之邪，治不荣，在于能止耗充脉，即益气养血。

认识到芍药益气缓中止痛的机理，对理解其所以能治疗诸证大有帮助。如前述芍药所主诸证，不外血、水、食、寒及邪恶之气所致者。其证名前所系之除、破、利、通、散、逐、去诸字，说明其治法皆适用疏散利导之法。疏散乃肝之用，酸为肝之主味，以曲直为用，直则可伸可疏可散，芍药有此疏散之功，可称为具肝木之气。其以曲为能，曲则可收可下，诸致病邪气得芍药之收，则瘀血积水（痰饮），顺经而行，得芍药之下，则大小肠膀胱中之浊污得以传导而出，而诸证自愈。

还应指出，诸证之邪多属阴。如气与血为一对阴阳，气为阳血为阴；火与水为一对阴阳，火为阳，水为阴；寒热为一对阴阳，热为阳，寒为阴；正邪为一对阴阳，正为阳，邪为阴。而芍药所主证的病邪多属阴类（寒热一证非是纯阴），即所谓芍药能收阴气。正如其在阴寒凝结之冬寒之季可发生根芽，从阴寒角度看则是阴寒被其收藏，被闭藏之阳得到畅发而运行，收阴与畅阳，乃是此事的两个方面，并不相背，论芍药之性当如此着眼。对万物的生机而言，以阳和为顺，阴盛为逆，故又曰芍药敛逆气。

综上所述，可见芍药味酸属金，又具肝木畅阳疏散之性，而陶氏称之为金中木药不无根据。

四、山茱萸 (金中火)

《本经》谓山茱萸"味酸，平，主心下邪气，寒热，温中，逐寒湿痹，去三虫，久服轻身，一名蜀枣。"

《别录》谓"微温，无毒，（主）肠胃风邪，寒热疝瘕，头风，风气去来，鼻塞，目黄，耳聋，面疱，温中，下气，出汗，强阴益精，安五脏，通九窍，止小便利，明目，强力，长年……九、十月采实，阴干。"

《疏证》引《图经》云："山茱萸木高丈余，叶似榆，二月开白花如杏，四月结实，未干时如酸枣赤，既干皮甚薄，中有核。"

《纲目》引甄权曰：味"咸平，大热。""治脑骨痛，疗耳鸣，补肾气，兴阳道，坚阴茎，添精髓，止老人尿不节，治面上疮，能发汗，止月水不定。"引陶弘景曰"出近道诸山中大树，子初熟未干，赤色，如胡颓子，亦可啖，既干，皮甚薄，当合核用也。"又引雷敩曰："使以酒润，去核取皮，一斤只取四两已来，缓火熬干方用，能壮元气，秘精。其核能滑精，不可服。"

张锡纯《医学衷中参西录·山茱萸解》谓"……其核与肉之性相反，用时务须将核去净，近阅医报言核味涩，性亦主收敛，服之恒使小便不利，惟破尝之，果有涩味者，其说或可信。"

山茱萸药用为其成熟之果实，其果成于孟夏，致季秋孟冬始成熟，历经夏秋两季，得夏火之全（括长夏在内），并秋金之收气，夏火之极即转秋凉，此正是《辅行诀》心火化味之义旨，继得秋金收敛之气而口味甚酸，此陶氏视其为酸味之所以然。特别是成于秋末冬初之物，不但味酸而且色深赤，颇具火化之色泽，在秋凉转冬寒之际，呈红艳之彩，乃有火性之显明，故称之为金中火药。

张锡纯氏极力推重此药之回脱敛汗之功，屡屡重用此药治疗危重之疾，张氏经验丰富，信其言之有证，究其理当系固脱因其收敛，止汗在其为心之化味而收心之液。然而如前《纲目》所引甄权却有发汗之说，又当何解？

当汗不汗者，必因其人疏散之功用不足，而疏散之德用在于肝，其德用之正常与否，又与其质体密切相关，以陶氏学理论之，肝之用辛体酸，辛散功能正常与否与其体之酸收协和与否相关。辛散过亢之多汗固然可取酸收以敛之，津液不足者，虽肝用有疏散之能，亦难为此无米之炊而不能发汗，只有通过肝之体味酸收津液，辛散才能起到发汗的作用。故笔者认为甄氏所谓其能发汗，当指需发汗而津液不足者，即陶氏助肝体（即陶氏所称之"泻肝"）之法可以发汗。山萸莱之止汗，在于其味酸为肺之用味，其发汗在于为肝之体味，实际上这也是陶氏"金木交互"用药法则的具体体现。

由于"诸风掉眩皆属肝"，肝主风，而山茱萸之果始结于春，味酸又为肝之体味，可承平肝辛散过度之风证，又可收津液以助辛散发汗，故《别录》主治中有肠胃风邪、头风、风气去来、面疱（上焦风热）等"风"类病。

山茱萸结果于春，历夏及长夏，至秋未成熟，是禀夏（括长夏）气化较多而成长者，其气质当有适应火土气化以利其生存的特点。禀夏火之热则可温中，可适长夏之湿则可除水下气、心下邪气、逐寒湿痹、去三虫（虫为湿热之病，《诸病源候论》卷五十谓三虫系长虫、赤虫、蛲虫，分别指现代之蛔虫、姜片虫和蛲虫）等中焦脾胃病。基于陶氏火土同治的理念，可以认为陶氏虽只称其为金中火药，而名不及土，其治土之意亦在其中。

由于心火肾水是一对阴阳，山茱萸禀火之气化而又具酸收下行之性，故有使心火下交于肾阴，保证水火既济，阳平阴秘，而有补肾气、强阴益精、止小便利、添精髓、治脑骨痛、疗耳鸣耳聋的作用；肾水强则肝木得荫，属宗筋的阴茎则强，属肝之窍的目则明。

酸为肺之用味，肺主呼吸开窍于鼻，肺用足则鼻息通利，山茱萸酸助肺用，故可治鼻塞；可祛湿，湿邪去则阳不被遏阻而畅达，则阳道得兴；可温中，中焦得温则可斡旋气血津液而不滞塞，使九窍通利，脉气得定，强力而长年。

据前所引资料，陶弘景云"多合核用之"，雷敩则云"核能滑精"，张锡纯则云"核与肉性相反，用时务须将核去净"，但其后又云有言核味涩收敛，可使小便不利者，并亲尝其味确有涩味，对核的使用持置疑的态度。笔者对核的作用亦未试用，不知所从，有待实验而定论。但目前习惯用净萸肉。

综上所述，可见山茱萸的使用，《本经》与《别录》主治并非在肾，几乎与陶同时的甄权与雷敩，则以肾为主，可见陶氏当时或稍后，对此药性能认识的思路已有所不同，主治范围有所扩展，从中可体会到药学理论发展的踪迹。

五、五味子 _{（金中土、金中火）}

《本经》谓五味子"味酸，温，主逆气，咳逆上气，劳伤赢瘦，补不足，强阴，益男子精，养五脏。"

《别录》谓其"无毒，除热，生阴中肌……八月采实，阴干。"

《疏证》参《唐本》《图经》《纲目》云"五味子初春生苗，引赤漫于高木，其长六七尺，叶光圆似杏叶，三、四月开黄白花，类莲花状，七月成实，茎端作房，如落葵子，大如籧子，生青熟红紫，中有核似猪肾。以根种者，当年即旺，若二月种子，须次年乃旺。"

《疏证》引刘潜江云："五味之皮肉，初酸后甘，甘少酸多，其核先辛后苦，辛少苦多，然俱带咸味。大约五味咸居之中，酸为胜，苦次之。而生苗于春，开花于春夏之交，结实于秋，是发于木，盛于火，告成于金也。气告成于金，酸味乃胜。是肺媾于肝也。肺媾于肝，肝因媾肺而至脾，脾仍合肺以归肾。"

五味子因五味俱全而得名，但以酸苦为多，如刘氏所言，其告成于金故酸味多，即肺金之用味多，故陶氏列为肺金药。然其甘味本较少，何以陶氏却称之为金中土药，而不从较多的肾用味苦而名为金中水药？

首先应当看到，五味子兼具五味，本身已具备五行中土兼统其他四行的特点，称之有土之性是顺理成章的。其次如刘氏所言，其有肺媾于肝之象，即此物的特质体现了陶氏金木交互的学理，是发于木告成于金的过程，即《素问》"金木者，阴阳之道路也"，而这个过程必由土为中介始能完成。酸味本身即兼有肺用肝体两职，这种体用两职之分界即土。

如刘氏所言："肺媾于肝，肝因媾肺而至脾"，同理可推，五味子还应具有既济水火的学理。如刘氏所言其"盛于夏"，《图经》《纲目》言其子"生青熟红紫"皆属心火之象，而《图经》《纲目》所言其子"中有核似猪肾"，是五味子之形质色彩，又是属肾水之象，其由心火而肾水的成熟过程，何尝不如《素问》"水火者，阴阳之征兆也。"这种水火既济的运动，亦必由脾土为媒介始可完成。正如刘氏所言五味子之苦味的多少是仅次于酸味，而苦味既是心之体味又是肾之用味，同时也是脾土之化味，其成熟过程中亦必有中土的参与，其本身具有中土之性是无需置疑的。鉴于土在五行中有包容其他四行，为万物之始，又为万物所归的特殊地位和性质，在其以酸味多而属金的基础上，而将五味子命名为金中土是有其深刻意义的。

正因五味子是以酸味为主，而酸味正是"苦气上逆"的肺所宜"急食"之味，且其名金中土药，本身即具益土生金之意，可使肺气肃降而生源不竭，故《本经》将"逆气，咳逆上气"列为主治之首。用其降逆气，不仅指肺气不降之咳喘上气等证，还应包括其他气机上逆之证，如降冲气、止呃逆均为临床所常用。

所治其他病证，如劳伤羸瘦、补不足、养五脏等多为劳损病，这些劳损病的治疗大法，不外既济水火、交互金木，而五味子一味兼擅其能。但应当注意，虽其五味俱全，毕竟有所偏颇，多酸苦而少它味。而酸苦二味正合《素问》"酸苦涌泄为阴"之说，其势趋下而归肾，肾在下属阴，因此功效偏重于肾而补阴。因此又特别提出了强阴、益男子精，《别录》也提出了"除热，生阴中肌。"细究其"除热"，所除当是阴不恋阳之浮热，如都气丸所主之烘热面赤等证；"生阴中肌"一语，似与陶氏认为其有脾土之性的认识有关，因为脾主肌肉，是《经》家之训。

五味子之五味分布不匀，如刘氏所谓之皮肉中酸多甘少，核中则苦多辛少，咸味则分布各处。现代研究亦有核中富有降转氨酶物质的说法。故用作汤剂时，以打碎为宜。

值得提出的是，五味子在火土论心补泻方剂中，有以火中木而论之处，究其根据，当是其虽然咸味不重，却分布遍及皮、肉、核各个部位，而且药用五味子当是成熟者，况其盛于夏，禀夏火之气而成于金秋，其成熟时之色为紫红，颇具心火色彩，云其具心火之性，无可厚非。至于称其有春木之性，则可认为系其苗始于春，其子不成熟时为青色，虽春木所主辛味较薄，其气为春木之温而非夏火之热，更非秋金之凉，仍具春木之本质。如此看来，陶氏将其又称为火中木药，是可以理解的。

第五节　肾水苦味门

　　肾法于冬寒水之气，其气寒，其性收引，位于下焦，为水火之脏，在体为骨，骨生髓，其德坚，苦者能坚，为肾之主味，即肾之用味。

　　苦又为心之体味，所谓心之体味，是水火交济的体现。肾水上承于心，心火下潜于肾，乃天地阴阳气交之事。此气机升降运动，以中土为之枢转，而心火与脾土又同为一家（心火中包容有脾土），就此义而论，则心肾交济实亦即水土合德之别辞。此升降运动是维持人体清升浊降，精气津液内藏，使水火蒸腾，维持人体生命活动能力的重要方面。

　　苦又为脾之化味，所谓脾之化味，是肾水用味苦在脾中的体现。脾胃者仓廪之官，在志为思，主湿，性缓而静谦，可容纳消磨水谷而运化精微，使所化之精闭藏于肾；性缓可纳渗水湿，与肾共主水液之代谢；其思可制约肾志之过恐。此即脾土克制肾水而又与肾合德的双重关系。如肾为先天之本，脾为后天之本，先天之本要靠后天之本不断补充，后天秉承先天之资质，脾土之化即肾水之用，乃人体气化活动之根基，亦至关重要之事。

一、地黄（水中水）

　　《本经》谓干地黄"味甘，寒，主折跌绝筋，伤中，逐血痹，填骨髓，长肌肉，作汤除寒热积聚，除痹，生者尤良。久服轻身不老，一名地随。"

　　《别录》谓其"苦，无毒，主男子五劳七伤，女子伤中，胞漏，下血，破恶血，溺血，利大小肠，去胃中宿食饱，力断绝，补五脏内伤不足，通血脉，益气力，利耳目。生地黄大寒，主妇人崩中血不止，及产后血上薄心，闷绝，伤身，胎动下血，胎不落，堕坠踠折瘀血留血，衄鼻，吐血，皆捣饮之。……八月采根阴干。"

《疏证》引《图经》云："地黄二月生叶，布地似车前，叶上有皱而不光，高者及尺余，低者三四寸，其花似油麻花，紫红色，亦有黄色者，其实作房如连翘，中子甚细，沙褐色，根如人指，色黄。"

《疏证》引刘潜江云："地黄之用在《本经》即首归其功于血，夫血本天一之真阴，资中五之土气以生者也。夫万物莫不资生化于土，唯此味之取精于土者最专且酷，故种植之地，土便焦苦，十年后方得转甜，得谓此味不专主中焦之营气哉！（《乘雅》云，种地黄一年其土便苦，次年止可种牛膝，再二年可种山药，足十年土味转甜，始可复种地黄，否则味苦形瘦不堪入药也）。"此《乘雅》当指明代卢之颐所著《本草乘雅半偈》。

《疏证》又云："予尝治地黄醴饮先君，醴尽而地黄枵然如故也，暴之令干，则其质轻虚，剔而破之，则其中脂液已尽，在外层者，悬空包裹如栝蒌之壳，其在内者，纵横牵引，如丝瓜之筋，因是悟地黄之用，在其脂液能荣养筋骸血络，干者枯者能使之润泽矣。"

地黄根块之质以脂液为主，此脂此液可完全融合于醇酒之中，为液态物质之精华，其性属水自在情理之中，同时也决定了药理功用。据《本经》《别录》所载，有填骨髓、长肌肉、久服轻身不老、男子五劳七伤、女子伤中胞漏、益气力的作用，可以说明其与人体精津营血相类，可滋补人体精血之不足。

　　地黄之脂液，乃吸取土壤中之营养而成，而地黄植物本身，吸收土中营养能力之大，是其他药用植物难以达到的，种植地黄之地，竟然十年始能复原！尽管现代对地黄不宜重茬种植的现象，有诸多解释，如关于病虫害、土壤微量元素和营养成分的改变、根系分泌物引起自身中毒等原因，但是最根本的原因应当在于地黄"取精于土者最专且酷"，使土中有益于精津营血物质吸收殆尽，归藏于根块之中。这种特有的功能，恰是肾主坚闭收藏的作用，从这一意趣而论，地黄作为肾水苦（苦者能坚）味的代表，是当仁不让的。

　　地黄之花在茎干之顶端，色紫红，在顶象天，色红象火。天与地对，天为阳，地为阴；水火相对，火为阳，水为阴；上下相对，上为阳，下为阴。故地黄之花属天阳之色味。地黄之根块在地之下，最得土中精华多脂液而色黄，黄又为中土之色，此或即以地黄名地黄之故。

　　特别是肾为水火之脏，为真阴真阳潜藏之地，所谓真阴，乃火中之阴，即在天之阳火中之阴水，在人则为在上心火中之阴水，地黄根中之阴液精津，乃花中阴水下交所生。由于天为阳，数以奇为阳，以一数为至元纯阳，故天阳即天一，而地黄脂液之生，深契天一生水之理。

　　人体心阴下潜而生肾水，而精、津、血均水液之类，心所主之血液，必有脾土所藏之营始显其用，肾所主之精亦系脾所运化水谷精微而成，津液更是由脾而敷布，因此心阴下潜而生肾水的作用，必有脾之参与始能完成。与此类比，地黄接收天一之真阴以为水，亦是通过吸取土壤之阴津精液而得以实现，即所谓"坎水藉厚土之德以资万物。"地为坤（与乾为天相对）属阴，偶数为阴，故地黄脂液之成，亦符合"地六成之"之说。

由此可知，地黄根块的生成，与人体五脏肾属水，及五行学说中"天一生水，地六成之"若符合节，陶氏名其为水中水药，虽义深理奥，但确有实据，绝非空玄之说。

基于水为万物之本源的理论，且已被现代科学所承认，除上述地黄主治补益阴精营血津液的功用外，它如诸出血、瘀血、寒热积聚、胃中宿食饱，及动胎、耳目、大小肠诸病，均可因真阴复常而致乾生坤育，五脏得以资生，生生化化运行不已而愈，不烦细析。

至于地黄有生、熟、鲜之分，似是后世之事，但《本经》中已有"生者尤良"四字，可证其时已有熟地黄的使用，学者当于无字处悟其情。笔者每以生者凉、鲜者寒、熟者温、而有活血化瘀、清热凉血、温经补血之偏掌握使用，庶几无所差池。

二、黄芩 (水中木)

《本经》谓"味苦，平，主诸热，黄疸，肠癖泄痢，逐水，下血闭，恶疮，疽蚀火疡，一名腐肠。"

《别录》谓"大寒无毒，疗痰热，胃中热，小腹绞痛，消谷，利小肠，女子血闭，淋露下血，小儿腹痛……其子，主肠癖脓血。生秭归川谷，及冤句，三月三日采根，阴干。"

《疏证》引《图经》云："黄芩苗长尺余，茎干粗如箸，叶从地四面作丛生，类紫草叶，细长青色，两两相对，六月开紫花，根长四五寸，色青黄，老则中空。"

黄芩味苦气寒，苦能坚善藏，寒类冬水之气，皆肾水之性用。热乃火象而为心所主，得其苦寒则归藏于肾，故可治诸热；"诸痛痒疮皆属于心"故可治少腹绞痛、火疡、恶疮、脓血；小肠为心之腑，心火除而小肠得利；又因心法于夏火之气，长夏亦包容在其中故火土一家而同治，长夏脾土热中兼并有湿，湿热得其苦寒坚藏则胃中热、食谷不消、肠澼泄痢、黄疸可除；肾坚藏之用不逮，则诸经下归女子胞中之血少而不行，或胞中之血及肾腑膀胱之尿不得固摄而淋露而下，故又可治女子血闭和淋露下血。黄芩所主病证，皆可从肾之坚藏不足而论，故陶氏以肾所主之苦味论之。

至于为何陶氏又称其为水中木，而具肝木之性，仍须进一步分析。

首先应看到黄芩之叶、根皆具青色，且根具青色者少见。青本肝木之色，具有阳气萌动，生机盎然之象。如此而论，苦寒坚闭之黄芩，也具有助长生机的一面，即具有春木之气的一些特征，显示着五行学说水生木的母子关系。

《素问·阴阳应象大论》云："肾主骨髓，髓生肝"，肾藏精，肝藏血，髓为精之聚，精髓化生为血故肝肾为相生之母子关系，而精为气不耗而归于肾者，精不泄归于肝而为精血，是精与血均源于气，干支学说以壬癸配北方肾，甲乙配东方肝，后世医家肝肾同源、乙癸同源之说当指此而言。

然而乙、癸均为阴干，所配当是脏而非腑，即是肝、肾而非胆、膀胱，尽管胆与膀胱亦同属木和水，那是甲木和壬水，属阳干系列。其肾肝之阳的关系又是如何呢？

肾中之阳为元阳，其气温煦，膀胱州都之官，其中所储之液必得其温煦始能气化而出，如老年人多有小便不利之疾，因元阳气衰而致者为多。元阳之用，惠及全身，其能量被后世称之为相火，谓其始于命门（《难经》以右肾为命门），寄于肝胆，运行于三焦。所谓始于命门，即相火源于肾中元阳；寄于肝胆，即托付、依靠，存在于肝胆，这也是肾水生肝木的另一层面。

正因肝肾有如上所述相生、同源的关系，在病理和症状方面也必然有所折射，而二者息息相关，用药也应与之相适。虽然肾主闭藏与肝主疏散相远，而病情则肝肾相兼。如黄芩所主之疸、痢等湿热之证，既要坚藏其湿热，又应畅达其肝胆、肠中之滞邪和经脉气血，才能使肝胆得以通利，郁热解散，肠中积滞得以消除，而腹痛止，水谷消，脓血得以排下。黄芩这些功用，足以证明其具有肝所主的疏散性能，陶氏称其为水中木药，昭示了这一特性。

三、黄连（水中火）

《本经》谓黄连"味苦，寒，主热气目痛，眦伤泣出，明目，肠澼腹痛下痢，妇人阴中肿痛，久服令人不忘，一名王连。"

《别录》谓其"微寒，无毒，（御览引云：主茎伤，《大观本草》）"五脏冷热，久下泄澼脓血，止消渴，大惊，除水，利骨，调胃厚肠，益胆，疗口疮。生巫阳川谷，及蜀郡，太山，二月、八月采。

《疏证》参《蜀本》《图经》《纲目》云："黄连苗高一尺，叶似甘菊，一茎三叶，凌冬不凋，四月开花黄色，六月结实似芹子，色亦黄。根有两种，一种粗而无毛，有珠如鹰爪，坚实，色深黄。一种无珠，有毛而中虚，黄色亦淡。"

《疏证》引徐洄溪曰："苦属火，性皆热者，常理也，黄连至苦而反至寒，则得火之味与水之性，故能除水火相乱之病。水火相乱者，湿热是也，是故热气目痛，眦伤泪出，目不明，乃湿热在上；肠澼腹痛下痢，乃湿热在中；妇人阴中肿痛，乃湿热在下者，悉能除之矣。凡药能除湿者必增热，能除热者必不能去湿，惟黄连能以苦燥湿，以寒除热，一举而两得焉。"

陶氏将黄连称之为水中火药，与徐氏"火之味水之性"之说，虽论据不一，而结论是一致的。徐氏以苦为心火之味，所宗当是《素问》五味所入之说，与肾无涉，其与肾的关系，是通过其性寒，可治热表达的。陶氏所据乃《素问》五脏五味苦欲说，有一味涉三脏（体、用、化）的关系，且据苦能坚闭之性与肾主坚藏联系起来，视为肾之用味，即肾所主之味，同时也是心之体味，表达了心肾两脏水火相克，水能灭火，寒能除热作用。

黄连之花、子、根均为黄色，其具脾土之色尤为明显，其治湿之功当与此有关。鉴于陶氏火土一家，心脾同治的理念，水中火药黄连治湿之义自在其中。长夏属土，热中挟湿之暑气当令，长夏本是夏之后期阶段，黄连除热乃对心火而治，则亦去暑之湿，谓之苦能燥湿。脾土乃五行中阴阳不测者（详见《伤寒论阴阳图说》），乃可与心共为主神志，故久服黄连可令人不忘。

黄连不但可治湿热证，因苦为脾土之化味，故尚可调胃益肠，脾土之窍口中生疮；其泻火即是存阴，故又可止消渴；心火为肝木所生，子病除则母气安，故可益肝之腑胆而止大惊，疗其窍之目痛、眦伤、泪出；妇人阴为肾所主，骨亦肾所主，肾用强则骨得利而阴肿痛除，均可用黄连取效。

四、术 (水中土)

《本经》谓术"味苦，温，主风寒湿痹，死肌，痉，疸，止汗，除热，消食，作煎饵久服，轻身延年，不饥。一名山蓟。"

《别录》谓"甘，无毒，主大风在身面，风眩头痛，目泪出，消痰水，逐皮间风水结肿，除心下急满，及霍乱吐下不止，利腰脐间血，益津液，暖胃，消谷，嗜食。一名山姜，一名山连，生郑山谷，汉中，南郑。二月、三月、八月、九月采根暴干。"

《疏证》引《图经》云："术叶叶相对，上有毛，方茎，茎端开花，淡紫碧红数色，根作桠生。"

《疏证》云："术之为物，开花于初夏，结实于伏时，偏于湿气弥漫之际，显其有献、有为，确可知其入脾胃，能内固中气，外御湿侮矣。"

《经疏》云："术得初夏之气以生，其味苦，其气温，从火化也。正得土之冲气，故《别录》益之以甘，表土德也，故无毒。其气芳烈，其味甘浓，其性纯阳，为除风痹之上药，安脾胃之神品。"又云："术《本经》无分别，陶弘景有赤白两种。近世乃有苍、白之分，其用较殊，要之俱为阳草，故祛邪之胜，而益阴之效亏。药性偏长，药无兼力，此天地生物自然之道也。……术燥肾而闭气，肝肾有动气者勿服。刘涓子《痈疽论》云：溃疡忌白术。以其燥肾而闭气，故反生脓作痛也。"

术分两种，始于弘景，而其手订之《本经》《别录》中均无记载。此《辅行诀》五脏补泻方之补脾汤有白术之名，外感天行六神方之玄武汤中称术，亦不言赤白，至于赤术之名，则全卷未尝一见。由此可知陶氏虽有赤白二术之分，其使用似以白术为主，玄武汤中之名，保留了《汤液》原名，而补脾汤中之名，则是有当时已赤、白分称的表现，也符合《辅行诀》书成于陶氏晚年的考证结果。

陶氏将术列为水中土药，应仍是赤白混称者，或当时虽已赤白有分，但有重白轻赤的倾向，是苍术与白术的差异开始被发现的时期，看来陶氏对术的研究，在当时是很深刻而且是很先进的。那么，其视术为水中土的原因何在呢？笔者推测，大概是出于以下几种考虑。

一是据《本经》术味苦，《别录》味甘的记载，而在陶氏五行体用化理论体系中，苦为肾之用味，甘为脾之用味，而术兼此两脏之用，而称之为水中土药。

二是据术的主证，即《本经》和《别录》所载的主证分析，均为水湿之类，对于这个问题，邹、缪二氏本草著作中都有详尽的辨析，因文多不引，读者诸君，有兴趣者可取原书细读自明。而水为肾所主，湿为脾所主，尽管二者有体象的不同，但无质的差异，故称之为水中土药。

三是五味与肾水与脾土脏器的关系。肾主水液，水趋下，为水气、水湿变化汇集之处，主持一身水液的代谢平衡，因其气寒而呈凝固状态，即所谓"肾德在坚"。坚在此有两义，一是坚闭，即汇集水液，二是坚固，喻如汇集之水因气寒而呈固体状。而此坚固之水相对液、气态之水则为燥象，其不能起到润泽四肢百骸、五脏六腑的作用亦为燥证，此即所谓"肾苦燥"。是以肾中之水要不凝，达液、气状才可起到润泽全身的功能。在五味中，唯咸味可润，即咸味可使肾中寒水不凝（如海水之咸而不冰），即所谓（肾）宜"急食咸以润之，至津液生也。"此咸味在陶氏五味体用化理论中，为肾之化味，即肾正常气化之味。肾的正常气化，是由其体用交互运动变化所生成，即肾之体味苦与肾之用味甘的交互作用所化生，鉴于肾之体味即脾之用味甘，苦味与味甘互相作用才能生化出咸。此甘味恰是表达脾土作用之主味，术兼具肾水体用之味，称其水中土药，其冠以水字，甚合逻辑。

关于苦味，则既是肾之用味，又是脾之化味。化味之义，乃体用交互变化之极所生，即苦味的生成，是由脾土之体辛与用甘交互作用而成。其用味甘性缓，有弛缓、松缓之义，有助于脾土"其德缓"的作用。因松弛迟缓乃可容纳而不紧束，即制约肾气寒所致的收引、坚闭之过，容纳水液之亢盛有余，即土能克水，脾土主湿之义；脾土所纳之水，经过与其体味辛的宣散作用，得以渗利，即所谓"脾能渗湿"，此渗湿功能，实际上是通过其化味苦的作用而实现的。因为化味苦之性能坚、能燥，其能坚是指其增强肾的闭藏作用，将脾中过度之湿收藏坚闭于肾，能燥是指脾中之湿因之得到渗利；渗为水趋下之势而归入肾之事，故又有苦者能下之说。肾水坚闭之用，来源于脾土之化，又有相生之义，总之，脾土之克制肾水，又增强肾之坚闭，此克中有生、相反相成的关系，便是水土合德的含义所在。

陶氏认为术为水中土之五行互含定位，充分显示了其功用主治的深奥医理，可以说完全切合水土合德的理念，是该理论在药性学说中的具体运用的成功典范，值得进一步继承和发扬。

五、竹叶 (水中金)

《本经》谓："竹叶，味苦，平，主咳逆上气，溢筋急，恶疡，杀小虫。根，作汤益气，止渴，补虚下气。汁，主风痰。"

《别录》谓："箽竹叶，大寒，无毒，除烦热风痉，喉痹，呕吐，消毒。皮茹，微寒，主呕哕，温气寒热，吐血，崩中，溢筋。生益州。"

　　《疏证》引《齐民要术》《图经》《志林》《纲目》云：竹类甚多，入药唯取篁、淡竹、苦竹三种。篁坚而促节，体圆质劲，皮白如霜。苦竹有白有紫。甘竹似篁，即淡竹也。江河之南甚多，北则鲜有。冬春苞节土中，闻雷则发，旬日即落箨（笔者注：竹筍上一片一片的皮）而成竹。茎有节，节有枝，枝复有节，节有叶，枝必两，叶必三，愈近根则节愈促而管益厚。根有雌有雄，雌多筍，当自根下第一节观之，传动产隻者为雄，双者为雌。其根喜向西南行，西南方向之根芽嫩，东北面之根芽老，故植竹者取根之西南者易于成活，栽园之东北隅，耐湿耐寒，然不宜水淹，淹即死，故但得复以泥，而不可浇水也。

　　竹子品种多多，据云全世界（欧洲、美洲无原生竹）有1200或称1500、1800多种，我国40多属，有280或称500多种，遍及各地，以江南为多。《本经》泛称竹叶，竹字在《说文》曰："冬生草也，象形，下垂者，箁箬也，凡竹之属皆从竹。""箬，草也。"王筠以竹（篆体）为草之倒文，殆象竹叶下垂为释。《别录》则特指篁竹叶，《说文》曰："菫，草也，根如荠，叶如细柳，蒸食之，甘，从草，菫声"。《康熙字典》曰："篁，竹名，本草篁竹，坚而促节，体园质劲，皮白如霜，大者宜制船，细者可为笛，取沥，并根叶皆入药，《集韵》同。"

　　由于竹之种类繁多，分布地域广，及物种变异等等因素，《本经》与《别录》所载竹的名称，很难确定是现代的何种品类。《别录》已明言"生益州"，则当时是以现代的四川盆地和汉中盆地一带所产者为地道药材无疑。

　　《疏证》引古本草数种，分三种，其中《齐民要术》的作者贾思勰生于东魏末，卒于北魏，约成书于 533 年至 534 年，恰是陶氏去世的前二、三年，可证《辅行诀》时代已有苦、淡之分。但因品种繁多而辨之不易，明代《本草蒙荃》云淡竹叶："竹类甚多，难指何物是，惟尝笋味淡者为然。竹，雷竹、水竹（按：《本草钩元》引苏颂曰"淡竹今呼水竹，有大小两种"），味淡兼甜，治病第一，竹、竹味纯淡，采亦宜用，苦竹、紫竹苦辣而膻，不堪入药。"并引宋代苏东坡之说："淡竹者，对苦竹而文，除苦竹之外，皆淡竹也。"

可见竹叶苦、淡之分应在于其笋之苦、甜，不是单指现代的苦竹、淡竹之叶。另外，近年有资料认为苦竹叶之叶脉是平行的，淡竹叶之脉呈网状，值得考定。

至于《别录》称之篁竹叶，笔者认为应当属淡竹叶之有如堇草之竹者。竹部之字，多有形声字。如菩字，《说文》曰："苇也。从草，音声。"箸字在《说文》则为"竹箸也"。其草字头之菩，指一般草类的苇，竹字头之箸，则指如苇的竹类植物。其草、竹是意符，音是声符。竹字头之箸是指像苇子的一种竹类植物。同理可推，篁是指像堇草的一种竹类植物。而堇在《说文》中解为"堇草，根如荠，叶细如柳，蒸食之甘。"则尽管《说文》中无此篁字，也可推知它是一种如堇草的竹类植物。

据前所引《康熙字典》所载篁竹细者可为笛的记载，《说文》"冬生草也"一语，甚是确切，与现代所云竹为禾本科植物意义相同，而且冬生二字，似是表达了竹生于冬的特点。

生者，生发之谓，竹生发于笋，笋发于竹鞭上，冬日在土中，逐渐形成节、节间、节隔、笋箨、侧芽和居间分生组织，到出土前笋的节数（也是全株的节数）已定，至早春遇雷雨则破土而出，可知竹之鞭乃其地下茎，鞭笋即竹根之新芽，其根生鞭之时必在冬季，如此解冬生二字，当比以枝叶冬季不凋而青解更为得体，四季常青者比比皆是，而冬日生根芽者鲜，更突出竹之特性。尽管出笋之季不是单在春天，而夏秋皆有，但给人印象最深，最能表达其特性者仍是春笋，称其冬生，实是表达了它的出类拔萃之处。

正因如此，陶氏在冬季属水思想的指导下，把"冬生草"竹列为水性之品是顺理成章的。竹叶在上，质感坚硬而下垂，颇有位高而水势趋下之象，基于我国西高多山，东低有海，水向东流的特点，及西方属金，金质地坚硬的理念，认为竹叶有金之性亦不无道理。这或者是陶氏将竹叶定为水中金药的基本思路。

现代研究者发现竹叶提取物有明显的抗自由基的活性，具有抗血栓形成和抗心肌缺血的作用，作为心脑血管病的保健品，可与现所盛行同类产品银杏叶制剂媲美，认为是现代药学的一大发现，殊不知《辅行诀》中对竹叶的应用，已包含在对此类病的防治之中。如大补肝汤和大补心汤中皆有此味，而临床实用证明，大补肝汤治疗现代所谓的脑血管病，大补心汤治疗现代所谓的心血管病都是有显著疗效的（可参《辅行诀五脏用药法要临证心得录》学苑出版社，2011），只是其理论上不言自由基和血栓、缺血，仅以水中金三字概其药理而已。

先师张大昌先生常说："有其事必有其理，事在理必在。"竹叶有如此神奇之处，必有其独特的药理作用。如何深刻认识和升华其理论，是进一步掌握其性能而更好的使用的前提。而提高认识的前提，仍应是用传统的天人合一思想去分析和总结。分析它的生长特性和特点，用天人合一的阴阳五行理念归纳之，其药理作用庶几可明。只是竹之品类多多，其间形质生态差异亦必然存在，故仅参考一些资料，从其共处着眼，不从细处论说，或可对探索其药理之概要有所帮助。

竹之为物，奇特之处多多，约有以下数条尤为突出：

1. 生长速度极快：首先从笋说起，笋是竹芽出土时之谓，所谓"旬内为笋，旬外为竹"；"清明一尺笋，谷雨一丈竹"。笋之造字从旬，即是此义。笋是竹生长最快的时期，有资料云，每天可长一米左右，一月可长至十几米；繁殖旺盛期，一般每小时可长 46 厘米（每日约 1000 厘米）；生长茂盛期，每小时约长 25 厘米（每日约 600 厘米）；下雨时是旱时的 86.4 倍。

2. 未出土时已定形：竹在土中生长阶段即笋期，其节、节间、节隔、笋箨、侧芽数及居间分生组织已定，出土后不再增新节，只是节间距的拉长，新竹形成后，竹杆的高度、粗度和体积不再有明显变化。

3. 竹根喜向西南行：凡植竹，正、二月引根，鞭必西南而行，所谓"东家种竹，西家生笋"。

竹根喜向西南行的特性，可用来指导栽植竹的技术。由于竹的此种特性，其竹根西南方者比东北方向者嫩而多，而植竹所用之根芽，以鲜嫩而壮者易成活且苗亦壮，东北方向者根老芽而衰，不易成活或活亦不壮。

4. 生命周期长，开花即亡：晋代戴凯《竹谱》引《山海经》云："芀必六十，复亦六年。"其注谓"竹六十年一易根，而根必生花，生花必结实，结实必枯死，实落又复生。"

现代资料谓其开花周期长短不一，由于品类的差异，有1年、十几年、30年、32年、80年、最多120年之不同，但开花结实，当年即枯是相同的，而且不论哪年生出的竹子，不论植竹地域的远近高下、气候环境或土质条件不一，只要根鞭的年龄相同，则在同年开花结实而枯死。

除上述竹的四个特点外，尚有冬伐之竹不蛀，得铁繁茂，怕水不怕石，怕松不怕压等特性。我们不妨依上述特性，再深入地分析一下它是否可称水中金药。

其未出土时已定形的特性，也是其名冬生草的根据，其笋发于冬而在地下，而且已具备全竹之雏形。是竹在冬日已具全部生命的活力，只是积蓄于内，藏于地下而不发。与植物春生夏长，秋收冬藏的一般规律有所不同。植物的生长收藏规律是阳气阴液运动变化的规律，冬季阴液阳气内收，春季始生发萌动，夏季始蓬勃繁茂，秋季开始老化衰落，而竹却是冬日阳气阴液闭藏之时生发萌动，颇有反生之机，其生机之顽强，抗逆性之大显而有之，这应是其四时不凋，生命周期特长，可达六十年之久的基本因素。尽管如此，它仍是在地下发芽，受自然闭藏气化的制约，不能破土而出，只是郁曲不展，潜龙勿用之象，它是阳气阴液闭藏之时具有生命活力的代表，以时象而论，即可称之为冬水之物。

及至春季惊雷蛰动之时，郁曲不伸之竹芽乘势破土而出，得以大展生机蓬勃之本能，然春季虽主生发阳气，而其时气化属少阳，仍不足以完全达竹长养之需，故得雨水之助以配竹强大的生机（阳气），始可有日长一米的迅猛现象。春季之竹，是在自然生发气化当令之时，已臻夏季长养阶段，所需要的是大量的阴水和阳热。自然气化生发之时而有长养之物，仍是反生之品物。故《易·说卦》云："天地定位，山泽通气，雷风相薄，水火不相射，八卦相错，数往者顺，知来者逆，是故易逆数也，雷以动之……"，又云："万物出乎震，震东方也……动万物者莫疾乎雷"，又云："震为雷……为苍莨竹……其于稼也，为反生。"《易》学将竹列属震卦，是因其生态时势之象，完全符合雷动之疾速，反时令之势而生长之象。

由于竹的长养需大量的阴水和阳热之气，而此大量的阴水阳热之气化，是长夏所主之湿热气化，而此湿热气化，在《易》学中属坤土所司，位在西南，时在夏秋之交最盛。而竹根喜向西南行的特性，正反映了竹这种喜湿热之气的需求。当然，同一株竹的根，实际情况不一定两个方向者相差特别明显，但方向不同的气化应当是有所区别的，物种对某种气化的特殊需要是存在的，如向日葵之花随太阳而转，现代科学已知系其生长素与叶黄氧化素共同作用的结果，而竹根喜向西南行，也必有其内在原因，有待研究和证实，不可以暂时所谓的"现代科学"尚无法解释，从而产生非之或不承认的态度。

应当指出，竹根所喜之向西南，在《易》中是长夏湿土与秋金交界之地，是由长夏之湿热转为秋凉之时，而长夏本寓于夏火之中，竹的逆生特性使其在春季即已进入夏火显明的生长阶段，同时由于长夏湿土为夏火之后期，竹之根喜向此时位延伸而长，是喜此时位之气化特点。

《素问·五常政大论》云："土曰备化"，有"土含万物，无所不备，生生万备，无所不化"（张景岳语）之象。竹根既喜之，则有与此相近的质地，而有生生万备，无所不化的倾向，即可长期维持在这一备化之气中生存，这或是竹生命周期可数十年，或逾百年的性能基础，钟坤土厚载备化之德，生生不息而使然。

植物之花，为结果之前提，结果标志着生长周期之末或生命即趋衰亡。竹之生态，春木之时为长养，以生、长、化、收、藏之序，致夏火之时即达繁茂之极，已致"化"态势，而西南正处坤土备化之时位之末，由于主备化之长夏为夏火之后期，则竹在夏之后期，即处秋金审平当令的生态。之后秋季当令之时则呈阴极（或称重阴）顺静的势态，阳气（生气）衰极而生机衰微，甚或凋亡。

竹在自然之气备化而万物繁茂之时位，而呈秋金审平而生机趋于收降的势态，有秋金审平之特别气质，即有真金之性，其药用叶，又可与肺金类比；其名冬生草，在万物归藏之冬水时期而发芽，是有冬水以生的特别气质，具真水之性，称之为水中金药是恰切的。

《本经》《别录》所载竹叶所主诸证，与其水中金之属性无不切合。

水中金者，为水中富有金性者，水性寒克火，金为水之母，质重而肃杀趋下，可制肝木之风痉。因其趋下，故可主咳逆上气、风痉、呕吐；因其性寒制火，故可除烦热，治心火所生之恶疡疮毒；虫为湿热所化，其收降肃杀之金气，可清肃如长夏之暑湿即所以杀虫；喉痹为风热痹于肺之窍，热消风止则痹除；"溢筋急"一证，笔者认为当系血管充盈，跳动紧急之证，如现代医学所谓的颈脉怒张，常见于心功不全者，而竹叶对心肌缺血的作用，已被现代医学所证实。溢筋急，当是古人细致的临床观察中，对这一证状形象的描述。

第六节　从火土同治论心病
草木方例用药简释

从心属土火论心病补泻方例用药共十三味，其中五味子、牡桂、干姜三味，是前二十五味中所有者，其中干姜五行互含之名位尚符心病用药之法，牡桂又可属土中火，五味子又可属火中木，及其余诸药均需再为之探索诠释，力求名位有据，理事沟通。然此诸名位所据乃原作《整定稿》先入之见，论理难免有所牵强之处，望学者鉴之是盼。

一、通草（木中土、木中水）

《本经》谓通草"味辛，平，主去恶虫，除脾胃寒热，通利九窍血脉关节，令人不忘。一名附支。"

《别录》谓其"甘，无毒，疗脾疸，常欲眠，心烦哕，出声音，疗耳聋，散痈肿，诸结不消，及金疮、恶疮、鼠瘘、踒折，齆鼻息肉，堕胎，去三虫。一名丁翁。生石城山谷及山阳，正月采枝，阴干。"

《疏证》参《唐本》《图经》《纲目》云："木通蔓生，茎干大者至径三寸，茎有细孔，两头皆空，含一头吹，则气出彼头。和每节有二三枝，枝头有五叶，颇类石苇，又似芍药，二叶相对，夏秋开紫花，亦有白花者。结实如小木瓜，长三四寸，核黑瓤白，食之甘美。其茎亦有紫白二色，紫者皮厚味辛，白者皮薄味淡，实一物也。"

《纲目》木通下引宋代苏颂（1020～1101 年）曰："今泽、淮、汉中、江淮、湖南州郡亦有之……其茎干大者径三寸，一枝五叶……其枝今人谓之木通，而俗间所谓通草皆今之木通，而俗间所谓通草，乃通脱木也，汉方所用通草皮，皆今之木通，其通脱木稀有用者，或以木通为葡萄苗者，非也。"

从上述文献可知，通草之名历代有所变化。汉代之通草，宋代即称木通，《别录》之通草产地石城，在今之江西，即今之川木通类，它属毛茛科小木通、绿球藤等植物的木质茎。淮木通是马兜铃科大叶马兜铃、淮通马兜铃的木质茎。现代通常所称的通草，即通脱木，该植物也称木通，属五加科灌木或小乔木，原产于华南和台湾，苏颂之前的初唐时陈藏器已有论述。它们与 20 世纪闹得沸沸扬扬的致肾中毒使衰竭的关木通，根本不是一类物种。关木通产于东北等地，属马兜铃科植物。现发生木通中毒致肾衰死亡的事件，是近代对木通产地、品种使用不遵古典物种、产地，盲目扩展同名异物的结果。对关木通中毒事件我们应当引以为训，使用古方药物，一定要谨慎从事，考辨名实。

木通是著名的十剂学说所用药物之一，所谓"通能祛滞，防己通草之属。"在《辅行诀》中，当为木中土和木中水药。今试为辨析如下。

首先应当看，《本经》言其味辛，辛为肝木之用味，即肝木之主味。辛者能散，其所主诸证，如通利九窍、血脉、关节，诸结不消，疮肿脾疽，耳聋，声不出等证，及十剂中所治的滞证，皆是其辛者能散的功用。其所散之物，当是人体津液营血滞塞结聚不行者。其具备如木之条达通散而恶抑郁的特性，称其基本性质属木是当仁不让的。

再从其所通利官窍脉络关节之瘀滞来看，大致不外水液和营血两端，方如八正散之通利水液，当归四逆汤之通利营血皆用木通，体现了木通可兼通血与水的特性。

"水乃血之母，血乃水之精，源同派别者也。"（《疏证》引刘潜江语）云其同源，是水与血皆为水谷所化。水谷受纳腐熟消磨于胃，运化散精布津于脾，糟粕之排降始于胃，精微之化生转输出自脾，脾胃的升降出入是水与血流通畅与否的根本因素，一旦脾胃气化失常，升降失序，则水血积而为患，如《灵枢·百病始生》云："凝血蕴里而不散，津液涩渗着而不去，而积皆成矣。"

属土的中焦脾胃乃水与血之本源，能治血与水积滞壅塞窍、关节闭塞不通之药，必然具有与脾胃之气化相类之特性，故木通在属木的基础上，兼具中焦脾土之性，何况其色黄又属脾土之色。《别录》已载其味甘，本系脾土之用味，《本经》载其味辛为脾土之体味，已兼具脾土之化机，称其为水中土药当之不愧。

又药用木通所用为植物茎干木质部分，其与同属祛滞代表药防已对比，防已药用部分为地下根的木质，其作用是由下而上，木通则是由上而下，由上而下，与水势趋下相类；且其口尝之味为苦，早在《吴普本草》中，已有通草味苦的记载，苦系肾水之用味，与《别录》味甘合看，已具肾水体用兼备化生之机；其所治水血之结聚，皆液体之类，水为血之母，血有血水之名，已有血为水类之义，故此木通在属木的基础上，称之为木中水药实亦不为过。

总之，木通属木是就其性能散而言；又属土，乃是就其主治证的机理而论；又属水，乃是就其所主之病邪类别而称。

二、淡豆豉 （木中火、水中木）

《别录》谓：淡豆豉"味苦，寒，无毒，主伤寒头痛，寒热、瘴气，恶毒，烦躁，满闷，虚劳喘吸，两脚疼冷，杀六畜胎子诸毒。"

《疏证》引《纲目》云："造淡豉法，以黑大豆，六月内淘净，水浸一宿，沥干蒸熟，取出摊席上，候微温，蒿覆，每三日一看，候黄衣上遍，不可太过，取晒，簸净，以水拌干湿得所，以汁出指间为准，置瓮中筑实，桑叶盖厚三寸，密封泥，于日中晒七日，取出，曝一时，又以水拌入瓮，如此七次，再蒸过，摊去火气，瓮收筑封即成矣。"

《纲目·大豆豉·发明》引弘景曰："豉，食中常用，春夏天气不和，蒸炒以酒渍服之至佳。依康伯法，先以醋、酒浸蒸曝燥，麻油和，再蒸曝之，凡三过，末椒、姜调和进食，大胜今时油豉也。患脚人，常将渍酒饮之，以滓傅脚，皆瘥。"时珍曰："陶说康伯豉法，见《博物志》，云原出外国，中国谓之康伯，乃传此法之姓名耳。其豉调中下气最妙。黑豆性平，作豉则温，既经蒸罯，故能升能散，得葱则发汗，得盐则能吐，得酒则治风，得薤则治痢，得蒜则止血，炒熟则止汗，亦麻黄根节之义也。"

豉，作调味食品，由来已久，早在东汉末北海（今山东寿光、高密一带）刘熙（字成国）所著《释名》谓："豉，嗜"也，五味之调和需之而成，乃可甘嗜也。故齐人谓豉声为嗜。同代的《说文》载："豉为配盐幽菽者，乃成豉也。"对照前引文献，可知古之豉有淡、咸两种，咸作调味用，入药取其淡者。故《本经》中无药用豉的记载，而《别录》中也只有淡豆豉。如《纲目》引弘景曰："钱塘者香美而浓，入药取中心者佳，"所指亦为淡豉。其中又引唐代陈藏器云：
"蒲州豉味咸，作法与诸豉不同，其味烈。陈州有豉汁，经
年不败，入药并不如今之豉心，为其无盐故也。"可见盐豉
致初唐才始入药。陈氏"（咸豉）作法与诸豉不同"，及
"（豉汁入药不如豉心）为其无盐故也"之说，说明咸豉入药
的初始时代之上限，应在初唐。这一情况，符合现存世诸
《辅行诀》传抄本有用咸豉的情况，与藏经洞本《辅行诀》
整订于是时的考证相符。同时也是因陶氏时代入药多用淡
豉，而治心方中豉与盐分用，计作两味药，方符合治心方的
用味数，笔者曾依此作为整订《辅行诀》原作有关豉的
根据。

　　从古本草记载来看，豉的制作原料为菽，即豆类，而豆
类在《内经》中属肾水之谷，基于肾水色黑、性寒、位在下
的理念，则以黑豆为正品。《别录》亦依其原料之本体之性
而称苦寒，《辅行诀》则又据此而名归水类药。

　　豉为黑豆与青蒿、麻油、桑叶、椒、姜等芬芳辛窜之物
一起，在盛夏饱经湿热郁蒸，发酵生出黄霉之物，其质由沉
重变为轻虚，其气由腐（《经》云肾气腐）转香，其势能由
趋下趋内变为升腾宣发，其性味也应是由苦寒变为辛温。其
轻虚则升举，气香则宣发畅散，趋外趋上则发越，味辛则能
发散，温则生发。其中气温味辛是诸变化的综合表现，而温
乃肝春木的气化特点，辛乃肝木的用味，即肝木所主，故
《辅行诀》将淡豆豉视为具木性之药，并以木类药名之。

　　豆豉之味，古本草文献均不言辛，现代中药学多将其归
入辛味药，且已载入《中国药典》，大概是基于葱豉汤治外
感表证，可发散表邪之实效而来。其味辛之说究竟起自何时
何人，限于笔者手头资料之不足，尚不可得而知，但是其有

第一章　五脏补泻草木方例用药释义

解肌发表，宣郁除烦，治一切有形无形之壅胀满闷，及停结不化之证，是确实有效的，它这些作用，无不符合《内经》"辛散"之理，因此陶氏又将其列为属木性之药不无道理。陶氏撰作较早的《别录》称其味苦，是从其本原料而论，晚年所著《辅行诀》列为辛味，是从酿制后的实用疗效推论，从而可见其学与年俱进，学术不断进步的求实变化。

陶氏还认为淡豉具有火之属性。大概是陶氏认为火性炎上，散惮而急，为温热之盛极的理念，而作豉之法复用七次，可谓饱收湿热，有湿热至极之性，极度之气必有极度之功，其大力升散宣发之性，与火之炎上惮散相类。其主治阴阳毒结，寒热逸侵，暑湿交感，饮食不去，山岚瘴气等卒急如火之证，以及其善治属心气郁而不发之虚烦，之所以能治此诸证，当是其与诸证病邪有同类相感之作用而易入其邪中所致。

其治虚烦之机理，当是豆本肾水之谷，属阴精之体，豉虽是经酿制者，当仍具其阴精之性，而其上升之性又易于上承心火以济之，使心肾交济而虚烦除，此是其宣发心阳之外，尚可使肾阴交济心阳的另一除烦机理。其所以主虚劳喘吸，亦当为其有交济心肾之用之故。

至于其与阴阳、湿热、瘴气、恶毒、寒热、饮食之结同类相感而治之，其机理甚为玄奥。在此笔者仅述一事，以备读者参悟。

先师张大昌先生，治诸癌症常用豉取效。笔者曾问难曰："现代医学谓，黄曲霉菌为导致癌症的病因之一，豉发酵遍生黄苔者，或当是含有霉菌毒者，为何反用于癌症有效？"师曰："凡生命之体，皆湿热所成，湿热乃生命之源，癌细胞之生命力极强，以我们中医视之，亦不过关乎湿热二字作怪而已。豉乃肾水之谷饱受湿热之气酿成，其气香而去腐，其宣发畅散可去其结实，其平顺可化其顽恶，其谷气可养人之正，古人食豉之风由来已久，其解郁散毒之功早已被人们所认识，《别录》已载其主'恶毒'，即如今之癌证之属。以湿热之品愈湿热之病，如解铃还须系铃人，此之谓也。"笔者对此师训铭记于心，每当思之，愈感言之中肯，回味无穷，以寻常谷物之酿制品，化解如此凶顽恶疾，临证时确亦受益匪浅，师弟陈志欣用此药治癌，亦颇有心得。

综上所述，淡豆豉在五行属性上可分别属于水、木、火三行。言其属水，是从其原料本质；说其属木，是按其酿成后之特性；称其属火，乃据木与火为阳热阴湿之气量化程度之别，实即是木生火之过程所推衍。

《辅行诀》从火论大小泻心汤，豉为佐君之臣，以味苦而论，即取其助火体即为泻心；以其有助肾水上济心火之用（即木性），以佐助泻心，故称之为水中木药。

《辅行诀》从土论大小泻心汤，豉仍为佐君之臣，以味辛而论，即取其助土体即为泻心（土）；以其有助肝木以制约脾土（木克土）之用，即为泻心（土）；同时助肝木之用实即已具火炎上而惮散[①]之性，故称之为木中火药。

三、升麻 (土中金、土中火)

《本经》谓升麻："味甘，主解百毒，杀百精老物殃鬼，辟瘟疫瘴气，久服不夭，轻身长年，一名周麻。"

《别录》谓其"苦，平，微寒无毒。主邪气蛊毒，入口皆吐出，中恶腹痛，时气毒疠，头痛寒热，风肿诸毒，喉痛

---

① 惮散：指涣散、耗散。如《灵枢·本神》："喜乐者，神惮散而不藏。"

口疮。生益州山谷。二月、八月采根，日干。"

《疏证》引《图经》《纲目》曰："升麻，春生苗，高三尺以来；叶似麻黄，叶并青色；四五月著花，似粟穗，白色；六月以后结实，黑色；根如蒿，根多须，外紫黑，内白，紧实者佳。"

升麻药用部分为其根，而其根外黑内白，根据黑属阴白属阳的传统理论，升麻应为阳在内阴在外之药。此阴阳在人体的位分相反。

阳本升发宣畅之性，外有沉降内收之阴束之，则郁积在内。升麻生长过程中，旺盛期开花色白，乃阳精得以宣畅之象，衰老期结出黑色之果，乃阳精归附于阴之象。而此畅阳归阴的过程，全在于其根的功能，换言之，升麻之根有畅阳归阴的特性。

从升麻的主治病证看，不外两端。一曰解毒，宋代之前多有记载；二曰升阳，后世医家倡之。

升麻所解之毒，不外热、火、寒、疫、蛊及食物之毒。所谓毒，是一些对人体有害的因素，是扰乱人体阴阳气血津液有序运转的因素，当然也包括如前所述之阴在外阳在内的错位之式。而且毒本身还有对人身作用强烈、急剧的含义，所谓中毒，多是性质暴戾，发病突然，病情急重者。

如此看来以具有善于畅阳归阴作用的升麻，解除外阴内阳的暴戾之毒所致的急重之病，是有其道理的。古本草所载升麻所主诸证，是临床实践的记录，对一些不易理解的病因或神志失常证，称之为"百精老物殃鬼"是可以理解的。

正因为升麻对人体诸多急剧发作，痛苦较大的一些病症有较好的疗效，《本经》中才将其记作"甘"味药，从而也赋予它具有"阴阳不测"之"土"的基本特性。甘为脾土之用味，其缓解急重之痛苦之意亦自在其中，服用口味较苦之升麻却有甘美之情，称其味甘实不枉然。

关于升麻之味，近年亦有新说。有关资料称：早春把幼嫩（展叶前）的升麻茎制作后食用，清香可口，略带苦味。奇妙的是，吃一口升麻，再吃一口小米粥，则变苦为甜。原来小米内的糖类与升麻的阿魏碑酸和异阿魏酸，发生水解反应，而生成蔗糖和果糖之故。

最近笔者做了个简单的试验：用升麻 10 克、小米 10 克、升麻和小米各 10 克，分别加水 60 毫升，各煎取 25 毫升，装入玻璃杯中。结果可见纯升麻煎取液呈黑色，纯小米液呈米黄色，二者混合煎取液为米黄微黑色，凉后尝之，升麻液味苦，米液味淡，混合液味淡微苦。再取 1 毫升升麻小米混合煎取液，加入 2 毫升纯米煎取液，则苦味全消。证明小米确有使升麻苦味变淡（甘）的作用。而且用米的比例越大，升麻的苦味越小，可以完全消除升麻的苦味。

《别录》谓升麻无毒，陶氏时代的先民可能也有如此生活小常识，而认为是本品甘味的可能。

至于后世医家谓其能升清阳，实已寓于其解毒理论之中。其根之内白，所开之花色白，此白为阳精之象，根在下而花在上，即有使阳精之气上达之机，阳精上达与升清阳，语虽异而义理同。正因其能升举清阳，所以治气陷于下，脏器下垂，气虚下陷等方中用之。

同时其根色白在内，花色白在外，也显示其具畅阳外出之机，故无论是外感郁热毒邪之斑疹，还是内伤杂病之发斑，都可随其主药而治之。经方升麻鳖甲汤治阴阳毒发斑，宋代《和剂局方》之升麻葛根汤治抑遏之疹毒，升麻之畅阳外出之治皮肤斑疹之功想而可知。而诸斑疹乃表现在皮肤，传统医学之皮为肺之所属，且肺所主之色为白，对升麻根内和花色皆白而治皮病的现象，陶氏认为升麻有肺金之性，称之为土中金尚属合理。

至于陶氏又认为升麻可称土中火药，大概是因诸毒多为邪郁生热，热极似火，火性急迫惮散，故势急剧而漫延，升麻之所以能治之，必是亦具有如火急之性，故又称其为土中火药。

或问：火之性惮散，升麻之性宣畅，是与火类同，似与火证不宜，将作何解？

答曰：火曰急曰惮散符合斑疹特点，其急由升麻之甘缓对之；其惮散可由其如上述之金性对之，因金秋之气收降之故，况肺金之用味本酸，而此酸为心火之化味，所谓"心苦缓，急食酸以收之。"其属火之性，亦具心气化主收之义。具体对热病而言，则是有收摄阴液使热不生燥之用，或曰《别录》所载之味及实际口感均有苦味，苦为肾水之味，可坚藏火惮散过度生弊之势。故此称升麻为土中火药无妨。

四、栀子（水中木、水中火）

《本经》谓栀子"苦寒，主五内邪气，胃中热气，面赤，酒疱皶鼻，白癞赤癞，疮疡。一名木丹。"

《别录》谓其"大寒无毒，疗目赤热痛，胸心大小肠大热，心中烦闷。一名越桃。生南阳川谷。九月采实，曝干。"

《疏证》参《图经》《山谷诗话》云："栀子木高七八尺，叶似兔耳，厚而深绿，春荣秋瘁，入夏开小白花，大如酒杯，六出，中有黄蕊，甚芬芳，结实如诃子，生青熟黄，中仁深红可染帛。一云染栀子，花六出，虽香不浓郁。山栀子花八出，一株可香合圃。入药用山栀子皮薄圆小，刻房七棱至九棱者佳。其树喜湿而畏寒，故园中宜穿井频灌溉之，冬月于北面厚夹篱以蔽风寒。"

栀子为常绿灌木，花可供观赏，还可作为食品，凉拌炒食均可，果实可以作黄色染料，入药所用为其果实。现有资料证明，其种植有水养法，用其树干带根或枝条浸入水中即可，枝条亦可生根便于移栽。岭南一带有用树干带根水养作观赏花者，可照常生长、开花、结果，故栀子还有"水横枝"之别名。

栀子之生态喜潮湿，常须灌溉，又可水中养植，其靠水中之精华生长为主，可谓为禀水气而成，具有属水性质，其药用可使郁火屈曲下行，符合水性趋下之性，故《辅行诀》将其列为水性药。

然而其盛长于南方温度较高之地，又畏寒冷，"冬月于北面厚夹篱以蔽风寒"；其果之质甚是轻虚，如火势之惮散炎上；果仁之色又鲜红如火；故又可认为其具火之质色，而称之为水中火药。

药用栀子为其果实而位于上，其果当系从根部所吸水中之火之精微上输而成者，水本趋下遏阳之物，而水中火即被郁而难发之阳火，其果仁色鲜红质轻虚而在上，必是栀子有可使被郁遏之阳得以宣发上升之性能，此阳上行至果为至极，极则生变而转趋下，故栀子又有畅发被郁遏之阳热，使之屈曲下行，这种上升至极而转下趋之势乃水之性，而其宣发上升之性本属于肝木，故栀子又可称为水中木药。

《本经》谓栀子味苦，苦在《辅行诀》中为肾水之用味，又为心火之体味，为肾水之用味本身即是肾水寒可制火热，故栀子可治诸火热证；为心火之体味，本身即体现了心火之本源为被肾寒水所遏郁于内之火热，故栀子可治郁瘀之热。

五、元参 （火中土）

《本经》谓元参："味苦咸，微寒，主腹中寒热积聚，女子产乳余疾。补肾气，令人目明，伤寒身热。一名重台。（恶山茱萸，反藜芦）"

《别录》谓元参"无毒，主暴中风，支满狂邪忽忽不知人，温疟沥沥血瘕，下寒血，除胸中气，下水，止烦渴，散颈下核，痈肿，心腹痛癥，定五脏，久服补虚明目，强阴益精。一名元台，一名鹿肠，一名正马，一名咸，一名端。生河间川谷，及句宛。三月、四月采根，暴干。（恶黄芪、大枣）。"

《纲目》张元素谓："玄参乃枢机之剂，管领诸气上下，清肃而不浊"。

元参味咸，乃顺心欲软之味，故可称之为有火之性。至于云其有土之性，诸文献所载似无着落，唯张元素"元参乃枢机之剂"七字正合此意。因元参以滋阴降火，交通心肾称著，而非其具上下调和，使气机升降有序，不可有此功能。而升降气机，调和上下，正是脾土之功，故可以认为元参亦有属土之性而可以称其为火中土药。本药可用于从火土同治论心病方中适用，如现代所用之脉络宁注射液主要成分中即含有元参，已用于缺血性心脑血管性疾病。

六、酢 （金中水）

《别录》称酢为名咸，一名醋，谓其"味酸，温，无毒，主消痈肿，散水气，杀邪毒。"

《疏证》引《纲目》云："米醋，三伏时用仓米一斗，淘净蒸饭，摊冷，作黄晒簸，水淋净，别以仓米二斗蒸饭和匀，入瓮以水淹过，密封暖处，三七日成矣。"

《纲目·醋·释名》曰："酢音醋，醯音兮，苦酒。弘景曰：醋酒为用，无所不入，愈久愈良，亦谓之醯。以有苦味，俗呼苦酒。丹家又加余物，谓为华池左味。"

醋与道教有不解之缘。在东晋与南北朝道教中，炼丹的道士为炼好丹，便掌握了酿制醇醋，即气味浓厚之醋技术，这种醇醋制造技术要求非常严格，以陈者为佳，有三岁苦酒之称，葛洪（284～364）《抱朴子内篇》又有千岁苦酒之名。《齐民要术》中，载有北魏著名道家崔浩（381～450）由其母卢氏口授而成之《食经》，制千年苦酒方法的已有脱失的佚文两条，所用谷物原料均是豆类，其中大豆所制者名大豆千岁苦酒，小豆为原料所酿者名小豆千年苦酒。豆为《内经》五谷之肾谷，其性苦，所酿之醋似应即是陶氏所谓之有苦味者，即苦酒。

道家炼丹术中醋的应用，对物质的氧化、溶解方面起到很大的作用，对古代化学的形成和发展有重要意义。作为从事炼丹实践二十余年的陶弘景，对醋的性质该是了如指掌，运用纯熟的。尤其是陶氏之生年距葛洪与崔浩之卒年，分别仅差 113 和 6 年，并同是道教中人，故葛洪而崔浩，而陶弘景，炼丹常用品苦酒的制作方法，很可能是一脉相承的。因所用原料为属水的苦味，是将其列为属水的个中原因。

苦酒酿制于三伏，是古代酿制的时间要求，现代酿制已不拘此时，但是古人对此时间性特别重视，尤其是道家的"醇醋制造"应更是要求严格，具有科学实验精神的陶弘景，对苦酒特性的认识也必然会从其酿制季节时间上考虑。苦酒酿制于三伏，此时是历经初、中二伏之后的最后十天。谚云："三伏不尽秋来到"，表达了三伏这十天还没过去，立秋节就到了的一定规律。立秋标志着秋天的到来，天气由溽暑湿热之气转为秋金肃降清凉。此时用湿热加于谷类之法酿制的苦酒，更具饱受湿热而转化为收降肃清之机，可肃杀湿热壅郁所致的各种病症，如《别录》所载其主治的痈肿、水气、邪毒证。况且苦酒口感味酸，酸味在《辅行诀》中属肺金之用味，即肺金之主味，陶氏认为其有金气之特性，是很自然的。

总之，陶氏将苦酒定为金中水药，应该是基于其制作原料和酿制最佳时间，及其口尝之味而决定的。

七、栝蒌（土中土）

《本经》谓栝蒌根："味苦，寒，主消渴，身热，烦满，大热，补虚安中，绝续伤。一名地蒌。"

《别录》谓栝蒌根"无毒，除肠胃中痼热，八疸身面黄，唇干口燥，短气，通月水，止小便利。一名果羸，一名天瓜，一名泽姑。实，名黄瓜，主胸痹，悦泽人面。茎叶，疗中暑。生宏农（按：宏农，古代郡、县名，在今之陕西省）川谷及山阴地。入土深者良，生卤地者有毒。二月、八月采根，暴干，三十日成。"

《疏证》参《图经》《纲目》云"栝蒌三、四月生苗，引蔓，叶如同甜瓜叶而窄，作叉，背面俱有白毛，六七月开花似葫芦花，浅黄色，实结花下，大如拳，生时碧如瓜，至九月黄熟则如熟柿，内结重蒌子扁，攒簇蒌中，壳褐色，仁绿色，多脂作青气，根直下生，入土深者愈良，年久者至长数尺，大数围，秋深掘者有粉，夏月掘得便多筋络无粉，不堪用。"

栝蒌根与实在现存本草书中分载，以《别录》最早，其实用已见于《伤寒论》中。《辅行诀》所用为栝蒌实。

栝蒌之性质与土有密切关系，云其根"入土深者良"并言"生卤地者有毒。"同时其含粉量又与季节有关，深秋得者有粉，夏月得者多筋络而无粉，不堪用。栝蒌实为其果实，由根吸收土中营养而成，土之深处可谓地之阴处，深处之养分当是土之阴精，栝蒌之根得其养则"良"，是此根之性即地之阴性。此阴性物质储于根，如蒌之能容，所容者地之阴精之物，故又名之地蒌。

根中阴精之物上输而开花，继而成果，故其根果之性皆可以阴制阳，而有止渴、除热、润燥之功。

此阴精之物在根中当是以"粉"的状态出现，栝蒌根以粉多为好。春夏之气化升腾，阴精上输为在上之花果营养之用，花果在上象其整体之天，大概是其又名天花粉之义。六七月正值栝蒌开花时期，根中之阴精多被上输以供开花结果，故采之则粉少而筋络多，深秋果已成熟，气化转为收降，根部所吸取地之阴精，被储于此"蒌"中，而此时采之，则粉多而质佳。

五色之中，赤白属阳，青黑属阴，黄居其中。栝蒌根色白属阳，象肺；果色生则碧，熟则黄而有黄瓜之别称。碧为阴中之阳，黄为中土之色，体现了阴将转阳的过程。可谓具脾土之性，而称其为脾土药。

就栝蒌实本身而言，药用为成熟者，其子壳色褐而仁色青，皆属阴色，其脂液筋络则色黄而赤，当属阳色，合而观之，则非阴非阳之色；其脂液筋络之味甚甘，有糖栝蒌之誉，其子仁之味书载有云苦，有云甘，笔者曾亲尝其味，确有苦味，脂液筋络味甘属阳，子味有苦味而属阴，合而观之，则为非阴非阳之味，即为中土之味，看来经方中用栝蒌实，多注明"捣烂"，除了考虑其子壳不破难煎之外，还有令其充分合和，发挥中土特性这一深义。栝蒌实一物，无论从色彩还是从味别上推论，也都应以属土而论。

总之，栝蒌实之五行属性，从生成过程和色味而论，都可谓之颇具中土之性，故陶氏云其为土中土药，不无道理。

八、牡桂（土中火）

见本章第一节。

九、干姜（木中水）

见本章第一节。

十、薤白（水中土、水中金）

《本经》谓薤"金疮疮败（笔者按：疮败，腐烂不利，日久不愈的疮），轻身，不饥，耐老。"

《别录》谓其"苦，温，无毒，归于骨，除寒热，去水气，温中，散结气，作羹食利病人，诸疮中风寒水气肿，捣涂之。生鲁山平泽。"

《素问·脏气法时论》谓："肺色白，宜食苦，麦、羊肉、杏、薤皆味苦。"

《灵枢·五味》谓："五菜，葵甘、韭酸、藿咸、薤苦、葱辛。"

《疏证》参《衍义》《纲目》云："薤八月栽根，正月分莳（笔者按：莳，移栽种植之义），最宜肥壤，数枝一本则茂而根大，叶状似韭，韭叶中实而扁，有剑脊，薤叶中空似细葱而有棱，至滑泽，露不能贮，二月开细花，紫白色，根如小蒜，一本数颗，相依而生，五月叶青，则掘之，否则内不满也。"

肾水之气化特点为坚闭，有纳气、藏精，主骨，生髓的作用。肾气坚闭则气不耗而归于肝为血，血不耗归于肾为精，精不耗归于骨而为髓。《灵枢·五味》以薤为心病宜食之菜而味苦，苦为肾之用味，可补充肾用之不足，助肾之闭藏以减气血阴精耗散之用，从而可利病人，抗衰老，轻身延年。陶氏以苦味属肾水之用味，即肾所主之味，故《辅行诀》中薤白列为属水之药。

其性温可祛寒，阴精足可上济心火之体而除热，寒热除则气血畅而不博结，运行流畅而滑疾不著，故《千金·食疗》谓其性滑，从而金疮不肿不腐不败而愈。

《诸病源候论》云："凡疮之初，因风湿博血气，发于皮肤，故生也。久不瘥，多中风冷水气，若中风则喋痉，中冷则难瘥，中水则肿也。"又云："凡患诸疮及恶疮，虽风湿博血气蕴结生热，蒸发皮肉成疮，若能触水露气动经，十数年不瘥，恶疮瘀黑作痂如霜瓠皮，疮内肉似新，故名露败疮也。"由此可见《本经》《别录》所载薤白治疮，言不同而事理相通。先师张大昌先生，治癌方中时有用薤取效者，当是取义于其治败疮（恶疮）之义，值得深思。

薤白为其根块，其成熟采收于仲夏，是时在夏至前后，恰值夏火与长夏土之交，其前 10 余天属火，后 10 余天属土。

此前薤虽已生成，但"内不满"，必待此时药性充满始堪"掘"而取之，说明药用薤白是得火土之气之化而成，具有火土之性质。基于心属土火和土为中焦脾胃的理念，土火一家则可用于心证之胸痹而温中，脾土可以制肾水而渗湿，则薤亦可"去水气。"具水坚藏之性又兼俱土（火）之性，故陶氏称之为水中土药。

薤栽于金秋八月，开花有白色，当是具有金秋之本质，但秋金之气收涩，而薤之性却为滑利，证明其颇具使金收之气转为长养备化之机。金性肃杀，万物生机衰败，如薤所治之疮，使本具之肃杀之气转为长养备化，是薤之所以能愈败疮之因由。本属水性之品，却具由金而土反生之机为其特性，而这种反生之过程，又是历经了夏火之时，是克制了夏火之气而成，具有反克夏火以达成备化之脾土，其金气之盛由此可知。就其原本之金气而言，称之为水中金药，亦无不可。

薤为肾菜而味苦，坚闭减耗而藏精生髓，故谓之性属水；采薤于火土气化之交，具中土（心火）温而备化之德，故称水中土药；具金秋气化之本源，有金气盛而反克夏火，反生中土之势能，故又可称水中金药。

十一、白酨浆 <small>（金中金、金中火）</small>

此药名《本经》《别录》均无记载，《别录》中载有浆水之名，亦未载性味主治等内容。

《说文》谓酨："酢酱也。"

《玉篇》谓酨："释米汁也。"

《博雅》谓酨："浆也。"

《周礼·天官·酒正》"三曰浆"注曰："酨之言载也，米汁相载也。"郑玄注谓："浆，今之酨浆也。"

《别录》载有"浆水"之名。

《疏证》谓浆水："炊粟米熟，投冷水中浸五六日，味酢生白花，名曰浆水。煎枳实栀子豉汤、矾石汤，服蜀漆散、赤小豆当归散、半夏干姜散、白术散，皆用之。谷少水多，多从少变，其义为谷化于水，水行谷气，故凡病谷不从水化，及水谷不能化物者用之。"

《伤寒类方》说："浆水即米泔水，久贮味酸为佳。"

《医方组剂》说："浆水乃秫米和曲酿成，如酢而味淡。"

《灵枢·五味·脏病者宜食》谓黍为肺脏病宜食之谷，味辛。

《纲目》引嘉谟曰浆水曰"浆，醋也。炊栗米熟，投冷水中浸五六日，味酢，生白花，色类浆，故名，若浸致败者害人。"又云主治"调中引气，宣和强力，通气开胃，止渴，霍乱泄利，消宿食，调理腑脏，前令酸，止呕哕。"时珍曰"利小便。"

《说文》谓："截，酢浆也。"注家皆以醋释酢，顾名思义，白截浆应是白色的醋浆。基于醋有苦酒之别称，也可是白色的酒浆。同时浆是比较混浊之水液，可以说白截浆是一种色白而又混浊的水液。

由于古代酿制酒和醋的原料、制作工艺有诸多不同，因此关于白截浆的名实考证颇难。笔者倾向于是制作酒（包括醋）过程中，所用谷物尚未完全消解而提前淋出者。近查《齐民要术》（刘彬编著，2008年4月第一版，中医古籍出版社出版）白醪曲第六十五和作醋法第七十一，分别记载了酿制白醪（《说文》曰：醪，汁滓酒也）即浊白酒和酿醋的方法，又从中得到一些启示，尤其是前者，乃是皇甫吏部家法，注谓皇甫吏部也许是皇甫砀，南齐人，随叔父入后魏，任吏部郎，是后魏王族高阳王的女婿，大昌元年（532）卒。其卒年与陶弘景卒年仅早4年，与陶是同时代人，因此对理解陶氏晚年著作中白截浆的名实，有其他资料不可代替的作用。

酿白醪法中提到的酸泔水（见后附录）和作酢法中酿秫米酢所用之醋浆，所用原料及制作工艺大致相同，酿白醪用糯米，即今之江米，有黏性的稻米。酿秫米酢所用之谷物，还特别提出了"经用粳秫米第一，黍米亦佳"的说法，而粳秫米，即今之大米，黏性较小的稻米。二种稻米之色均为白色，《素问·金匮真言论》谓"西方白色，入通于肺……其类金……其谷稻"，《辅行诀》虚劳五补汤亦以粳米为肺谷为用。故可以认为陶氏时代，酿白醪所用之酸泔水和酿酢所用之醋浆，即白截浆。

《齐民要术》作酢法记载了作大酢法三种及作秫米神酢法，粟米、曲作酢法，秫米作酢法各一种，共计六种。其中前四种皆明确指定七月七日制作。粟米、曲作酢法谓"七月、三月向末为上时，八月、四月亦得作。"秫米酢法则谓"五月五日作，七月七日熟。入五月则多收粟米作醋浆，以拟和酿，不用水也。"可见酿醋对时间是有严格要求的。六种方法均与七月有关，七月（包括八月）乃庚（辛）金月，酢及其所用浆水，是在金秋气化的大环境中制成，当富有金秋之气的特性。

肺金主一身之气，为水之上源，清肃而下行。肺气调则诸脏腑调和，气之滞者得通宣而强力，气得下行则胃逆止而呕哕除，宿食得以传导排出而中焦调和，水之上源清则水道通利而小便利，能愈诸证，全赖其酸收之助肺金气化之用，即所谓具金秋之气的特性而为补肺之主。

因其原料之颜色、脏属，酿制时间及成品之味属都属于肺金，称之为金中金药是理所当然的。

那么为什么陶氏又称其为金中火药呢？

《齐民要术》所载秫米神酢法和秫米酢法，均用秫米或可用黍米，而《素问·金匮真言论》谓"南方赤色，入通于心……其味苦，其类火……其谷黍"，故所用之原料可以是属火之品，而其液具有火之性。更为重要的是该物是酝酿发酵制品，其气上越利达，动荡不羁，含谷精而润泽，上升以疗胸中痹痛，醒睡除烦而爽神，清暑止渴，在中可除气机之挥霍缭乱之急吐暴泻食不化，下可清利小便以畅散其热，诸多功效有似火之性急炎上、畅达显明，故陶氏又以金中火药名之。

附：

1.《齐民要术》酿白醪法释文

"取一石糯米，用冷水淘净，把水沥干净，盛在瓮子中，烧出象鱼眼大小水泡的沸汤灌进去，让它泡着，过一夜，米会很酸很酸，就拿来蒸作一蒸饭，摊开来让它冷透，舀出原先用鱼眼沸汤浸米的酸泔水二斗，煎煮浓缩成六升，倒进酒瓮里，用竹刷不停地冲击，冲击出象茶沫一样的泡沫来。另外取来六斗水，又取细罗筛得的曲末一斗，连同一斗米的冷饭，一起投落瓮中下酿，随即搅拌均匀，并让饭块散开，用毡毯之类包裹着瓮，连瓮口一并盖上，过一夜，饭消化了，用生粗布滤去酒糟。另外拿一斗好糯米炊成饭，趁热投入酒中作为汛饭，用单层布盖在瓮上。过一夜，汛饭消化了，酒味就够可以了。如果天气凉爽，再过三五天更好。酿造的配比是每酿一作，一斛糯米，一斗曲末，六斗水，六升浸米的浓缩酸浆。假如要多酿，按这个比例在别的瓮中酿造，不可混并在同一瓮中。四月、五月、六月、七月都可以酿作。所用的曲，三日以前用水洗干净，晒干了用。"①

---

① 引自刘彬编著《齐民要术》，中医古籍出版社，2008 年。

2. 如上附酿制的白醪，应当即是仲景所用之白酒，鉴于当代对仲景方中所用之白酒之名实认识尚众说纷纭，亦不避离题烦琐之嫌，将其作白醪曲方法释文全文录出。

"用三石小麦，一石炒的，一石蒸的，一石生的。三种混合起来，细磨成麦屑，拿胡叶（？）煮出液汁，过一夜让他冷透，用来浸和麦屑。和好后把它捣熟。然后踏成曲饼，饼用圆铁圈作模子，直径五寸，高一寸多。在床上铺着苇箔，苇箔上铺上粗篾席，篾席上撒上一层桑柴灰，二寸厚。另外拿胡叶煮出液汁，要煮沸，用小竹篮盛着五六个曲饼，放进沸汤中，过一会拿出来，排列在桑柴灰上罨着让它发酵，又拿胡叶盖在曲饼上面——这胡叶要早一天采来，经过一夜不带露湿的，只是薄薄地盖上把曲饼遮遍就可以了。七天翻曲，十四天聚曲，二十一天，收曲，晒干。曲室要用泥把门户涂封严密，不让风进去，假如床的面积小，排不下多做的曲饼，可以在床的四角竖立直柱，多层次的设置横椽木和箔席，象养蚕的方法那样。这曲是七月里作。"①

十二、五味子 _(金中土，又为火中木)

见本章第四节。

十三、半夏 _(火中木、火中火)

《本经》谓半夏"味辛，平，主伤寒寒热，心下坚，下气，喉咽肿痛，头眩，胸胀，咳逆，肠鸣，止汗，"

《别录》谓其"生微寒，熟温，有毒，消心腹胸膈痰热，满结，咳嗽上气，心下急痛坚痞，时气呕逆，消痈肿，坠

① 引自刘彬编著《齐民要术》，中医古籍出版社，2008年。

胎，疗痿黄，悦泽面目。生令人吐，熟令人下，用之汤洗，令滑尽。一名守田，一名地文，一名水玉，一名示姑。生槐里川谷（按：槐里，古县名，汉高祖三年，即公元前204年改废丘县置，治州在今陕西西兴平东南，东汉为石扶风，三国魏为扶风郡，晋为始平郡治所）五月、八月采根，暴干。"

《疏证》引《图经》云："半夏二月生苗，一茎，茎端三叶，浅淡绿色。颇似竹叶而光，亦似芍药叶，根相重生，上大下小，皮黄肉白，五月采者虚小，八月采者实大，以圆白陈久者为佳。"

半夏仲春出苗，时值阳气升发，万物复苏之时，其性与阳气之消长息息相通，药用根块，生于仲夏，阳盛极而阴初生之夏至节，乃钟阴气而长者，颇具由阳入阴之机，是时根块初生故形小质虚，及至仲秋，乃形大质实，药性充满，故其药性当是禀受夏至到秋分这一时期的自然气化而形成，具有由夏（长夏）而早秋的气化特点。早在《礼记·月令》中，就将半夏列为物候之品，谓之"五月半夏生，盖当夏之半也，故名。"可见华夏先民对其生态规律已有了充分的认识。

由夏至到秋分，历经夏季的小暑、大暑和秋季的立秋、处暑、白露，其中秋分的后半期至立秋前阶段，虽亦为夏季之时，但又有长夏之名，在五行属性上，既属火又属土。火乃地面接受太阳之光热现象，夏至日光量最强，昼时最长，是地面受阳热之气最多之极，半夏之根块应时而生，有阳气热至极之基而具有火性。

根块生长之前期，为阴气初长，阳气始消的暑夏之季，虽有阴渐长阳渐消之趋，但由于地对热的蓄积作用，实际气温仍在日趋升高。由于高温的作用，地之水被蒸腾湿化，形成湿热蕴结之暑热，充分显示出润泽万物，滋柔濡养的作用。湿热之气之所以能对万物润泽滋柔而濡养，靠的是中土辛散疏发之体来完成，而中土之辛散疏发的作用，又是火之用在于咸软的根本体现。半夏根块生长于此时，感其火土之气化特点而具有咸软之用，故其体黏滑，鲜者切面多有黏滑之物，其用辛散，但诸家本草皆言其味辛，无从咸味论之者。《辅行诀》从其将其称其为咸味药，或是从其始生、长养时期气化特点而言的。

半夏具有火热至极之基，又有火性咸软的功用，应该是陶氏称其为火中火药的根据。

致立秋日，实际气温才日趋下降，直至八月秋分日，太阳光照量和时间均处平均（昼夜相等）之时，实际气温始降至年平均值，之后始日趋寒冷。半夏之根块采收于是时，则是禀温热之气而称性温。又因此时处秋季之中点，为万物肃然更新，秀实新成之时，而果实既是植物当代之成果，又为繁殖下代之种子，是新生机能之所在，其气化为"新"状态，在《辅行诀》五味理论中，秋之化味为"辛"，体现了"辛者新也"之义理。半夏之根块也因之被称之辛味，当然其口尝之味辛辣也是称其味辛的根据之一。

半夏之味为秋金之化味，而此化味之上源是长夏湿土（即所谓之土生金）之体味，又是下一生长周期之生机所在，即如春木之宣散生发作用。具有火性之半夏兼有肝木之用味，则可名之曰火中木药。

正因半夏具有火之用味（咸），而咸软坚，故可治心下坚、急痛坚痞，消痞热满结，消痈肿，治诸坚痞结肿等有形无形之邪实；咸可润燥，故可疗痿黄、悦泽面目。正因其味辛可以宣散，故可治胸胀咳逆、胸膈痰热、咽喉肿痛，肺卫得以调和则可止汗出、治伤寒寒热；可使肺气得利而行肃降之令，其腑气得以调和，治时气呕逆、肠鸣。

《内经》则以半夏秫米汤治胃不和所致之目不瞑，固然是因其可和胃气，而论者多谓半夏能引阳入阴，《本经》用以治疗头眩，理亦同此。目不瞑为阳在外不能入内，头眩为阳动于上不得潜于下，皆为阳不入阴之证，半夏钟阴气而长，可恋系外上之阳摄入阴分，使阴阳协调而病愈。

诸家本草多以半夏性燥而论，今却以润泽而论，似义有相背。其实言其燥者，是从脾土之体味为辛，辛散水湿而顺脾恶湿之德欲而论；言其润泽，是从其质黏滑，有火性咸软之德欲而论；水湿之布散，必有火热之蒸腾作用始可完成，物之润泽，必得湿气之滑滋始可达成，水湿有其空间位置上的运动，彼湿则此燥，彼燥则此湿，二者并不矛盾。如水饮结聚不行而燥渴者，用之则宜，因火盛灼阴而成之燥，则用之加剧，不可不察。

半夏有毒，生者尤甚，其毒在于使肌体肿胀，口服者致舌麻、咽喉肿痛、呕吐腹泻、呼吸困难，重者可窒息死亡。制其毒性的药物和方法繁多，有汤泡浸洗去滑，用酒、醋、矾、姜等制者，现药房所售者，皆为已炮制者，一般无毒或毒性不大，但亦应谨慎用之为好，笔者常佐用生姜制其毒。至于半夏堕胎之说，除因其有毒之外，当与其"下气"有关，气虚而下脱不固者当为慎用之品，气上逆而妊娠呕吐者，屡有用之取效的报道，张锡纯氏曾言"有故无殒亦无殒也。"

第二章　虚劳五补方菜果谷畜类药释义

菜、果、谷、畜均为寻常食品类。李时珍谓："凡草木之可茹者谓之菜"，"木实曰果"，"草食之可粒食者为谷"，"兽者，四足而毛之总括，地产也，豢养者谓之畜。"古人茹毛饮血以保养生命，在漫长的生活实践中，逐渐认识到所食之物有有毒无毒之别，对人体有益与否。各类无毒食物对人体的作用和影响的差别，总结出了以谷、果、菜、畜分类的方法，在《内经》中已有记载，如《素问·脏气法时论》所载"毒药攻邪，五谷为养，五果为助，五畜为益，五菜为充，气味合而服之，以补精益气"，成为后世医学饮食疗法的经典理论。

《辅行诀》方中不乏谷果菜畜（兽）类药的使用，尤其在虚劳五补方后，特别提出了"毒药攻邪，五菜为充，五果为助，五谷为养，五畜为益"的组方法则，充分体现了虚劳病用食疗补益精气的原则和重要性。笔者认为，此处之"毒药攻邪"所指是该篇所指"制以所官之主，承以所生之同"的药物，不一定是有剧烈毒性之品，它是相对谷果菜畜类而言者。

《辅行诀》此段关于谷果菜畜的文字，与《内经》原文相比，有着次序先后的差异，即五谷为养后置与五菜为充易位。笔者认为这不会是传抄之误，应是道家的辟谷养生思想在组方原则方面的折射。

辟谷术起于先秦，集秦汉礼节的论著《大戴礼·易本命》云："食肉者勇敢而悍，食谷者智慧而巧，食气者神明而寿，不食者不死而神"，是辟谷术最早的理论，之后历代习其术者代不乏人，《淮南子》中记有春秋晋国人单豹，避世深山实践其术，喝溪水而"不衣丝麻，不食五谷，行年七十，犹有童子颜色。"1973年长沙马王堆汉墓出土帛书中亦有汉前辟谷敬佩术的内容。1988年1月7日《人民日报》第三版以"麻城农家女十年粒米未进言行自如"为题，报道湖北麻城熊家铺区月形塘村二十五岁姑娘熊再定，十五岁重病脱险后，再不进食，至今10余年粒米未进，卧床八年后竟能独立行走，言语自如，并能做些家务的人间奇迹。

上述资料可以说明，人类不食谷类亦可维持生命，这一命题也正是道家追求长生高寿，倡导辟谷术改变人体生理活动的方法。他们认为以谷类为食，所产生的渣滓腐败臭秽，积于肠中，会影响修道的成功，而主张少食、节食、甚至断谷绝食，是有其理论和实践根据的。作为一代道教领袖，行"吐纳"之术的实践者，将《内经》"五谷为养"条文的位置后移，以示道家的养生观是极有可能的。

同时我们还可从中理解《辅行诀》虽然承载了《内经》"五谷为养"的条文，但在具体运用上却很少使用谷物，而是代以谷物的酿制品，如清浆水、白截浆、酢、清酒、麦酒等，是取其无渣滓而为谷物之精华，避食谷生污秽腐臭之气，而取酿制品之精微力宏，且易发挥作用之意。

《内经》中各类食物具体品种的脏属关系，对五脏所入和宜忌有所差异，这是因各文献形成的时代和地方区域不一、品物名实的进化和变迁，或切入理论视角的差异所形成。现存世《辅行诀》诸传抄本，皆源于已非陶氏原作的藏经洞卷子本，对五菜、五果、五谷、五畜的具体运用，更是难以与《内经》中某一篇内容完全相符，尤其是将生姜列为五菜之一，已是不拘于《内经》而另有新义。

《辅行诀》五菜、五果、五谷、五畜药，在虚劳五补汤中，除谷类用相应本脏所属之谷物酿制品及菜类为用生姜代脾菜葵之外，其余皆为《灵枢·五味》本脏病者宜食之品，却据水火既济、金木互易之原理，心肾之品交换使用，肝肺之品互易使用。即所用之物的脏属依该篇所示，恰是方剂所补脏属之用味，符合陶氏以用为补的理念。因此可以说《辅行诀》菜、果、谷、畜类的使用，基本上是源于《灵枢·五味》脏病者宜食的内容（笔者主编《辅行诀研究·下篇·第四章·第七、八节》辨析较详，有兴趣者可参考）。基于这种情况，本书的五菜、五果、五谷、五畜的气味和脏属是以《灵枢·五味》脏病者宜食的内容为基础，结合陶氏学理而用的。

第一节　五菜

《尔雅·释天》云："谷不熟为饥，蔬不熟为馑。"饥是指谷粮欠收，馑是蔬菜欠收，饥馑并言，对人体生命的营养有同等的价值。当五谷欠收而饥荒时，可食菜类饱腹以充之，即所谓"五菜为充"之含义。而在道家看来，食菜类甚至比谷类更为优越，污秽之气生成的较少，而易于排出，是人体不可缺少的食品。由于菜类繁多，人们在长期生活实践中，总结出了不同的品物对五脏的损益不一，治疗疾病时就可以取其性之偏颇承平脏气之偏，从而恢复脏气的平衡，达到正气充实而病愈。

一、肝菜韭

《别录》谓："韭味辛，微酸，温，无毒，归心，安五脏，除胃中热，利病人，可久食。子主梦泄精，溺白。根主养发。"

据《齐民要术》及其他资料所载，韭有三大特性。一是韭性内生，种植期应在二月或七月，将种子布于如"升盏"大小之周围，其生长之势趋于围内而外展性差。

二是种植宜深播，根性上跳。其须根着生在鳞茎下面的茎盘上，分蘖的新鳞茎高出老鳞茎之上，新的须根因新鳞茎年年增高而随之增高，下面的老根不断死亡而更新复壮，因此根的位置年年有所提高，每年须壅土以防根部外露，可生长七八年之久，甚或十年以上，否则三四年即亡。韭可一种而久生，故名曰韭。

三是其苗叶长到一定高度即不再长高，每年可割五次，七月开白花，欲收子者每年割一次即不要再割。其子皮坚厚难以渗水，色黑而形如倒心，发芽力仅能保持一年，劣质者虽推迟时间而有生发者，但其苗亦萎弱易死。韭叶气薰烈，早春晚秋味鲜美芬香，夏则气臭。

韭种于二月和七月，钟春秋之气化而生，得春秋气化之德泽，至时则味香美，乃兼具升发与收降之基本气质。然二者所趋相背，春时阳升之势，秋则阴长之期。《经》云："金木者，生成之始终"，韭之性当时为能交互金木，燮理阴阳，调和脏腑者，故能主安五脏。言归于心，正是以出神明之心君为指归，其子之形若倒心形是其归心藏神之象，《经》云："阴阳不测谓之神"，其交互金木，燮理阴阳之功，非"阴阳不测"而何?

韭具肝木升发阳气之性,故有如石钟乳起阳之效,因而有草钟乳之别名。此"起阳"而非"壮阳",所持乃其"上跳"之性,阳性亲上、上行之义,阳陷于阴不能发起者宜之,非温热助阳耗阴之品,此寻常蔬菜,可长久服用,较峻烈猛悍之石钟乳益处良多。

韭具肝木升发阳气之性而归于心,而肝为藏血之脏,心为主血脉之脏,其于血证当有莫大关联。后世医家每用韭治血证,确有实效。忆笔者少年时,曾见临村孙庄王某素有胃病,在临清市工作多年,老年时患噎膈垂危,有一老医云系胃有瘀血之病,令其口服生韭汁半茶杯,数日后病情得以缓解,年余后死亡。此例笔者印象尤深,虽已 50 余载,记忆犹新,人皆以为奇迹。又如唐代孟诜(621~713)所著《食疗本草》治胸痹,心中急痛如锥刺,不得俯仰,自汗出或痛彻背上,不治或死:生韭或根五斤(洗),捣汁灌少许,即吐胸中恶血。亦可证韭有除瘀血之功。

韭具肺金收阴气之性,种植下种宜深且布之盏大之圆周,其生长势趋内成科,乃得地阴之荫养而善内收之象。肺主一身之气而藏魄,气无形在天为阳,剽悍而刚,收则固而不泄,魄有形在地为阴,为阴精所化,内收则藏入而不出,精液和白溺皆有形质,泄而出者。韭子成于秋,金气全而收气盛,精泄溺出者得其内收则可止。特别是因梦而泄精(临证中溺亦有因梦而出者)者,责在心神,亦关乎魄不摄魂,而韭之归心,正可复其精神活动之本能而治之,此是韭疗梦泄溺白之所以然。

韭子既可内收有形之液,根具上跳之性,子在上而形如倒心,色黑为水液之属,乃是水液从根上输而归心之象。心主血脉，血水同体，皆液之类，发为血之余，其根养发之理当在于斯。

大肠为肺之腑而主传导糟粕，传导不利则壅阻，宿食停滞则生热，其经脉与胃同属阳明而腑气相通，所生之热易入胃中。韭含纤维甚多，煮之不烂，治误吞金属者，可煮不切之韭食之得下，更可协宿食下排而出，使胃中之热得除。食韭者大便畅通而污秽易排，无论何病，保持大便通畅，加强新陈代谢乃治疗之第一要务，故尔言其"利病人，可久食"并非虚语。

总观韭菜所治，不外金木隔离之病，即人体散发与内收功用失调。其可交互金木即所以调平出入散收，而归心安脏调腑，故能取效。然其交互金木之中间环节，必有中土为之参与始可达成。《灵枢·五味·脏病宜食》不分体用而从先入着眼，称其味酸属肝，陶氏则从味之体、用、化说法，以其口尝为辛味，乃从肝之用味着眼，以属肝菜论之。而此辛味又为肺之化味，虚劳证化机衰微，故凝息补肺汤中用之以充实其气化，而用其补肝用而防患传肝，寓有类同"见肝之病，当先实脾"防病于未然之玄机。此辛味为脾土之体味，似与其归于心无关，但是只要结合火土一家之理以核之，亦不难理解。

二、心菜藿

《灵枢·五味》脏病者宜食以藿，为肾病宜食之菜，味咸。

《纲目》引《广雅》云："大豆，菽也；小豆，苔也。角曰荚，叶曰藿，茎曰萁。"

《齐民要术》引《氾胜之书》（氾胜之，著名的古代农学家，约生活在西汉末期，氾水人，氾水在今之山东曹县北）曰："大豆、小豆，不可尽治也。古所以不尽治者，豆生布叶，豆有膏，尽治之则伤膏，伤则不成，而民尽治，故其收耗折也。故曰：豆不可尽治。"

《纲目》引周定王（姓姬名橚，春秋时期周朝的国王，公元前606~前586年在位）曰："黄豆苗高一二尺，叶似黑大豆，叶而大，结角比黑豆角稍肥大，其叶嫩时可食，甘美。"

《纲目》引《养老书》（书名及作者待考）云："大豆有五色，各治五脏，惟黑豆属水性寒，为肾之谷，入肾功多。"

《纲目》引孟诜曰："白豆苗，嫩者可作菜食，生食亦妙。"

从上引资料可见，藿为豆类的叶子，嫩时可作菜食。然而豆有多种，以五色分类，可分别归属五脏。《灵枢》在五色五味五脏归属理论指导下，所云豆属肾，味咸，当是黑豆之嫩叶为佳。

以藿为菜的历史悠久，至晚在春秋时期已为人们常食之菜，味甚甘美，营养丰富，含有豆之脂膏，常有饥荒时常被人过多采食，而致豆有减产的情况。从另一方面来看，古代确实有以藿为美味之菜的风气，可惜现代人已很少食用，对其药用作用亦很少重视，用者极少。

《辅行诀》依《内经》五菜之说，在治虚劳调神补心汤中用之，以治心虚、脉极、神志恍惚，烦躁不宁者，意在取咸味之菜，充实肾水之气化以上济心火，使火降神安，血脉复常，脏用得补而愈。拙著《辅行诀五脏用药法要临证心得录》载有用该方成功治疗口吃案（灰涤菜代藿）和精神抑郁案各一则，菜类药是《辅行诀》虚劳五补汤不可缺少的组成部分，治疗虚劳证的作用不可轻视。如此价廉、效宏之品，值得推广使用。

二、脾菜生姜

见第一章第一节·二。

三、肺菜葱

《灵枢·五味》列为肺脏病者宜食之菜，味辛。

《本经》谓"葱子辛温，主明目，补中不足。其茎平，可作汤，主伤寒寒热，中风，面目浮肿，能出汗。"

《别录》谓其"无毒，葱白：伤寒，骨肉碎痛，喉痹不通，安胎，归目，除肝中邪气，安中，利五脏，益目睛，杀百药毒。葱根主伤寒头痛。葱汁：辛温，主溺血，解藜芦毒。"

《纲目》载"时珍曰：葱似囟，外直中空，有囟道之象也……初生曰葱针，叶曰葱青，衣曰葱袍，茎曰葱白，叶中涕曰苒。诸事皆宜，故曰和事草。"（和事草之称，出自宋代陶谷《清异录》）。

《纲目》引苏恭曰："葱有数种，山葱曰茖葱，疗病似胡葱。其人间食葱有二种，一种汉葱，冬即叶枯，食用入药，冻葱最善，气味亦佳也。"

《疏证》云："葱之为物，其下层层紧裹而色白，其上空中锐末而色青，其实又含孕两者而白黑。"又云："葱至难死，任凭藏弃，但置阴处，未曾渨烂，临风日未至枯极，寸根着土，即便森然。夫生气皆阳气也，死气皆阴气也，于死阴中得一线生阳，即可栽培扶植，使之加于黍谷。……盖阴之逼阳，有散有结，论其证则涣散者盛，结聚者微。故其治法，散者直随阳之所在而使生根。不然则阴阳遂离散矣。结者尚可破散其阴，冀阳得转而布于其间，较之随地培阳者为犹太易也。此芍药与葱之异致，即可于此识之。"

据上述资料及一些常识，笔者认为葱具有如下特点：

（1）耐旱、喜凉爽。谚有"旱不死的葱，饿不死的兵"之说，浇水不宜大，应小而勤，气候凉爽干燥的八月之后叶和茎生长较快，至封冻前收获。葱根细如发而长，吸水能力不强，但葱叶表面富有一层蜡质，可减少水分的蒸发，使水分得以充分利用，这应是其耐旱的主要原因之一。

（2）葱之辛味浓烈而易挥发。食葱之后，口中辛烈之味持续不除，他人亦可闻及；切葱时辣气入目，令人泪出；种葱之地，致次年耕之，土中仍有辛烈之葱气散发扑鼻。

（3）葱宜浅栽苗，勤锄勤培土。笔者当地农谚云："深栽茄棵浅栽葱"是要求栽葱苗不宜过深，尽量使其茎部在地上部位。但是到8～10月之间要随葱假茎的增高培土4～5次，每次培土不可超过叶鞘和叶身交界处，用土要细而干燥，地之湿度过高时更要深锄、勤锄，这样可软化假茎，延长、增粗葱白，使葱白充实洁白，并能防涝防倒伏。当地大葱多栽苗于5～6月，收割于9～10月（均指农历）。

（4）葱之花茎自叶丛抽出，叶色青中空，其苒黏滑，花近球形，色白，子成熟于7～10月，色黑，质硬不易透水，三棱扁卵形。

葱味辛烈而善挥发，乃是以气味取胜之品。其叶中空如肺体之空虚，茎白层层如皮相裹有肺主皮毛之色象，其茎叶盛长于秋，收成于晚秋，颇得金秋凉燥之气化。金秋之气主收，叶之表层蜡质使水精难以外发而内聚为苒，正是其能内收阴液之象。

肺主一身之气，主皮毛，其窍鼻，通于喉，病寒热、中风，邪在表之头痛、无汗，喉痹不通等证者，得葱而肺气充实而愈。

葱以气取胜，其辛可疏散，骨肉碎伤之痛，乃气血郁瘀，得之可以止痛。先师张大昌先生尝谓，葱白通气止痛之功可代麝以利贫家，笔者临床用之亦甚效验，常配砂糖捣涂外伤肿痛。

葱叶初长于春则又禀春温之气化，故陶隐居说葱有"白冷青热"之别。其叶之生长，乃从层层包裹之茎中长出上锐下圆之椎管状体，具破阴而上冲升阳之象，种植生机濒危的恶劣状态的葱苗仍可"寸根着土，即便森然"的顽强生命力，正是其具有春肝木阳气升散，生发万物之机能，可抗拒一些不利于阳气升散，促使万物生发的不利因素。

基于肝法时于春的理念，则可以认为其有驱除"肝中邪气"的能力。肝邪除，使精血回归于目，有益于目的视物功能，则其窍目疾得愈复明。《本经》《别录》特指葱子葱白治目疾，是子乃葱之阴精上聚而成，白含葱之阴液较多之故。

《别录》谓葱白安胎，亦当是借其顽强的生命力，补充生机欠于强健之胎不安证。

由此可知，葱乃兼具秋金春木之气化特点者，然在五行生克理论中，二者乃相克关系，有对立之势，今却集二者气化于一品之中而论，似难理解。

但是，只要从《素问》"金木者，生成之始终也"一语，及易学金木一家的理论，认识到金木乃一对阴阳，则其兼具金木之性之理自然可通。金木之性兼具即是富有调和二者对立关系之能，此能即五行中中土的气质。其实《辅行诀》的药学味属理论已圆满的昭示了这一关系。

　　陶氏视辛味为肺金之化味，肝木之用味，又为脾土之体味，即说明葱之味辛，与脾土亦有密切关联。脾土体气不足之证，亦可用此而愈。如此则可补中不足，安中利五脏（土能括其他四行），而面目浮肿（土能制水）亦可得愈。同时，由于中土得安，五脏得利，排纳复常则诸事和谐，而藜芦中毒（后世本草有称其"杀百药毒"者）可愈，其别称和事草非无缘由。

　　《辅行诀》治肝虚筋疭，腹中坚澼大便秘塞之养生补肝汤，其中有葱叶十四茎，即是取肺病者宜食葱，大肠系肺之腑，及肝虚病乃疏散不利之病，亦宜葱之辛散以助肝之用之意，笔者历用不爽，验案见《辅行诀五脏用药法要临证心得录》。

四、肾菜薤

见第一章第六节·十。

第二节　五果

　　《说文》谓："果，木实也。"《周易·说卦》云"艮为果瓜。"《周礼·场人》谓：张晏曰："有核曰果，无核曰瓜。"臣瓒曰："在地曰瓜，在树为果。"可见果为树木所结果实之统称。《素问·脏气法时论》以桃、李、枣、杏、栗为五果，以各自的生态特性和形质色味特点，归类于五行五脏所属。它们都是可供人们食用者，对维护人体健康，帮助各自所属之脏的功用，有莫大的功效，是古代科学饮食结构的重要组成部分。是我国食疗平衡脏气，达到治疗目的的成功理论，对当代疾病防治，仍有一定的现实意义。

一、肺金果桃、桃奴、桃核仁

《灵枢·五味》桃为肺病者宜食之果，味辛。

《本经》谓："桃核仁，味苦，平，主瘀血血闭，瘕瘕，邪气，杀小虫。"

《别录》谓桃核仁"甘，止咳逆上气，消心下坚，除卒暴击血，破瘕瘕，通月水，止痛。七月采取仁，阴干。生泰山川谷。"

《经疏》引《本经》谓桃枭："主杀百鬼精物，疗中恶腹痛，杀精魅不祥。一名桃奴。"

《齐民要术》引《本经》曰："桃枭：在树不落，杀百鬼。"

《齐民要术》云："桃性皮急，宜以刀竖副其皮。不副者，皮急则死。"

《纲目》引"典术"（典术有两义：①谓经典之学，②官名：明设阴阳学官，府曰正术，州曰典术，县曰训术。见《明史·职官志》）云："桃乃西方之木，五木之精，味辛气恶，辟邪气制百鬼。"

桃在我国的种植地区分布广泛，品类亦多，《别录》特指桃仁"生泰山川谷"，所用当是泰山一带所产者。本书论桃之处，亦依此品种为据。

《汉书·地理志》载："泰山郡有肥城县，应劭（约153～196年，东汉学者，字仲瑗）所谓肥子国也。"清光绪七年（公元1891年）《肥城县志·序》云："肥城，古肥子国也，春秋时入鲁，为齐郡地，汉属泰山郡。"可见泰山一带即古之肥子国之地。

据传，肥子国是因西周时肥族人居此而得名。当时肥族人由东海迁居于此。东海度朔山的镇山之宝——桃树也被移植于肥子国，而延续至今。

肥城桃已有千余年的栽培史，清雍正四年的《山东通志》即有"桃产肥城者佳，临清者次之"的记载。光绪三十四年（1908年）成为皇室贡品，当代仍誉满国内外。本文所述有关桃的生态特性等，主要是参考肥城桃的有关资料而论。

桃是一种喜阳光、耐干旱、宜沙质土壤的植物。古人称它是五木之精。所谓五木，是指可应天时可以取火的五种木材，即桑、榆、桃、槐、柳。桃为西方秋金之木，有在如秋日之干燥气候、善于渗湿的土壤中生存的能力，而且干燥的气候和土壤，也正是喜阳光、恶阴云濡湿习性的一种表现。根据五行中木能生火，火性显明的理念，作为不同季节应时而长的五木均具生火的性能，自然当以性干燥之桃木为最而被称为五木之精。

桃花盛开于春，其色粉红，已具木气当令而有生火色（红）之势，致秋金之月，桃之果实成熟（《别录》谓七月取桃仁，当是熟于是时，今之肥城桃成熟于八月底九月初，似与《别录》说有异，或是古今气候不同或品种之变迁之故，但均在秋季仍是一致的）于秋季，恰是对应了《素问》"木金者生成之始终也"一语。其树皮急，正是秋之气内收之象，宜刀竖副（副，即用刀割开），否则即死之性，又是其收气太过，散气不足时，则宜用刀割决裂以助其散发，可见其正常生长需金秋凉收肃降与春木温散升发之气的相对平衡。

由于桃果的生成过程和木生火（包括长夏湿土，火土一家）已历春木、夏火（包括长夏土）、秋金三个阶段，而且植物之果是一物造化之能，具该物全体之特殊气质，桃果当为西方之木独具的气化味辛的特点。

正因辛在秋金为化，在脾土为体，在肝木为用，才有了桃主治诸证。肝为藏血之脏，而以辛散为用，才保证了所藏血的瘀滞不行而治瘀血血闭，通月水；脾主健运，而以辛开为体，水谷精微不得健运则为心下坚、湿热内生（长夏主湿热），而小虫生，癥瘕得桃之辛开则坚聚消，癥瘕破，小虫除；肺苦气上逆，主气，藏魄，肺气不宣则咳逆上气，气为血之帅，卒暴击则气不循常道而血随之而出，肺藏魄，肺病则魄失舍，无镇定之力，邪居之而气化不行则作痛，得桃之辛则邪气散，魄得舍而痛止。人之痛觉以皮肤最敏感，肺主皮毛，当亦主痛，故不从"痛则不通"立论，而从魄不镇定着眼。

《辅行诀》中辛味为肺金之化味、脾土之体味和肝木之用味，巧妙而又不着痕迹地表达了桃的特性。同时，由于果仁存在于果实之中，乃是一物所钟之生气所在，虚劳证乃人体生气衰微之病，借果仁之机以助之，当是首选，故其虚劳五补汤中所用五果药，取意其果仁为用。又因虚劳之证必是阴阳不能交泰，即金木隔离、水火不济、升降失序者，故在具体选药时，又采用金木之果互用，水火之果互用（脾土证例外）的原则（此理在下述肝、心、肾果时不再重复）。肝劳证中当用肺果桃以治之。但是养生补肝汤中所用非是桃仁而是桃奴，自另有精义，试析如下。

西方秋金，具肃杀之气，其气阴凉。气象肃杀，农事收割，是时万物生长期已过而致果熟，枝枯叶落，在脏象肺，与东方春木之象一生一成，共主生物之荣枯。荣发为阳，枯死为阴，木金乃生命周期之始终，阴阳消长之过程。

桃为秋金之木，果熟则仁满，果乃一物造就之能，是一物所钟之生气，为下一代果木之种子。蕴藏着春木生发之气机，具有宣发畅达之性而可疏散肝藏过度之瘀血。故虽为肺果之仁，实有肝木生发之性，是金木交互之成品。桃奴又名桃枭，为形体瘦小、少肉干瘪、多毛味甜、无核仁、晚熟不凋、无繁殖功用之果实，近代林家谓，系其桃花之雌蕊传粉授精不良而形成的果实。以阴阳理论核之，桃之雌蕊属阴，乃秋金阴气形质之本，雄蕊属阳，有春木阳气之性，雄雌交合不良而成之桃奴，必有孤阴不长之性而致其特定形态性能，正因其多阴少阳（相对正常桃果而言），故又有阴桃之别名，更富有秋金肃杀克伐之专功。然而桃奴虽晚熟而不事繁生育，却能成果而不凋，能在非常情况中顽强生存，必是其自身具有非常之生命活力，此活力乃秋金杀伐之气中之活力，是趋向枯死之势中之活力，雄健勇猛之性而又有桃枭之称，其态虽丑而味极甜美，纯良而正道，不可专以贬义论之。

肝藏血而主生发，肝虚之病多有瘀血，病之轻者生气虽微而尚存，其瘀可借桃核仁助其生气化而活之，而病深重之极已至虚劳筋瘅者，其瘀已至顽坚死血，则非桃仁所能疗，故养生补肝汤中用桃奴杀伐其久瘀之顽坚死血，助其濒死之中之一线活力而取效。

又桃奴所主证中有"杀百鬼精物，中恶腹痛，杀精魅不祥"，似多涉鬼神怪异之病，如现代所谓之精神失常症状者。究其所以，大抵与其能治顽坚久瘀之血有关。即所谓"痰血瘀阻多怪疾"之理。

在传统文化中，非但桃奴可治此类疾病，凡桃一身之物，如桃木、桃花、桃枝、桃仁等均有可治此类病的记载，桃一直被认为是避邪之物，有着诸多美丽的神话传说和道家方术。其实这并非完全是迷信说教，除了人们的心理作用之外，尚有调整人体生理病理的作用，有其一定的临床实践基础。

《说文》谓："人所归为鬼。从人，承鬼头。鬼，阴气赋害，从鬼。凡鬼之属皆从鬼，故从示。"清代段玉裁《说文解字注》引郭注引《尸子》云："古者谓死人为归人。"古人认为，凡人生活在阳间，人死之后就去了阴间，成为鬼。鬼就是人的仿真物，是活人死后的形象。

所谓百鬼精物，是指一切有生命的东西，死亡之后，仍具有精灵之气在。所谓精灵之气，即是聪明灵动之气，它很有魅力，是很能吸引人的力量，即所谓之精魅，一旦此等百鬼精魅之气侵入人体，则发生阴邪怪异之病，出现精神行为失常之病。而桃类诸品，可以驱杀此类不祥之阴邪，而使病得愈。

桃类诸药之所以能治此类病证，当为其属肺金之果木，有协助调理肺肝功用的功效。而诸精神行为的失常，均与肝肺所藏之魂魄不安有关。

《素问》谓："肝藏魂，肺藏魄，心藏神，肾藏精"。又谓："生之来谓之精，两精相搏谓之神，随神往来谓之魂，并精出入谓之魄。"

魂既可随神往来，可说明魂与神相关，而占有一定的时间，因往来即是过去和未来，而神则即非已往亦非未来，是即时状态。故心火之神与肝木之魂相生而相随。时间无形，神魂亦无形可察，其性则变幻莫测，飞扬趋上，灵动敏锐，神魂不安则产生类其性过用的病证。如现代医学所谓之狂妄虚幻，躁动失眠等证。

魄既可并精出入，说明魄与精相关，而占有一定的空间，因出入即是方位的运动，其精与魄均有形可察，精藏于肾，魄藏于肺，肺金之魄与肾水之精相生而合并。均有形之物。其性固守坚贞，沉潜下达，迟滞呆板，精魄失固则产生类其性过用的病证，如现代医学所谓之抑郁固执，昏沉困顿等证。

由此而论，神魂无形为气属阳，精魄有形为质属阴，二者的互相协调和制约，维持着人体生命的正常精神和行为的活动状态。一旦神魂或精魄过用，则邪气犯之发而为病。犯于精魄者为阴邪，犯于神魂者为阳邪。桃奴所主之百鬼精物，精魅不祥之病，皆为阴邪之病，故能借其助益肺肾精气之功，使精魄之用来复，从而肃杀其阴邪而愈之。

至于其所主之中恶腹痛，乃是突发四肢逆冷，肌肤粟起，头面青黑，牙关紧闭，并有神志失常、腹痛症状的疾病。古人认为也是由恶鬼邪祟所致的一种病证。据证分析，当是感受阴寒之邪，致使血气运行滞涩，而金木隔离，不得协调而肝风暗动则卒发口噤，魂魄不守而有神志错乱，阴寒内侵而肢厥面色青黑，阴寒在太阴脾肺之经则肌肤粟起，肝脾失和则寒中腹痛，故亦可用助益肺金之阴果以镇肝之风，甘缓其发病之卒及里急之腹痛，驱杀阴寒恶毒之邪，使魂魄合治，精神清爽，而中恶腹痛得愈。

二、肾水果栗

《灵枢·五味》谓栗为肾病者宜食之果，味咸。

《纲目》引《别录》栗实主治"益气厚肠胃，补肾气，令人耐饥。"引思邈曰："生食，治腰脚不遂。"引苏恭曰：

"疗筋骨断碎，肿痛瘀血，生嚼，涂之有效。"

《纲目》引《别录》曰："栗生山阴，九月采。"引弘景曰："今会稽诸暨栗，形大皮厚，不美，剡及始丰栗，皮薄而甜，乃佳。"引苏颂曰："栗处处有之，而以兖州、宣州者最胜。木高二三丈，叶极类栎，四月开花青黄色，长条似胡桃花，实有房猬，大者若拳，中子三五，小者若桃李，中子唯一二，将熟则罅拆而出。栗种类亦多。"

《纲目》引弘景曰："相传有人患腰脚弱，往栗树下食数升，便能起行，此是补肾之义，然应生啖，若服饵则宜蒸爆之。"时珍曰："栗子五果属木，水潦之年则不熟，类相应也。有人内寒，暴泄如注，今食煨栗二三十枚，顿愈。肾主大便，栗能通肾，于此可验。"

《齐民要术》谓："栗，种而不栽，栽者虽生，寻死矣。栗熟出壳，即于屋里埋著湿土中。埋必须深，勿令冻彻。若路远者，以韦囊盛之。停二日以上，及风日者，则不复生矣。芷春二月，悉芽生，出而种之。数年不用掌近。凡新栽之树，皆不用掌近，栗性尤甚也。三年内，每到十月，常须草裹，至二月乃解。不裹则冻死。"又引《大戴礼·夏小正》曰："八月，栗零而后取之，故不言剥之。"又引《食经》藏干栗法："取穰灰，淋取渍栗。出，日中晒，令栗肉可焦燥，可不畏虫。得治后年春夏。""藏生果法：著器中，晒细沙可燥，以盆复之，至后年二月，皆不生虫而芽者也。"

揣栗之生态习性色味功用，有如下几个特点：

1. **栗性恶水湿**：果实之性为果木本性之体现，栗果性干燥而仁色淡黄，气香味甘，与脾土之色味及恶湿之性相类。"水潦之年则不熟。"更是性恶湿的体现。因雨水过大之年份，湿气亢盛，果实不易干燥即不易成熟，若成熟则果实自行从壳中脱出而落下，不劳人工打落采摘，如前所言"不言剥之。"同时其保藏方法亦宜穰灰或细沙性燥之物贮之，否则易于湿烂。也是其恶水湿的表现。

栗果干燥少水分，说明其形成过程中富有排除水湿之造化。水湿在五行属水，栗壳色黑质坚而仁燥，与肾主闭藏和二便，有排水之性相类。

2. 栗喜温恶寒，欲生果芽者，宜"湿土深埋，勿令冻彻，"远途运输则以"苇囊盛之"新栽之树"每到十月，常须草裹，至二月乃解，不裹则冻死"，体现了这一特性。由此可见，其虽与寒水肾之性相类却性温而不相从。性温却与脾土之性相类，有温化水湿而排之使出的性能。

3. 植物生长化收藏的规律，一一与五行相对应。栗既属水，则可生木，木主生发，其发芽于二月春木温气当令之时，故其生发之气较盛，大潦之年生发之气过亢而不成燥干之态而不熟。李时珍云其在五果属木似是即此立论。其果仁气香味甘色淡黄，类土纳渗水湿而谦静之物，自当畏风木善动之克伤，故遇风日则不发芽，幼树不可用掌（动摇）。

综上所述，可以认为栗既属肾水又属脾土之品，其性对水湿代谢有特殊功用，即既有脾土渗纳水湿而温化之性，又具肾水排利水液之用，体现水土合德的理念。陶氏所谓治腰脚弱，孙真人所谓治腰脚不遂，时珍所谓之治内寒，暴泄如注，莫不与其性温而渗利水湿之功有关。又肾主骨，肝主筋，栗属肾水而荣肝木，筋骨断者得其荣养筋骨则断者可续，水湿去则外伤所致之肿消而血活瘀祛，脾肾调和则先天后天之本固安，而脏气得益，肠胃之气充实而令人肾强耐饥。

《辅行诀》从《素问》之说，以栗为肾果味咸而论，视为肾之化味心之用味。而栗果之性本燥，似与《素问》"肾苦燥，急食咸以润之"之说不合。此肾苦燥，乃是肾坚藏津液之用过度所致，属寒燥之燥。所谓"病起于过用"者，正宜栗之温化以解之，使水液温而不凝，发挥其润燥的作用。同时此咸润为肾水之特点，如盐水不冰，可上济心火，因火用过亢，灼津伤液之坚燥亦可软而润之。此正是陶氏以咸为肾之化味、心之用味的绝妙之处。陶氏在虚劳病调神补心汤中用栗仁之意，体现了心肾是一对阴阳，以交互相济为常的认识。

栗仁之口尝之味为甘，《辅行诀》中甘为肾水之体味，脾土之用味，体现了水土合德的理念，脾土为渗纳水液之所，由于水性趋下而归肾，肾为水流之下极，汇集之处，污浊之水由此排出。脾肾其同维持着水液的代谢，是水土合德的重要内容。

三、脾土果大枣

《灵枢·五味》谓枣为脾病宜食之果，味甘。

《本经》谓："大枣味甘平，主心腹邪气，安中养脾，助十二经，平胃气，通九窍，补少气少津液，身中不足，大惊，四肢重，和百药，久服轻身长年，叶复麻黄，能令出汗。"

《别录》谓其"无毒，补中益气，强力除烦闷，疗心下悬，肠澼，不饥神仙。一名干枣，一名美枣，一名良枣，八月采，暴干。生河东、平泽。

《疏证》参《齐民要术》《纲目》云："枣木赤心有刺，四月生小叶，尖觥光泽，其地须牛马履践令坚实，荒秽则生虫害枣矣。五月开小花色白，微青时大蚕方入簇。以竹枝击其枝间，振去狂花，花繁则不成实。色青白，至八月全红则撼而落之。以暴干者为上，正月一日日出时，反斧斑驳椎之，名曰嫁枣，不椎则花而无实，斫则子萎而落。"

《疏证》论大枣之五行属性甚是精详，今摘要录之，欲知其详，请参原著。

"大枣木红生刺，讵非全禀火德，而味甘性缓臭香，又纯乎属土。以是确为以火生土之物。夫火之生土，岂以凡火遇物，辄令灰烬成土类哉。亦良以气相嬗耳。盖枣本联木火之德成，合火土之用者也……"

"……枣肉厚含津，津液紧贴于肉，不能挤泌而分，非如它物可压而取汁也，不似土之润耶？即投入火而燔之，则液随火硝，而成烬，不似溽暑之湿在热中耶？而其时之气，云龙升降也，风雷激荡也，以欲闷而愈伸，不似枣之质滞腻而性疏通耶？……"

邹氏论大枣谓"枣本联木为之德成，合火土之用也"一语，深契《辅行诀》火土一家之旨趣，符合《素问》脏气法时思想，火土相生规律。长夏脾土，本在夏火之中，在夏火热气中，又兼挟有脾湿之气而谓之暑。暑之热火来于太阳之辐射，暑之湿来于水渗入地。火属阳，性炎上而惮散，水得热蒸而为湿，水趋下储于土而静谦，大枣之果禀夏火之气而生成，象土生于火而具火土之性用。其象火之动而不静，疏散上行，津象土之渗纳水湿而归于脾土，则津液内存而充实，即所以补少津；受火腑小肠（丙火）之作用，水谷营养之气变化而赤为血（血系心所主，此脾生血为反生之象），营血不虚则心气安而不惊，则烦闷得解；水性趋下，脾中水湿归肾而排出则水液不聚而肠澼、肢重得愈。正因为其合火土之用，即能扶心脾之正气而除心腹之邪气。

脾与胃脏腑相关，脾属阴而主津液之健运为阴土，胃属阳主水谷之腐熟而为阳土，二者互相协调和合，功用相应则中土安康，反之则病。

大枣禀湿土之气而多津以补津，禀火热之气以腐熟水谷。津液为有形之物，而火乃无形之气，本身即具和合平调形气之用。《素问·玉机真脏论》谓："五脏者皆禀气于胃，胃者五脏之本也。"一旦脾胃失衡而不和合则形气失调，胃亢则消谷善饥，即该篇所谓"心悬如病饥"，但该篇此证是从肾脉不及立论，实亦是土乘水之故，大枣可疗心下悬，不饥神仙，可证。心悬乃泛指心中与胃脘之词，心下则特指胃脘，病饥即善饥之病，不饥是用大枣的治疗结果，并非其可治不觉饥或胀饱，这样理解方符合临床实际。故大枣可平胃气。正因大枣可平胃气，胃气平而不为害，五脏之气有所禀受而少气者可得到补益。也正因其可治少气，调和脾胃之偏颇，故又曰可补中益气。

《素问·玉机真脏论》又谓："帝曰：脾为孤脏，中央土以灌四旁，其太过与不及，其病皆如何？岐伯曰：太过令人四肢不举，其不足令人九窍不通。"笔者认为，脾为孤脏一语，除了土德厚载，万物生于土，归于土，有广大宽容之意外，还表达了五行之中水火为一对阴阳，金木为一对阴阳，而脾土孤而无对的理念。中央土以灌四旁一语又表达了土可括其他四行的关系。中土既可括其他四行，则中土合和则金与木、水与火两对阴阳亦得以和合。《素问·生气通天论》谓："阳不胜其阴，则五脏气争九窍不通。"大枣可调平脾胃，则金与木、火与水两对阴阳亦得以调和而不相争，从而使九窍通利。李东垣"脾胃虚则九窍不通"之说，实是见道之言。《素问·金匮真言论》九窍所指为肝窍二目，心窍两耳，肺窍两鼻孔，肾窍前后二阴及脾窍口。

由于十二经脉内属脏腑，外络支节，行血气而流注周身，而大枣具火土之德，即能助心脾之气，心火为十二官之主，脾土可统其他脏腑，故可有助于十二经脉。并谓其脾病者宜食。

枣树喜燥恶湿，笔者当地有"淹梨旱枣"之谚，言雨水少之年枣多丰收，正应脾土恶湿之德。至于其管理方法则宜剪枝叶疏其花，以防枝叶过密而通风采光不良，导致散湿不力，同时通风也有助于花的授粉而使果实硕大，疏其花则是防其花过多，致使果实争用养分而影响枣的形质。同时当地还有冬季刮除老枣树粗皮，以刮至红木栓层为度的风俗，有利于树干增粗和防止病虫之害。此当是老树粗皮妨碍树营养向外疏散而不发粗，且此粗皮又是病虫卵越冬之所，冬日刮除可冻死湿热所生之虫卵，又与脾土运化津液水湿之性相类。此两项管理技术，与《齐民要术》所载之"以竹枝击其枝间"和"嫁枣"类同，并似乎亦与枣属脾果之理密切相关。

大枣味甘性缓，其质纯良，诸药之性急烈或与他药不易和合而扞格者，得之可使之缓而不烈，减少多种药物同用产生的毒副作用而称之为和百药。

四、肝木果李

《灵枢·五味》谓李为肝病宜食之果，味酸，

《纲目》引甄权曰："治女子少腹肿满，利小肠，下水气，除浮肿。"引吴普曰："令人好颜色。"并引大明、孟诜（621～713，孙思邈的弟子，古代食疗家）、宗奭、时珍等曰："多食令胪胀。发虚热。""临水食之，令发痰疟，不可

合雀肉食，合蜜食损五脏。""不可合浆水食，发霍乱，涩气节而然。服术者忌之。""李味甘酸，其苦涩者不可食，不沉水者有毒，不可食。"

《别录》谓"李核仁味苦，平，无毒，主僵仆蹄瘀血骨折。根皮大寒，主消渴止心烦，逆奔气。实味苦，除痼热，调中。"

《纲目》李根皮条下，李时珍曰："李根皮取东行者，刮去皱皮，炙黄药用。《别录》不言用何等李根，亦不言其味，但《药性论》云：入药用苦李根皮，味咸。而张仲景治奔豚气奔豚汤中用李根白皮，则甘苦二种皆可用欤？"

《纲目》李根皮下引吴普（华佗弟子，稍早于宏景）曰："治疮。"引陶弘景曰："煎水含漱，治齿痛。"引甄权（547～643年，稍晚于弘景）曰："煮汁服，止消渴。"引大明曰"煎汁服饮，主赤白痢。"引孟诜曰"炙黄煎汤，日再饮之，治女人卒赤白带下有验。"

《疏证》参《齐民要术》《格物丛话》曰："李树大者高丈许，枝干如桃，叶绿而多，性最耐久，待三十年，老虽枝枯，子亦不细，与桃并时花，花小色白，淡泊纤秾，香雅洁密，夜间尤艳，实熟稍后于桃，种类甚多，味甘酸苦涩不一，色亦青赤白不一，大率皮赤肉青味甘苦带涩者为多。"

《纲目》引宋代罗愿（1136～1184，精于博物之学的史志学家）《尔雅翼》云："李乃木之多子者，故字从木、子。"时珍辨之曰："窃谓木之多子者多多，独李称木子耶？按《素问》言味酸属肝，东方之果也，则五果属木，故行专指尔。"

由于李品类多多，其味本难化一，但有苦涩者不可食之说，大抵可以甘酸二味者为李果之味论之。而《疏证》又言

"大率皮赤肉青味甘苦带涩者为多"，其中"涩"字，又当予以辨识。

"涩"非是五味之一，虽可由口尝而知，但它是一种触觉，不但可由口尝而知，也可由手摸而知，与滑是反义词，如《说文》曰："涩，不滑也。"是不流畅，有阻滞感觉之意。其字形从水，声从歮（sè），象四只脚两两相抵，不可滑动之意。《灵枢·五味论》曰："酸入于胃，其气涩以收。"可以认为酸味之气即是涩，且"酸者能收"是因其气涩而不滑，物质运行不畅，不易流散外泄而内敛的作用。此义在《素问》中屡有出现，如《痹论》谓："胞痹者，少腹膀胱按之内痛，若沃之以汤，涩于小便，上为清涕。"《脉要精微论》谓："诸过者切之，涩（指脉动往来艰难）者阳气有余也，滑（指脉动往来流利）者阴气有余也。"

李可食之果既"带涩者多"，则可谓之多有酸味，无论甘酸（苦者已列为不可食者）因兼有酸味，谓其味酸亦无所不可。《经》谓李味酸，当是出于此意。

《辅行诀》中，酸为肝之体味，肺之用味，心之化味。肝藏血，以血为体，得肝果之收则血内藏而肝病者宜食；少腹为肝之脉络所属，女子此处肿满，当与肝脉之血不能归藏于肝所致，得李果之酸收，则脉络之血归于肝所愈；肺之用在于主气而肃降，气逆不降则水湿聚而为浮肿，得李果之酸收则气水得下，而浮肿除；心苦缓，主血脉，其华在面，其腑小肠，惮散过用则血脉不收致气化不足，而面不华色，小肠不利，得李果之酸收则颜色润泽，小肠得利。

果仁具果之芽苗生机之所在，有类肾繁衍下代的功用，颇具生发之机，又可与肝之生发疏散相类。故甄权谓其"治女子少腹肿满"、孟诜谓其"治女子卒赤白带下有验"。肾主骨，骨折者得李果之助肾气则易愈合，外伤之瘀血得其助则易于化解消散。故《别录》谓其"主僵仆踯，瘀血，骨折"。

李根皮为李根部之皮，根位下，有吸收营养上输枝干花叶果实之用，当具李之基质特性。肺主皮毛，主卫外之气，李果可助肺用而酸收，根皮亦当有此基质而有相类之功。其在下酸收，可使如豚奔上之逆气得下；其大寒而上输阴津，而使上焦之火得以消降而除心烦、止消渴、治齿痛、除痼热；赤白带、痢多为湿热壅滞之病，类似暑气之当去不去者，得其酸收清肃，自可痊愈；可除热，可祛湿，可降逆，可走皮，则疮毒不生；能愈上下内外诸疾之物，谓其调中正是理之自然。

五、心火果杏、杏核仁

《灵枢·五味》谓杏为心病宜食之味，味苦。

《本经》谓："杏核仁，味甘，温，主咳逆上气雷鸣，喉痹，下气，产乳，金疮，寒心，奔豚，惊痫。"

《别录》谓其"苦，冷利，有毒，心下烦热，风气去来，时行头痛，解肌，消心下急，杀狗毒。五月采之，其两仁者杀人，可以毒狗。生晋山川谷。"

《齐民要术》引《西京杂记》之文并出按曰："梅花早而白，杏花晚而红，梅实小而酸，核有细纹，杏实大而甜，核无文采，白梅任调食及齑，杏则不可任此用，世人或不能辨，言梅杏为一物，失之远矣。"

《疏证》与卢子繇曰："杏为心果，心主脉故杏有络，桃为肺果，肺主毛，故桃有毛，此言解杏与桃是矣。"

民国九年《绵竹县志·卷八》云："杨行密（852～905，唐末著名政治家，字化源，庐州合肥人，即今之安徽长丰）

改名为甜梅。"并云夏伟瑛认为："杏的得名，与树叶的形状有关，珩是由两块半圆形的曲玉相对而成，所以珩以双数计。"杏"叶似梅，圆而有尖，二月开红花，结实红色，似梅则味酸，似桃则味甜。""珩、苔、荇、杏为一组同源词，意有相通之处，"杏之叶似珩之状，而取为名。

《神农本草经疏·杏核仁》云："杏核仁禀春温之气，而兼火土之化以生，故《本经》味甘，气温，《别录》加苦，有毒，其言冷利者，以其利下行之故，非真冷也。气薄味厚，阴中微阳，降也。入手太阴经，太阴为清肃之脏，邪客之则咳逆上气，火炎乘金，则为喉痹。杏仁润利下行，苦温而散滞，则咳逆上气喉痹得除矣。其主心下烦热者，邪热客于心肺之分也，风气去来，时行头痛者，肺主皮毛，风邪自外而入也，温能解肌，苦能泄热，故仲景麻黄汤用之，亦取其有发散之功也。主产乳，金疮者，亦指为风寒乘之者而言之。消心下急者，以其润唇利而下气也。心寒奔豚者，心虚而肾邪乘之也。惊痫者，痰热盛也，总之取其下气消痰，温散甘和，苦泄润利之功也。"

《别录》谓杏生晋山川谷，芜荑条下亦谓生于此，考诸手头资料，未见以晋山为地名者，姑且存疑待考，或当是三晋之山之泛称。《纲目》引苏颂曰："今处处有之"，可知至晚在宋代已遍及各地。

《本经》与《别录》所载杏核仁之味甘苦有别，后世本草亦每以甜苦分之，并有南北杏仁核之说，谓产地以秦岭、淮河或长江为界，并谓北者味苦，南者味淡或称微甜。其实在当代同一地区亦是苦甜交错互见，以南北分称已不太准确。

有资料认为，苦杏核仁是蔷薇科植物野生山杏之果核仁，形如扁心脏状，基部纯，左右对称，种皮暗棕色，有不规则的皱纹，去仁皮有白色子叶两枚，富油性而无臭，有小毒。而甜杏核仁，则是某些栽培品种的核仁，味淡不苦，比苦者大而左右对称，表面淡棕色。无毒。若晋山所指确是三晋之山，则这种分类方法正符合《本草经集注》中以苦甘分类的模式。即《本经》所言者即今之甜杏核仁，《别录》所载者即今之苦杏核仁。

至于杏果之味，"梗洼处杏肉苦的则仁苦，果梗洼处越苦则仁也越苦。"（见《北方果树》杂志，1999年第12期）可见果肉亦有甘苦之分。《内经》谓杏为心果，味苦，所指即今之野生杏果。杏之所以被认为系心之果，应该是其花红，叶、核仁有似心脏，果肉中脉络色赤有心火之形色（仁皮棕色，亦有红色之义），果成熟于仲夏心火当令之时，其味又有心火体味之苦味者。

同时，杏之果皮及肉，有色兼红黄而谓之杏黄者，尽管杏色有多种，但杏黄作为一个特殊色彩已被人熟知，可作杏的代表色彩，其多为此色是符合实际情况的。由于黄为土色，甘为土之用味，果肉有黄或兼黄之色，味有甘或兼甘者，故其又有属脾土或兼属脾土之性。

《内经》谓杏为心果，味苦，心病者宜食，《辅行诀》亦谓其味苦，而为主之味，即肾之用味，二者似是有别，实则统一。《辅行诀》从水火一家的理念出发，将苦定为心之体味。《内经》谓"病起于过用，"心属火，性急炎上而散悍，以软为德，主神明，不受邪而以包络代之。心火过用则热亢气上而急迫，神气不安，感淫邪者则包络受之而累及其厥阴之经脉。且因火土同治，而病证亦可在心下脘腹，诸证可用心之体味苦药，以坚闭其火热之气，而不至生燥失柔，使神不受扰而安，气得下而不逆，厥阴风木之经证亦因之而除。如《别录》苦杏核仁所主之证中，心下急和烦热，为心火亢热波及中焦，殃及肌肤和扰及心神，风气去来为淫邪客于手足厥阴之经脉。

《本经》杏核仁所主之证，咳逆上气、奔豚、雷鸣、喉痹，莫不为气机上逆不降之证，得杏仁之坚闭心火炎上之势，则趋上之气转为下行而愈。其因火亢生痰，扰乱神明之惊痫，得杏仁之坚闭痰火而除。

至于寒心一证，笔者认为，亦系一种神志证状，而非是心受寒邪，是指惊恐、痛心、失望等情志过度，并有战栗如寒的症状，如词语之胆战心寒、不寒而战之义，它与宣发心阳之桂枝甘草汤所主之"叉手欲冒心"证同而法异，此是从闭藏心气以减耗入手，彼是助心阳而发挥其用入手。杏仁多含油脂，富有助生心火之精华，桂枝味辛助阳，宣畅发挥心之阳气，殊途同功，学者当识。

产乳之疾，时值大虚，且乳房属中土多气多血之阳明经脉，乳头属心之外卫厥阴风木之经脉，杏仁多脂而可助火土之气以补其虚，可坚闭心气以减耗，增收减支，正气内存，邪气外出，病何由不愈？

金疮系人体被金属利器所伤，导致肌体破损，血液溢出经脉，或排出体外而筋脉失荣，或瘀阻经脉运行，均可导致肿胀疼痛。血不养筋，风邪侵入者，可见风动之寒热，阵发拘挛，口噤不开。甚则角弓反张，喘促痰鸣等类似现代之破伤风证。杏仁苦坚闭藏，可使血不外出，离经而瘀者亦可化而归经，而止其痛，消其肿胀。且其多含油脂，可润其筋脉以止其痉，滑利痰涩而止其喉鸣，宣发肺气而取汗止喘。《千金方》用杏仁杵膏厚敷伤处，灯烛炙烤以治金疮中风，角弓反张者，当即是此证。唐代僧医蔺道人（约790～850年）所著《仙授理伤续断秘方》载有杏仁酒制剂外摩治破伤风肿者，亦指此证。又笔者当地流传治破伤风秘方甚验，系生杏仁，羊屎焙焦，各七粒，黄酒冲服，取汗即愈（《杨氏家传方》载有此方）。

而且杏果之色味，春天时不熟而色青味酸，夏日则熟而转色黄味甘，颇具春木转至夏火而暑土之造化机杼。果木之核仁，具有发芽扎根生生之机，发芽乃疏散宣畅而升举之象，扎根则达为内收下达之征。正因如此，可以认为杏仁核在由生至成过程中，备受生发宣畅和收降的相互作用，而有促进金木交互，协调收发升降之失常之能。更因升与降、收与发均以中土为枢，不协者得之则调和，则亦可谓其有安中土之功。杏仁可协调收发即可调和营卫，淫邪在于肌表之时行头痛、肌痹用之可解；杏仁可协调升降即可安中土，而可治上下气机失序之心下急。

杏仁书载其味均称有甘苦之分，今论其治均从苦为说，似有失偏颇，然而《辅行诀》以苦为心之体味，肾之用味，本身即已解答了这个问题。因苦在心为体味，即具制约心火上炎趋外之性而可收降使下，在肾为用味，即具有制约肾水趋下凝收（肾气寒，则凝水）之性，此正是心火常欲下潜，肾水常欲上承，心肾水火交济之生理。杏仁味苦之药理，充分表现了这种对人体生理动态的调理作用。笔者认为，杏仁分甘苦的记载，只是对杏野生和家植品种不同的分类，毕竟二者相同处多多，而功用近似，只是苦者力较胜而已，也正因如此，历代医家也有苦者良，甘者只堪用作食脯，甚至入药用苦不用甘的认识。

杏核仁甘苦之别还在于有毒与无毒。即苦者有毒，甘者无毒。苦甚者毒亦大。并有双仁者杀人及其毒在皮尖之说。现代已证实其毒为氰化物，内服过量可致死。入药用去皮尖或泡、炒过者。误服或服用过量而中毒者，可用杏根皮煎服以解之。有资料证明，儿童一次吃数粒至 20 粒生杏仁，成人一次吃 40～60 粒生杏仁即可中毒，出现肢端麻木、触觉迟钝、肌肉弛缓无力，甚至死亡。若用之饲狗，则狗亦可中毒而亡。

同时，生杏仁又可解狗毒。所谓狗毒，当是指狗口中涎液入于人体或过食狗肉所至的食积，如《纲目》所引寇氏治狗咬伤方，即是口嚼杏仁外涂。所引梅师治食狗不消，心下坚胀方，是口嚼服杏仁 14 粒。其他方书治一般食积方中有杏仁者亦屡见不鲜，同时亦不乏生用外敷之方，可以认为其所以解毒，当是以毒解毒之功，或即其升降气机，调和内外上下而安中土之效用。中土乃升降出入之枢，万物所生所归之地，所中之毒邪亦当因之而排泄化解，即所谓其能解毒之意。

第三节　五谷酿制品

谷是指带壳的粮食。是我国人民养生的根本。《素问·平人气象论》谓："人以水谷为本，故绝水谷则死。"五谷为养，是《内经》重要学术思想之一。《辅行诀》在《内经》五谷性味的基础上，取五谷酿制品，不含渣滓而不生秽气，富有其精华而容易吸收，发挥作用快的特点，作为治疗虚劳方的药物，是《内经》"五谷为养"和道家"吃五谷，百病出"辟谷养生思想的有机结合。

谷类品类繁多，古有百谷之说，是概指一切谷物而言。春秋战国时期出现了五谷一词，最早见于《论语·微子》"四体不勤，五谷不分"一语，所指当是当时人们作为主食的五种谷物，在五行思想的影响下产生的命名。随着时代的变迁，五谷具体所指亦有所变化。主要表现是有无稻和麻的差别。由于黄河流域是我国先民的发祥地，北方是经济文化中心，适应北方种植的大麻被列入五谷之一，随着南方的不断繁荣发达，适于雨水较多地区种植的水稻，又被列入五谷之一，合称为六谷。即《吕氏春秋·审时》论栽种所提到的禾（即稷）、黍、稻、麻、菽（即豆）、麦。由于五行理念的支配，产生了以稻代替兼取纤维供纺织的麻，形成了两种不同的五谷内容。由于小麦和大麦、小豆和大豆的物种分类，故汉代郑玄又有九谷之说。

　　同时由于谷类的产地或品种的不同，也有名称的差异，如稻米之黏与不黏则糯、粳之分，稷米黏与不黏则有黍稷两名，豆有赤、黑诸色而分数种，麻有国产及引进不同而分胡、汉之名，《内经》又非一人一时之作，故五谷的具体所指，及味、脏归属，各篇差异甚大。《辅行诀》所用谷类酿制品，虽未明载其原料和酿制方法，但酿制品之味，完全与其所治脏之用味相切合，体现了五脏虚劳宜补，用本脏之用味的用药法则。其原料基本与《素问·五音五味》或《灵枢·五味·脏病宜食》所载相符。

一、肝木谷物麻油

　　《灵枢·脏病者宜食》谓麻系肝病宜食之谷，味酸。

　　《本经》谓："麻子味甘，平，主补中益气，久服肥健不老神仙。"

《别录》谓其"无毒，（主）中风汗出，逐水利小便，破积血，复血脉，乳妇产后余疾，长发，可为沐药。九月采，入土者损人。生泰山川谷。"

《本经》谓："胡麻，味甘，平，主伤中虚羸，补五内，益气力，长肌肉，填髓脑，久服轻身不老，一名巨胜，叶名青蘘，青蘘味甘苦，主五脏邪气，风寒湿痹，益气补脑髓，坚筋骨，久服耳目聪明，不饥不老，增寿，巨胜苗也。"

《别录》谓其"无毒，坚筋骨，疗金疮，止痛，及伤寒温疟，大吐后虚热羸困，明耳目，耐饥渴，延年。以作油。微寒，利大肠，胞衣不落者，摩疮肿，生秃发。一名狗虱，一名方茎，一名鸿藏，生上党川泽。（青蘘）无毒，生中原川谷。"

麻在我国的种植有悠久的历史，据当代浙江文管理委员会考察，湖州钱山漾新石器时期遗址中，和杭州水田畈史前遗址中，发现有古芝麻的种子，这些芝麻种子至晚是春秋时期的遗物。

正因麻的种植历史和用途甚多的原因，对其分类的方法不一，而生成诸多名称，在麻的名实问题上存有一定的混乱，但基本可分汉麻和胡麻两大类。汉麻是指我国固有的品种，又称大麻；胡麻是汉代张骞从大宛（今之西亚地区）引进到我国内蒙古、宁夏等西北地区的品种。应当指出，这种分类方法并不精确，还有属植物科别、产地、有毒与否、含油和纤维的多少及其他性能等等不同之处。因此要澄清《辅行诀》所用麻油，所用原料是当代的那一种确不易，但是我们不妨对各种类麻的情况进行分析，结合《辅行诀》所用麻油的目的和使用方法等方面判断，庶几不至大误。

亚麻：属一年生草本，植物纤维多，亦是油料作物，也称胡麻，其籽实炒制压榨所得之油，对孕妇幼儿特别有益，故又称月子油和聪明油。

芝麻：属芝麻科一年生草本植物，籽粒含油量高，陶弘景云："八谷之中，惟此为良，仙家作饭饵之，断谷长生。"即《本经》所载之胡麻、巨胜。《别录》称其无毒，并记载了其油的药用功能和主治。

大麻：

元代吴瑞《日用本草》称为火麻；

宋代罗愿《尔雅翼》称为汉麻，俗名黄麻；

唐代孔颖达《诗疏》称"雄者为枲麻、牡麻，雌者名苴、苎麻"；

《纲目》引《本经》谓"其花名麻蕡"，麻蕡"一名麻勃，麻花上勃勃者，七月七日采之良"；

《纲目》引弘景曰"麻蕡即牡麻，牡麻则无实，今人做布及履用之"；

《纲目》引苏恭曰"蕡即麻实，非花也"；

《纲目》引吴普曰"麻蕡一名麻蓝，一名青葛"，"神农：辛，雷公：甘，岐伯：有毒"；

《纲目》李时珍有"麻有蕡即麻子之连壳者，故《周礼》朝事箈供蕡，《月令》食麻，与大麻可食，蕡可供稍有分别，壳有毒而仁无毒也"之说；

《纲目》引《本经》谓麻蕡："辛平有毒，主治五劳七伤，多食令人见鬼狂走。"

当代资料称：

印度大麻属荨麻目大麻科大麻属，多年生植物。能用来制造毒品的大麻，并非指所有的大麻，而是专指印度大麻中的较矮小，多分枝的变种，其雌花枝上的顶端、叶、种子及茎中均含大麻脂。

在黑龙江、内蒙古的大麻称线麻，安徽的称寒麻，广西的称火麻，云南的称云麻，新疆的称大麻，河南的称魁麻。

公元 200 多年，已有关于油用亚麻的记载，《三国志·魏志》云："孙权至合肥新城……折松为炬，灌以麻油……"作照明的原料，当时的麻油是用石臼法或木榨法。晋·张华《博物志》所记"煎麻油水气尽无烟，不复沸则还冷"，和用麻油煎制豆豉法"以麻油蒸讫，复暴之已，乃止"，是有关香油（芝麻油）最早的记载。已有 1600 年的历史了。南北朝时，香油已广泛用于餐饮。唐宋时代被视为最上等的食用油，应用更加普遍了。

麻在我国的悠久历史，是其品类多多的重要原因，致使其具体物种的名实问题甚多，历代学者争讼不已，难有定论。笔者认为不易考订之事，不妨放弃，而从其实用方面着手，判断其特性，认定《辅行诀》麻油究是何物的方法是可行的。

麻在历史上的使用，不外四个方面：

一是作为纤维原料的重要来源，尤其在古代更是如此。人们穿衣所需的布料和日常生活中所需的线、绳等，主要靠麻的纤维去满足，故有为"国纺源头，万年衣祖"之称。直到宋代，才由棉花的引进和大面积的种植，逐渐代替了以麻为主的地位。如线麻、荨麻、亚麻的茎干纤维较多，当属此类，多属大麻类，但其子粒中亦含油脂。甚至有些品种含有较多的油脂，如亚麻即属此类。

二是可做谷类以供饮食之需。古代将其列为五谷或九谷、八谷之一，可见当时麻是比较重要的粮食作物之一。清代吴其睿《植物名实图考》云："麻子不以入食，始于近代"，从《内经》或《吕氏春秋》麻被列入谷类至明清，漫长的作为食品的历史，必是建立在其前人们采食经验的基础之上的。所谓神农"辨五谷"，"尝百草"而播五谷，宣药疗疾，织麻为衣，其间必有曲折，一日间遇七十毒的传说，即可说明这一过程。麻作为《内经》五谷之一，《本经》所载药物之一，《周礼》又谓"朝事笾（古代用竹编成形如豆的一种用来盛果实的食器）供蕡"说明至晚在春秋时期，人们对麻的食用已有成熟的经验了。在之后的历史长河中，道家用于炼丹、供奉（宗教祭祀和宴会用品），医家作为药物使用。

所食用部分，当是其籽及其籽所榨出之油。其油多含籽之精华，除可用于烹饪调味，炸煎食物外，尚用于日常生活中的照明和润滑。

三是作为药物使用：古代而这种用途的发现，必然是在作为谷粮的过程中，逐渐被认识和采用的。神农辨五谷，尝百草的过程，会发现其养生价值而列为五谷之一并将其功用载入本草之中。

同时也发现了其品种的不同，有有毒与无毒之别。有毒者自然会被从谷类中淘汰。服用有毒之麻的体验，也会加深其对人体不良作用的认识，而这种不良作用，正是某些病证的克星，因此被医家所采用而笔之于书。如《别录》谓胡麻无毒，岐伯和《本经》皆谓麻蕡有毒，是所指品种不同之故（时珍则认为是壳有毒而仁无毒）。根据当代出土文物考证可知，国产汉麻本来就有有毒无毒两类，因此以胡汉分类的价值应当重估。其实《齐民要术》中，已明确指出了以张骞从西域引进者为胡麻，与汉麻分别命名之非："张骞外国得胡麻，今俗人呼为乌麻者，非也。"

現代研究证实，有毒的大麻含二种作用相反的成分，即四氢大麻二酚和四酚，后者会增强大脑纹状体等区域的活性，并削弱另一些大脑区域的活性，使对不重要的外界刺激反应强度增加，对重要的外界刺激反应强度减弱，因此吸毒会使精神恍惚。大量服用大麻，会使人产生幻觉，并令其步调蹒跚不稳，言语失常。这与《纲目》引《本经》"（麻蕡）多食令人见鬼狂走"的记载颇有相同之处。而且麻子条下又有"久服令人肥健不老神仙"之说，亦有系对神经刺激作用描述的可能，因此可以认为，古代麻的药用，有有毒无毒两类。

大麻作为毒品，已被列入剧毒而被严禁服用，而古医籍中虽有有毒无毒之说，但无论有毒无毒，多有补益健身，令人长寿不老之说，对其毒副作用所载略而不明，况古今名实变种问题更是千头万绪，盘根错节，在临床使用时要万分谨慎，以免事故发生。

如果经认真深入研究，有切实的科学依据，也不必因噎废食，以免良药埋没，不能发挥其作用。有人认为大麻对治疗精神病是很有前途的。有关部门应组织强有力的专家开展这项研究工作，使毒品变宝，造福于人类。

四是由于有毒的大麻，可使人情绪与心境有所变化，对思维、精神、感知等方面有所影响，有强力止痛，稳定情绪，减少忧郁，增加食欲，令人精力充沛等等作用，以及服用过量引起幻觉狂妄谵语等表现，很容易引起宗教学家的重视、崇拜，产生研究兴趣。儒学虽系显学，在其典籍《周礼》中，亦有"事茈供蕡"记载，可见古代先民对其神奇作用普遍的崇尚。道教则用于炼丹以期长生不老，通神明。据《纲目》引《别录》文可知，陶弘景即有大麻与人参同食，可令人具有预见将来的神奇魔力。佛教《苏悉地经》中，亦将麻列为五谷之一（稻、大麦、小麦、小豆、胡麻）。在佛教盛行的印度，大麻被人们作为供奉女神的供品，也用于力量之神喻伽之消费，同时在宗教仪式规定的情况下，人们也会有智慧的服用大麻。

根据历代用麻的情况可以认为，古人对其性能有着深刻细致的认识，无论有毒或无毒品种，都有实用经验和理论上的升华。古代文献记载已有有毒无毒之分，味属则有酸、甘、辛之不同。约而言之，《内经》从其所先入某脏着眼，则谓其味酸，《本经》从属谷类平和而论则谓之味甘，谓其辛味者为特指麻蕡而言，当是从其性之暴烈有毒，对人体有强刺激而定者。在当今生活及药用方面，应严格遵循无毒者可食，有毒者禁用的规定。

《辅行诀》虚劳五补汤中之养生补肝汤中用麻油，以其他四方所用之谷类制品之通则，当是所补脏之用味，即辛味，应当是辛味的麻蕡所制之油。然而尽管麻蕡有主治五劳七伤之说，用于虚极之有效，也不会被陶氏当作常用谷类之品使用。尤其当代已明确认识到麻毒的危害之大，更不可确定此方中之麻油即麻蕡油。同时也应了解麻毒虽剧，但食之不会成瘾，是当代共识，或顽重之病非毒之力巨不可攻克，故也不能绝对排除所用系麻蕡油，此事关重大，有待现代科学的研究证实始可使用，绝不可轻易妄试。

从《本经》和《别录》所载胡麻主治病证而论，则胡麻完全适合虚劳之病，且《别录》又特标明其"无毒"，陶氏认为是八谷中最良，可作饭食的芝麻（当是胡麻类），可以久服。只是书载其味甘平，似与陶氏五味组方理论不符。

笔者认为甘平为淡味，可随各味而变，而所用系该物所制之油，其油即香油。之所以称为香油，是其味极为香窜，而香与辛味，有诸多共同功用，香与辛都有发散、行气、活血的作用和浓烈的刺激性，只是香为由鼻闻所知之气味，辛是由口舌品尝而知的滋味，都具备"辛者能散"的功用，因此称芝麻油味辛亦不无道理。况且诸传抄本中，养生补肝汤即有为胡麻油者。

总之《辅行诀》中所用之麻油，从各方面考察即是芝麻油。

二、心火谷物麦酒

《灵枢·脏病者宜食》谓麦为心病者宜食之谷，味苦。

《别录》谓："酒：苦甘辛，大热有毒，主行药势，杀百邪恶毒气。"

《周礼·天官·酒正》谓："掌酒之政令，以式法授酒材……辨五齐之名，一曰泛齐，二曰醴齐，三曰盎齐，四曰醍齐，五曰沉齐。辨三酒之物，一曰事酒，二曰昔酒，三曰清酒。"

中国文物出版社 2003 年 5 月出版的《太平广记·卷六十一·消肠酒》云："张华为醇酒，煮三薇以渍曲蘖，蘖出西羌，曲出北胡，胡中有指星麦，四月火星出，获麦而食之。蘖用水荡，三夕而萌芽，以平旦时，鸡初鸣而用之，俗人谓之鸡鸣麦，以酿酒，清美凹（是以黑黍为酿酒原料，加郁金香酿成），久含令人齿动，若大醉不摇荡，使人肝肠烂，当时谓之消肠酒，或云：醇可为长宵乐，二者说同而事异焉。（出自王子年《拾遗记》）"。

《别录》谓："小麦：味甘，微寒，无毒，主除寒热，止烦渴，咽燥，利小便，养肝气，止漏血，唾血。以作曲，温，消谷，止利；以作面，温，不能清热止烦。"

《别录》谓："大麦：味咸，微寒，无毒，主消渴，除热，益气，调中。"

《齐民要术·大小麦第十》引《广雅》曰："大麦，麰也，小麦，䅘也。"又引《陶隐居本草》云："大麦为五谷长，即今之裸麦也，一名麰麦，似矿麦，唯无皮耳。矿麦，此是今马食者。"

我国酿酒历史悠久，源远流长，已有4～5千年的历史，是世界酒三大源头之一。商周时期，对酒的酿制所用原料、工艺流程，即有了成熟的模式和方法。酿酒原料所用有黍、谷、麦、粱、秫等多种，其工艺则有液发酵和曲发酵之不同。

《周礼》所谓之五齐，"齐"是指粢米，即黍米，五齐即是用黍米酿酒过程五个阶段，及其各阶段不同规格的产品。其泛齐是醷醅膨胀阶段，尚无酒度；醴齐是糖化作用旺盛阶段，醪味发甜而酒非常淡薄，酒度数很低；盎齐是发酵旺盛，泡多出声阶段，酒度较大；醍齐是醪呈红色阶段，酒精增多，气味醇厚；沉齐是发酵停止，酒糟下沉阶段，酒液清澈，已为成品。其所谓之三酒，事酒是专为祭祀准备的酒，有事时临时酿造，酿制期短，酒成即用；昔酒是酒酿成后，经过一段贮存时间才饮用的酒，供人们平时饮用；清酒是经过过滤，酒液清澈不浊，气味清纯的高档酒，用于医药或祭祀。唐代李白《行路难》有"金樽清酒斗十千，玉盘珍馐直万钱"之句说明唐代尚有清酒这名称，至清代则"清酒"一词在我国已消失。

《辅行诀》治虚劳调神补心汤中用所用之谷制品，诸传承本中均为清酒，惟张广荣先生所抄之《别集本》中为麦酒。由于清酒是经过滤而不混浊之酒，乃对浊酒而言者，无制作原料的意义，难以判定其味属。

以该书的学术思想而论，虚劳五补汤所用均当是所补之脏用味的谷制品，调神补心方中所用当为心之用味咸，其酒当是以咸味之谷所酿制者。以《别集本》所用之麦酒而论，则当是如《别录》谓之咸味的大麦所酿造的酒。但该本中只言麦酒，并未闻明言为大麦酒，而大麦与小麦味属又有所不同，不可混同而言，如此看来，麦酒所指仍是茫然。

其实因为大麦的种植历史比小麦早，大麦早熟，易于管理，适应性强，为人们作为谷类食品较早。远在新石器时代中期，居住在青海的古羌族，就已在黄河上游开始栽培了，距今已有 5000 年的历史。而小麦需经冬而熟，故古人称之为宿麦，其生长期较长，管理不便，不是最早的主要农作物。直至汉武帝时代，朝廷采纳董仲舒"劝民种宿麦"（见《前汉·武帝纪》）的建议，才开始推广。

《晋书·世相武帝》载：咸宁九年（公元 288 年）夏四月"陇西式殒霜，伤宿麦"，可知当时小麦仍被称为宿麦，张华系西晋人，生于 232 年，卒于 300 年，当时小麦仍被称为宿麦，故其所制之消肠酒，所用之麦，仍是指大麦而言。陶氏称其为"五谷之长"，足见南北朝时仍以大麦为主要谷类。

由此可见，《辅行诀》所录至晚是汉代作品的《汤液经》中的麦酒，当指大麦所酿之酒无疑。至于清酒之称，当是唐初整理《辅行诀》者所为。

张华用大麦芽所酿之消肠酒，无论所用原料还是酿造工艺，都与现代的啤酒极为相似，乃我国古代之啤酒。其渍曲蘖所用之三薇，笔者臆测或为被誉称蔷薇三姐妹的三种香花，即蔷薇、月季和玫瑰，借花香以调酒之气味，增强酒的清香浓郁。

《太平广记》是一部记述历史传说、神话故事、奇闻异事的作品，但也有一定的科学价值和补正史之缺的作用，值得认真对待和科学考证。如本文所引消肠酒可令人肝肠烂之说，即不可轻信。尽管大麦有消食化积的作用，所制之酒会更强烈，也不会使人肝肠破断。但从此消肠酒之名称来看，其消解肠中宿食结聚之力大是可以理解的。近贤张锡纯《医学衷中参西录》大麦芽解谓"化学家生麦芽于理石（即石膏）上，其根蟠曲之处，理石皆成微凹，可征其消化之力。"《本草备要》称其"散结祛痰，消一切米面果食积。"大麦芽可消坚顽固结之食积，符合咸味能软坚的功用，应该是《别录》称其味咸的根据，同时也是陶氏调神补心汤中用大麦酒以行咸软之气势，治疗虚劳气化衰微，势力不济而有结食坚积不化的病证。

脏气互乘，虚实夹杂为虚劳病主要特点，调神补心方主治症状只记有"神志恍惚，烦躁不宁"之神情症状，而不及肠中食积结聚，似麦酒与证无关。其实其神志恍惚是心虚之证，正宜用心病宜食之谷，即咸味大麦之精华以营养之；其烦为肾水不能上济而心火自焚。若肠中宿食结聚而生积火，食积渍在胃肠，胃肠属土，火土一家而心火因之而炽，则生烦躁，大麦芽味咸可消肠中结积使火无由以生。使肾水心火交济之通路畅达，心火下交，肾水上济，热火皆除而益于劳损之康复。

三、脾土谷物黄饴

《本经》谓饴糖"味甘，主补虚乏。"

《别录》谓其"微温，止渴去血。"

《疏证》引陶隐居云："酒与糖并米麦所为，而品分中上，良缘糖和润而优，酒经醺乱而劣。"

《说文》云："饧，畅也。""饴，米煎也。"

《纲目》时珍曰："按刘熙（东汉末经学家，约生于160年左右）《释名》云：糖之清者为饴，形怡怡然也，稠者为饧，强硬如锡也。"引弘景曰："方家用饴，乃云胶饴，是湿糖如蜜者，其凝强及发白者饧糖，不入药用。"又引韩保升（五代后蜀人，公元十世纪在世）曰："饴，软糖也，此人谓之锡，（较强厚的称锡，较柔薄的称饴），糯米、粳米、秫、粟米、蜀秫米、大麻子、枳椇子（即拐枣）、黄精、白术并堪熬造，惟以糯米作者入药，粟米者次之，余但可食耳。"

《齐民要术》引史游（西汉时人约公元前48～33年）《急就篇》云："饯（生但反）、饧、锡（即今之糖字）"又引《食经》（北魏·清河道士崔浩所作，清河即今山东武城西，卒于450年。另：隋·谢讽亦有同名著作，其人生平不详）作饧法："取黍米一石，炊作糜，着盆中，蘖末一斗调和。一宿，则得一斗五斛。"并有粱米、稷米者，锡如水晶色；用青芽（小麦芽）成饼蘖所造者为黑锡；用大麦蘖所造者为琥珀锡（褐黄色）的记载。

《疏证》云："饴，凡谷之黏者皆可为之，渍过蒸熟，每一石用大麦蘖一斗八升，和水磨汁，倾入其中，少假即生饴，如蜜而稀，色如胶，所谓胶饴是也。其稍干者，谓之锡，其熬令甘硬，牵即色白者，谓之糖。"

《灵枢·五味·脏病者宜食》以秔米为脾病宜食之谷，味甘。

《别录》谓粳米"味甘苦，平，无毒，主益气，止烦，止泄。"

《纲目》引《别录》谓："黍米，甘，温，无毒，久食令人多热，烦。"（通指诸黍米）

《疏证》引《纲目》参《齐民要术》云："秫即粟之糯者。粟，粱属，颗粒较小于粱，粱穗大而毛长粒粗，粟穗小而毛短，粒细，苗俱似茅，种植之时，燥湿之宜，杷劳之法，一同于谷，收刈欲晚，以其性不零落，早刈则损实也。"

仲景方中用饴，曰饴糖和胶饴，《辅行诀》大阳旦汤中名为饴，独建中补脾方作黄饴。此一"黄"字，应是陶氏"凝强及发白者饴糖，不入药用"学术的体现。同时它独见于五行五脏辨证的虚劳补方中，更是其五行五色五脏辨证用药思想的体现。笔者认为，其建中补脾方中之黄饴，究系何物，其制作原料是何物，当从接近陶氏生活年代及其本人的相关资料中寻求，庶几符合原物之名实。

如前所引《食经》作者崔浩卒后 6 年，陶弘景出生，二人又皆是知名道家人士，陶氏很可能在《辅行诀》中运用了《食经》的造饴方法。即便此《食经》为隋代（581～618年）谢讽所作者，与陶氏卒年（536 年）相差仅 45～82 年。况古代论人生平，多以卒年为说，其与陶氏年差会更小，甚至有与陶氏生活在同一时代的可能。更有说明陶氏黄饴所指的价值。

笔者认为，陶氏之黄饴，应当是《食经》中之琥珀饴，因琥珀之色为褐黄色，其所用之米为黍米，乃味甘色黄者，符合五行五味五色辨证用药的需要。所用之麦芽，当为大麦芽，因为书中已明确制琥珀饴用大麦芽，而且指出了用小麦芽（青芽）所造者为黑锡了。

但是《灵枢·五味》脏病者宜食中，脾病宜食者为秔，即粳。黄黍在该篇中，被列为肺病宜食之谷，其味谓辛。同篇五脏宜食则谓秔米味辛，宜肝病；《素问·脏气法时论》则谓其为粳，味辛，属肝；《金匮真言》则称稻（粳糯的通称）味辛，属肺。以脏病宜食的记载，秔米的味属和脏属才适合建中补脾之需。

黄黍，《灵枢·五味》五味脏病宜食以黄黍为肺病宜食之谷，味辛；同篇五脏宜食则属辛味，肾宜食之谷；《素问·脏气法时论》与上同；《金匮真言》谓黍，味苦，属心谷。黄黍米，即今所称之黄米，按《内经》诸篇所载之味及脏属，均不符建中补脾之需。但其色黄，陶氏手订之《别录》中又谓其味甘而取为做黄饴的原料是很正常的事。但是，因秔米在脏病者宜食中，味甘色黄脾病宜食等，都符合作黄饴的条件，且公元十世纪韩保升已提出粳为造饴原料谷物之一。因此，陶氏以粳为原料造黄饴，也并非完全不可能。

我国是古老的农业大国，先民以谷类为主要食物，种植谷类已有 5000 年的历史，由于各历史时期的不同，生产地域的差别，变种的增加，古代资料记载的内容不一，历代学者对谷类的名实问题考证的结果甚是纠结，争讼纷纭，至今仍未能完全达到认识上的统一。对其主要名称约有谷、粟、秫、稻、粳、糯、秔、稷、黍、穄、粱等。

笔者认为，现代谷系古代泛指一切谷物的总称。狭义的谷即今之谷子，古称粟，米即今通俗所称的小米，其米黏者即秫米，即古称之粱米，其株较高，米粒较大，即今所称高粱；稻是粳和糯的统称，其中粳米又称秔米，即今之大米，黏度较小，黏度大者即糯米，今俗称江米；稷与穄同，不黏的称稷，黏性大的即黍，今俗称黄米。饴糖主要是谷类的淀粉，经麦芽的作用转化为糖而成，故凡含淀粉者皆可为之。

《疏证》云"凡谷之黏者皆可为之"，当即此义。

笔者参考当代制饴的资料，认为《辅行诀·建中补脾汤》中黄饴的制作，可采用下述简便方法，录后备参考。

取黄米（或粳米，或糯米）和大麦芽粉，二者比例为10：1，先取4倍于黄米的井水煮沸，纳入黄米，不住地搅拌，至成稠米饭，凉至不烫手时，纳入麦芽粉，待饭由稠变稀，以纱布过滤，将所得清液倾入锅中，慢火熬而不可搅动，直到浓缩成蜂蜜状，趁热灌入预备好的消毒容器中，密封，冷却后可长期存放而不变质。

四、肺金谷物白醨浆

详说请参第一章第六节·十一。

五、肾水谷物苦酒

详说可参第一章第六节·六。

第四节　五畜脏器

李时珍曰："兽者，四足而毛之总称，地产也。豢养者谓之畜。""二足而羽曰禽。"《灵枢·五味·脏病者宜食》以犬、羊、牛、鸡、豕为五畜，依次配属肝（味酸）、心（味苦）、脾（味甘）、肺（味辛）、肾（味咸）（《素问·五音五味》同）。其中鸡本属豢养之禽，似不当属之，但《内经》诸篇五畜均有鸡，惟《素问·金匮真言论》五畜中有马而无犬，亦不舍鸡，其故待考。

《辅行诀》治虚劳五大补汤，宗《内经》"五畜为益"之训，乃小补方中加畜之脏器而成。意在取血肉有情之品，以补益五脏精血之大虚以求速效，补助草木药力缓不逮之需。所取脏器，为与病脏所同之脏器，如肝劳取畜之肝，心劳取畜之心等，当是取其同气相求，以脏补脏的原理，实为后世所谓脏器疗法之先驱。

所用之畜，除脾用其畜牛之外，却非是病脏配属之畜。乃据万物生命之运动，以金木交互，水火既济，升降阴阳为契机，而肺金与肝木，肾水与心火交互使用，脾土为金木水火升降出入之中枢而仍用本脏之畜，增强病脏运动气化，达到振奋生机，使虚劳康复的目的。

具体而言，即肝劳用鸡肝，心劳用豕心，脾劳用牛脾，肺劳用犬肺，肾劳用羊肾。

《辅行诀》五畜脏器的使用，从药味属的角度分析，存在着一个有趣的规律，即以《灵枢·五味·脏病者宜食》所载畜之味属而论，完全符合陶氏虚劳脏之用味，及以用为补的理念。即肝以辛为用味，鸡味辛；心以咸为用味，豕味咸；脾以甘为用味，牛味甘；肺以酸为用味，犬味酸；肾以苦为用味，羊味苦。

笔者认为，这种现象绝非偶然的巧合，必然有其学术发展变化的根据，对研究陶氏五行味体用化体系的根据，以及对《内经》各篇五畜脏属差异原因的探讨，都是一个重要的线索，应引起学者的深切关注。

一、肺金畜鸡肝

《灵枢·五味·脏病者宜食》谓鸡味辛，为肺病者宜食之畜。

《本经》谓"鸡屎白主消渴，伤寒，寒热；鸡子主除热，火疮，痫痉。"

《别录》谓"鸡屎白破石淋及转筋，利小便，止遗溺，灭瘢痕；鸡子可作虎魄神物；卵白微寒，疗目热赤痛，除心下伏热，止烦满，咳逆，小儿下泄，妇人产难，胞衣不出，醯渍一宿，疗黄疸，破大烦热。"

《纲目》谓鸡肝"雄者为良。"引《别录》谓主治"起阴。"引孟诜谓"补肾，治疗心腹痛，安漏胎下血，以一具切，和酒五合服之。"附方中并有治阴痿不起、肝虚目弱、睡中遗尿诸证用鸡肝之方。

《纲目》引宗奭曰："巽为风，为鸡。鸡于五更者，日将至巽位，感动其气而然也，今有风病者食之，无不发作，信然可验矣。"

鸡之特性与每天的时间有关，一是夜盲，二是报晓。日入西山之后为夜，日之始出为晓，与太阳之出没密切相关。夜不能视，为阴不得阳气之化，阴血不荣肝而失用，故暗然无见，不分雄雌而皆然，报晓则为公鸡之能。

古人夜分五更，以戌时为一更，亥时为二更，子时为三更，丑时为四更，寅时为五更。公鸡打鸣每夜三遍，第一遍在丑时，第二遍在丑寅之交，第三遍在寅时。昼夜之气化消长，子时为阳气初生之时，丑时阳气渐长，而雄鸡阳盛之体有所感动即鸣，太阳之气感应盛而将出土，则鸣而再鸣，可见鸡鸣与太阳运行之时位感应息息相关。近年日本科学家对鸡进行了研究和试验，认为鸡之报晓，是其大脑小脑之间的松果腺体是其生物钟所在之地，定时分泌黑色紧张素，使其能记忆和谐的规律而产生周期性的鸣叫活动。可见古人是从大自然的规律着眼以推理，今人多重局部实体中求解的思维差异。

　　出于昼为阳，夜为阴的理念，寅时乃阴气将尽之时，故属厥阴，在经气运行中，为络于肝的厥阴时位，与其时位之气有明显反应的鸡，自然会被古人认为具有肝之灵气，或称具肝气之造化，而能调理肝之气化失序所致的疾病，作为肝病者宜食鸡的理论根据。

　　如前所述，鸡之夜盲可以阴不得化阳气之化论之，阴不得化，则阴积存于内，基于体为阴，用为阳的理念，现代言语可认为是使其不夜盲的物质利用不充分，或不能利用而积存。有现代资料认为，鸡肝中含维生素 A 很多，是猪肝的三至四倍，有食鸡肝过多而发生维生素 A 中毒者，故有的本草书记有鸡肝有小毒的说法。众所周知，维生素 A 是提高视力、防治夜盲的有效食品，也与肝病者宜食鸡之说相合。

　　又如《内经》中著名的治臌胀之鸡矢醴，临床用之确有实效。曾治一重度胆原性肝硬化，收到了意想不到的效果，也证实了肝病用鸡的价值。

　　鸡之夜盲报晓显示了其对昼夜交替敏感的生理反应，而一年四季的昼夜交替时间有所不一，是以冬至日夜最长昼最短，太阳出于辰没于申，夏至日昼最长夜最短，太阳出于寅没于戌。由于太阳出没时间，又与所处地区纬度的差异有关，上述太阳出没时间均是以中原洛阳一带的情况而言。古人言昼夜是以昼夜时间相等的春分和秋分，即太阳出于卯没于酉之时而言。鸡入夜即盲，将旦则鸣。盲则暗而静，雌雄皆然，可谓鸡之特性属阴，鸣则声扬而动，唯雄者之能，雄鸡阳气虽较雌者盛而仍为阴畜（当为禽），故十二生肖中称酉鸡而不称卯鸡。

　　酉位西方，属金，为阴，为秋，其气收降，其用肃杀，万物枯萎，钟此气而生之鸡，具有非凡的生发、荣养、滋润、疏散之生命气化能力可知。尤其是雄鸡报晓，欣欣向阳之机亦在其中，其肝更当是藏储此机之地，人之虚劳至极而病在肝者用之当是益难尽述。

鸡身处金秋肃杀之地所具春木生养之性，在《灵枢·五味·脏病者宜食》中仅以一"味辛"二字言之，并列为肺病者宜食之品，且此"辛"也是配属五行十天干"庚辛金"之辛，还寓有"新"（辛者，新也）之意在内，陶氏则是把此辛作为五味之一，以五行五味体用化的理念，把此辛味作为肺金之化味、肝木之用味、脾土之体味。其中辛为肝之用味，由于肝虚即肝用不足，所以本身即已说明了肝病宜用辛味的理念，非是标新立异，只是以金木交互法则为载体，对《灵枢》学术思想的具体落实。其在脏病者宜食之畜上，所取乃是金木交互，水火既济之理，与《灵枢》所用有所不同。

陶氏所谓之金木交互之法，在肝劳虚极，脏气互乘，虚实错综，生机衰微，气化不济之证，受命于金鸡之肝以克中求化，败中取胜，危中救生，善心妙术，真是养生之千古绝唱，值得令习养生者发省。

《周易·说卦》云："巽为鸡"，唐代李鼎祚《周易集解》曰："九家易曰应八风也，风应节而变，变不失时，鸡至时而鸣，与风相应也，二九十八，主风精，为鸡，故鸡十八日剖而成雏，二九顺阳历，故鸡知时而鸣也。"李氏认为鸡可有两方面可与风相类比，一是鸡定时鸣叫司晨，如四季八节之不同，定时转换，二是雏鸡之成要经过二个九天的孵育期，九是最大的阳数，而风性属阳。笔者认为，古人论数理，是依其个位数而论为基础，此十八日孵育期当以八论之。五行之生成数，主风之肝木生于三成于八，正合形成雏鸡之日数。

《周易·说卦》云："风以散之"，又言"（帝）齐乎巽……桡万物者莫疾乎风"。是言万物莫不因风气而生长，又莫不以风为害。即风能鼓桡万物，春则发散，使草木枝叶滋润，秋则摧残，使草木枝条枯萎。助人生机之风如春和之风，陶氏肝劳方所以用之，摧残邪厉之风如秋杀之风，宗奭所谓之风病者服之无不发作。笔者认为，虚证用鸡甚佳，有风证亦在所不忌，如产后用鸡补之习俗，未闻有不良反应者。实证恶厉之风，用之当慎，当防动风之虞。

鸡子黄与鸡子白均为鸡子内之物，鸡子为鸡所产之卵，是孵育其子代之品，是富有生生化育之机者。《纲目》云："卵白其气清，性微寒"，"卵黄其气浑，性温"鸡子白味薄，精不足者补之以气节，故白可润肺利咽，清热解毒草；鸡子黄，气味俱厚，形不足者补之以味，故能补形，长于养血滋阴润燥熄风。滋阴精则可以恋阳，引心火下潜而除烦，承平心火亢盛自焚之燥，《辅行诀》朱鸟汤证，其心气不足，内生烦热，坐卧不安，缘于肾中阴精不得上承；挟外感之邪热动血而出则出血；心火不得下潜以温中土肾水，则水湿不化而下利而出。乃心肾不交，水火不济之证，故用鸡子黄血肉有情之品，补其精血，滋阴润燥，以图肾阴上承心火潜降之机。

又鸡食砂石玻璃炭渣等物，皆能消化无余。之所以如此，是鸡无牙，所进之食物的消磨，全靠在肌胃中与砂石等硬物混合一起，借助肌胃强有力的节律收缩，使其蠕动磨化为糜，而且其肌胃内膜（即药用之鸡内金）又坚韧厚实，经得起砂石强烈的撞击，肌胃强大收缩力，可类比《辅行诀》肺金以酸收为用，其巨大的化石能力，可以类比肺金以咸软为体的理念，从而理解鸡内金助消化治食积，消磨结石坚症的原因。增强鸡性属金，本即咸软之体，有酸收之用的自身造化之机。

其实如此论鸡，并不妨碍前述鸡之化味为辛，为肝用味之说，因为化味辛在肝才是用味，是表述金木二者相互关系之事，此以酸为用，是肺金本身之事，不可混为一谈。

二、肾水畜猪心

《灵枢·五味·脏病者宜食》谓猪味咸，为肾脏病者宜食之畜。

《纲目》谓：豕心"甘咸，平，无毒。"引《别录》治"惊邪忧恚"；引刘元素曰："猪，水畜也，故心可以镇恍惚"；引孙思邈：治"虚悸气逆，妇人产后中风，血气惊怒"；引《林氏小说》云："豕食不洁，故人谓之豕，坎为豕，水畜而性趋下，喜秽也。"

《周易·说卦》谓："坎为豕。"《周易集解》注之曰："九家易曰：污辱卑下也，六九五十四，主时精，为豕，故豕怀胎四月而生，宣时理节是其义也。"

自然之气化，天为气，地为形，天气在上清，地气在下而浊，火性炎上，水性润下。下为水之所归，如人之肾在下焦，为聚污排秽之地，其为卦亦坎，乃一阳陷于二阴之象。猪食不洁，纳秽入污，亦坎之象，与肾水同气，故称肾畜。性为阴，而阳陷其中，坎卦之形即上下两爻为阴，中间一爻为阳。阴中之阳乃是真阳，心属火为阳之象，故猪心可应此坎之中爻。人病心之劳损，真阳衰惫，可借阴中之阳以助之，则有益于虚劳之康复。

通常人们对猪的认识多有误解，将其视为愚蠢、肮脏的代表，如以"猪脑子""笨猪"、"脏猪"等喻人之顽愚和不卫生。但事实并非如此。猪在这些方面确实被人误解，蒙受了不白之冤。据现代美国学者发现，动物群中除猩猩智商在猪之上，其余均不如猪。其嗅觉之灵敏度也是动物中比较强的，而且容易接收人的驯化。其食不避秽，自可以当作义务清洁工，其大小便也有固定在离其卧身处较远的地方，无在身边即便的习惯。猪确是一种能忍辱负重、甘心奉献、大智若愚的家畜。

猪虽食污秽而肉味甚美，其心又具阴中之阳之性，可谓污秽中至洁之物，对人体心之益处有过于它畜之心，故陶氏将猪心选为治心虚劳之品。现代研究认为，猪心具有加强冷静心肌营养，增强心肌收缩力的作用，尽管不能完全改善心脏器质性病变，但有利于功能性或神经性心脏病的痊愈。临床上用于养心安神，治疗心神恍惚、惊悸癫痫、忧患等证是很有效的。

仲景之猪肤汤，为治少阴咽痛之主方，其主药猪肤即去净脂肪之皮肤，性能清心肺而除烦满，而且此物亦为笔者治渴喜用之品（《辅行诀五脏用药法要临证心得录》中有详述）。究其所以，亦与猪之特性有关，不妨在此附带提及。

如前所述，猪之嗅觉灵敏，而嗅觉出自鼻，依靠嗅觉用鼻拱地寻食，是其先天特性，猪的鼻则甚是发达。由于鼻属肺窍，而皮亦为肺之所主，故其皮肤亦必有特功。

据说现代治烧伤已有取用猪皮的植皮技术，其性能具有优越之处可知。2001年，由河南省驻马店市解放军159军医院杨晓东、张宏等6人撰写的"猪皮、自体皮相间移植治疗中面积深度烧伤"一文，曾在《中华医学会第6届全国烧伤外科学术会议论文汇编》上发表。现代科学认为，猪皮含有丰富的蛋白质、脂肪和动物胶等，经长时间炖煮，脂肪可减少百分之三十至百分之五十，不饱和脂肪酸会增加，而且胆固醇大大降低而有益于人体的养生需要。以传统理论分析，肺位于上，猪肺的位置亦与心一样，当有清阳之性，肺为水之上源，故其性当是有益助清气润燥邪之效。少阴咽痛本即水亏于下，火炽于上而生燥，渴证亦燥证之一端，用猪肤治之，皆可谓药证相投，甚是切合。

三、脾土畜牛脾（胰）

《灵枢·五味·脏病者宜食》谓牛味甘，为脾病者宜食之畜。

《纲目》引陈藏器谓：牛脾"补脾"；引《千金》《医通》（应为明代韩懋于 1522 年所著之《韩氏医通》，该书早《纲目》68 年问世。清代人张路玉曾著《张氏医通》）云："腊月淡煮，日食一度，治痔瘘，和朴硝作脯食，消痞块。"

引《造化权舆》（唐代赵自勔所著，已佚）云："乾阳为马，坤阴为牛，故马蹄园，牛蹄坼。马病则卧，阴盛也；牛病则立，阳盛世也。马起先前足，卧先后足，从阳也；牛起先后足，卧先前足，从阴也。独以乾健坤顺为说，盖知其一而已。"

《周易·说卦》谓："坤为土。"李鼎祚注之曰："坤象地，任重而顺，故为牛。"

《难经·四十二难》谓："脾重二斤三两，扁广三寸，长五寸，有散膏半斤，主裹血，温五脏，主藏意。"

《黄庭经·内景经》（道教上清派的重要经典）曰："脾长一尺掩太仓，中部老君治明堂，厥字灵元名混康，治人百病消谷粮。"

张锡纯《医学衷中参西录·滋脺饮》下云："盖脺为脾之副脏，在中医书中，名为'散膏'，即《扁鹊难经》所谓，脾有'散膏'半斤也。"（与张锡纯同时的张山雷亦持胰为脾

之副脏之说)

据五行起源于"四方加中央说",金木为一对阴阳,水火为一对阴阳,土既不属阴又不属阳。陶氏虚劳大补方畜肉的使用,乃宗金木交互,水火既济之原理,按五畜的五行归属,取劳损脏相对脏之畜而用之。即肝劳用肺畜,肺劳用肝畜,心劳用肾畜,肾劳用心畜。土既不属阴又不属阳,故脾劳证用本脏脾土之畜牛以益脾土。

根据劳损补汤所用畜肉,均是与病脏相应的脏器,则大健中补脾汤中当用牛脾无疑。

但是由于种种原因,历代对牛脾一物的认识不无缺失不周之处,有必要提出进一步讨论。

首先说明,以现代解剖所称的牛脾作为大健中补脾汤中所用,是无大过的。因文献记载其作用本来就有"补脾"之说,临床也常用于消化不良,食积痞积,小儿脾虚之吐泻伤食,食欲不振,面黄肌瘦等证,这些症状也是脾虚劳的常见证候。

值得提出的是,脾还应包括现代解剖所称的胰腺在内。胰腺即是《难经》所称的散膏。有脺、胰子、脾长、甜肉、肥皂等名称。是重要的消化器官,富有分解淀粉、脂肪、蛋白的多种酶,糖尿病的发生,更是与胰的功能失常有直接关系。胰所分泌的胰液中的多种酶及胰岛素,对脂肪、蛋白、糖、淀粉作用,正是中医学中脾主运化、化生精气、统摄营血、升清降浊、输布精微的作用。同时它又位于中焦而附于胃联于脾,深契脾胃相为表里之义,故胰为脾之副脏之说甚是合理。就其位于人身之中,色黄白相间,与现解剖学所称之色紫红,位于左胁的脾相较,称之为五脏之脾更为名副其实。因此笔者认为,陶氏虚劳补脾汤中所用牛之脏器不可单知用脾而舍胰。笔者在临床中，常据病之情，择而取之，效果颇佳。

牛胰为葡萄状腺体，色黄白微赤，位于胃的后方，联于脾而贴附于胃、网膜，横于中而右下斜。

1958年12月底，我国人工合成胰岛素课题正式启动。1965年9月17日，由中国科学院生物化学研究所等单位，共同完成了人工合成结晶牛胰岛素实验的成功，使中国成为第一个合成蛋白质的国家。直至20世纪80年代初，医用胰岛素，几乎都是从牛和猪胰中所提取。每一克胰岛素，要从7.5公斤新鲜猪或牛的胰组织中提取得到。动物胰的医用价值由此可见一斑。

四、肝木畜犬肺

《灵枢·五味·脏病者宜食》谓犬为肝病者宜食之畜，味酸。

《纲目》引《别录》谓狗"安五脏，补绝伤，轻身益气"；引弘景曰："白狗乌狗入药用，黄狗肉大补虚劳，牡者尤其良"；又引孙思邈曰："益肾"，"白犬合海鲉（时珍注为小鱼）食，必得急病"；又引孟诜曰：主"五劳七伤，益阳事，补血脉，厚肠胃，实下焦，填骨髓。和五味煮，空心食之，凡食犬，若去血，则力少不益人"。

《周易·说卦》谓："艮为狗"。《周易集解》引《九家易》曰："艮止，主守御也，艮数三，七九六十三，三主斗，斗为犬，故犬怀胎三月而生；斗运行十三时日出，故犬十三日而开目；斗屈，故犬卧屈曲也；斗运行四市，犬亦夜绕室也。火之精畏水，不敢饮，饮但舌舐耳，犬斗以水灌之则解散也。犬近奎星，故淫当路不避人者也。"又谓："艮为山……

为拘……其于木也，为多节。"。《周易集解》引虞翻曰："指屈伸制物，故为拘，拘旧作狗，上巳为狗字之误。……阳刚在外，故多节，松柏之属。"

狗肺，为《辅行诀》凝息大补肺汤中所用之畜肉，但据笔者现有本草及其他资料中，鲜有论及此物者，唯《幼幼新书》（南宋刘昉等所撰，刊于绍兴 20 年，即 1150 年）卷十六，引《婴孺方》白狗肺汤中用之，治小儿咳逆蠹呕，面肿涕出，胸满肺胀，短气肩息者，其方为：白狗肺一具，切，紫苑五分，清酒一斗，人参一两，乌韭一两，款冬花一两，细辛一两，桂心一两，白术一两，生姜三两，饴糖半斤，豉一升，甘草炙，一寸，麻黄去节，二分，吴茱萸半斤（一方无桂心，有杏仁七个）。

该方称引自《婴孺方》，疑此《婴孺方》即孙真人《千金备急要方》卷五之《少小婴孺方》，但查现存世最早的宋本《千金方》中却无此方。宋本《千金方》刊于宋宁宗治平年间（1064～1068），早《幼幼新书》80 余年问世，故刘氏所据当非是林亿等之宋本《千金》，刘氏所撰多有当时已佚失之方，其所载当是孙氏之别本。观此白狗肺汤，用白狗肺、清酒、生姜、饴糖、豉、杏仁（依"又"方），诸谷、菜、果、畜类之品，与陶氏治虚劳所用如出一辙。

孙思邈素有系陶弘景替身之说，特别是以狗肺治疗属肺病之咳逆、短气、肩息，似是颇得陶氏道医学术思想的传承。孙思邈与陶弘景均是三教合一思想的道教医学家，都有丰富的养生药学基础和炼丹知识而不从政，应当对陶氏的学术思想易于理解和接收，不但有狗能"益肾"之说，而且有白狗肉不宜与小鱼同食的认识，应是对狗肉的性能有更深刻的认识，特别提出"白"犬不宜与小鱼同食，治肺病亦用"白"

狗肺汤，与陶氏"白狗乌狗入药用"说法一致，当是承袭了陶氏《辅行诀》学术思想的重要迹象，值得深入探讨。

孟诜（621～713）亦系唐代人，少好医药及炼丹，与孙氏过从甚密，尝师事孙氏学习阴阳推步与医药，曾著《食疗本草》，所论狗肉主治亦与《辅行诀》用狗肺治虚劳相似，隐约可见由《别录》而《辅行诀》，而《千金》，而《食疗本草》，用狗肉的传承脉系。

五畜之脏器，在诸家本草中多有论述，而独此被称为五畜肉之一的狗肺遭到冷落，虽所取甚博之《纲目》，亦是一字未提。此种现象确实令人难解。

笔者认为出现如此奇怪现象，究其所以，当与本草学发展史的社会人文影响密切相关，是"狗文化"在本草学中的折射。因自唐代之后，乃至明清，狗肉一直被视为不宜食之物，其中既有宗教戒律的影响，也有道德意识的社会基础，还有官府政令的管制等因素。同时而动物的五脏对畜类生命的重要性，远远超过其骨肉肢骸等其他组织，而使食畜之脏器的罪恶将会更加一等，从而使食用畜之脏器的更为减少，对其药用经验缺乏，著本草者亦不乐意冒此不仁不法之违而引导使用畜类药。尤其狗和牛对人类有守家耕田之功，而此二畜之脏器也是本草书中记载最少的，这一情况证实，上述说法应该是有一定道理的。当然这种情况仍不能圆满解释唯狗肺失载的具体原因。值得一提的是狗肺的颜色为浅红微黄而兼具黑色，而且俗有"狼心狗肺"之贬义词，狗肺之黑色，可能被视为不洁或凶恶之物而忌食之，以免助长人之恶习，是否与此有关，则有待进一步探讨。

现将有关历代食狗肉的情况简述如下：

狗是人类最早驯养的家畜之一。20世纪80年代，河南

舞阳贾湖遗址发现 10 座埋狗坑，说明人类养狗史至少有
9000 年以上。龙山文化遗址和殷墟均发现有大量被烧焦的
狗骨，可证上古时代狗肉曾是人类主要肉食之一。在人类的
生活中占有重要的地位。兽类动物的名称的字，多有是反犬
字旁者，如狼（狗系狼之变种，或与狐的杂交种）、狐、猴、
犴、猪等，可证狗在兽类中的地位。《内经》将狗列为五畜
之一，当是其地位显赫时期的遗迹。

汉代以后，道教思想逐渐成熟，佛教亦传入我国而逐渐
壮大，一些教规戒律日益完善，尤其是陶弘景时期，梁武帝
肖衍崇佛，规定了戒食肉的律条，提倡素食，陶亦出身于不
吃狗肉的天师道家庭，他本人更是当时的道教领袖，是一些
教规戒律的制定者，对五畜肉药用的记载非常慎重，或者来
自政治上的压力，在其药用上避开肉类，应是自然之举。但
是《辅行诀》所记五畜肉的应用，是其前"圣相"伊尹《汤
液经法》中之内容，文献意识浓厚，而且又被《陶名景评
传》的作者钟国发先生誉为"具科学务实精神"的陶弘景，
决不会埋没肉类的药用价值，附庸宗教的教条戒律，致使良
方绝世。正因如此，《辅行诀》虚劳小五补汤后才出现了"今
所录者，皆小汤耳。""若欲作大汤者，补肝汤内加鸡肝……
即成也。"此二段文字既不违规，又传承了经典的内容。可
见陶氏此处措辞，用心之良苦。

尽管如此，陶氏去世之后，仍然因其倡导三教合一思
想，且晚年皈依了佛教，而受到教内人士的非议，被视为异
类而地位有所下降。这也应当是《辅行诀》问世后学术未得
到广泛传播的主要原因之一。

李唐时期，以道教为国教，道教有三厌（即雁、狗、龟，
厌为不忍食之意）之教条，同时禁食肉的佛教亦在盛行，素

食之风甚浓厚，问题是既然不提倡肉食，为何五畜中独狗肺在本草无有记载，而其他畜肉脏器除对牛的记载较少外，却不乏其说其实人们历来对五畜的喜恶感情不一，狗是人类的朋友，终生不离主人，所谓"狗不嫌家贫"，是忠的代表，还可以为人守夜防盗，人人皆有恻隐之心而不忍食之，故不食狗有其广泛的社会民意基础。而形成不食狗肉的民风，甚至以食狗肉为耻，从而有"狗肉不能上席"的俗语。

同样，牛对人类也是有所贡献的，勤恳劳作，为人们生计卖力，人亦不忍食之，故在本草书中也少有记载。

除了上述宗教意识及道德意识的原因外，还有官府禁令的原因。如南宋代朱笠《曲洧旧闻》载："崇宁（宋徽宗赵佶的年号，即 1102～1135 年）初，范致虚上方十二宫神，狗居戌位，为陛下本命，今京师有屠狗为业者，宜行禁止。从此京师狗肉绝迹。"又如清朝时，满族人传说狗和乌鸦救过努尔哈赤的命，因而下令不许吃狗肉。由于官府严禁屠杀狗，一些以屠狗卖肉为生者不得已"挂着羊头卖狗肉"，以躲避官方追查。

如上所述狗与人类关系的变迁，是随着社会的发展而有所变化的，汉晋南北朝以来，随着道佛教规的和儒教纲常思想的影响，逐渐形成不食狗的社会习俗，因而会对狗的药用价值有所淡忘。秦汉之前，则对其无禁食的约束，甚至为主要肉食来源之一，故被《内经》列为五畜之一。从与《内经》时代相近而且学术相关密切的《周易》中，可以看到当时对狗的性能的研究已非常深刻，已明确指出"艮为狗"命题，为狗的药用价值和药理作用的研究提供了线索和方法。

易学认为，艮为八卦之一，方位在东北，时间对应大寒到立春之际，其象为山（艮为山）。东北为阴之尽处，阳出之地，十天干癸甲之间，乃"万物之所成终而所成始"，为上一年或上一日的终止，下一年或下一日的开始，以前进为阳，后退为阴，故为阴尽阳出的时位，对应六气则为厥阴风木，为十二经之手厥阴心包与足厥阴肝，以五行五脏归类则当属肝木。狗孕三月而生，可与五行之木生数为三相类比。

由于"木曰曲直"而狗卧为屈曲之状，屈曲为关节之动态，与伸直相对，其伸直为起立之象，曲直为动物肝木所主筋的作用。如手指之屈伸手持物使之不动，靠关节筋脉的运动，故卧则屈曲，立则伸直的狗可类比艮卦，而艮卦又为门阙（阙为两扇门之间闲庭），为出入进退之枢纽，理通于人体之厥阴为枢之说。其退则为守，故狗性守而不易主；艮退则为坎水之位，手厥阴心包属火，故狗畏水；艮进则为震位，"震为雷"，"动万物者莫疾乎雷"，狗可连续奔跑几十公里，而以速度之快被人称道，此善跑之性可与五行属木之雷比类。狗具备这些先天特性，以五行归类属木是理所当然的。

然而《辅行诀》中作为五畜之一的狗，却出现在治肺劳的凝息补肺汤中，而非是治木病的肝劳方中，以该书和理论，应是"金木交互"法则的体现。此法则源于古天文学中的地球自转形成昼夜（详见《伤寒论阴阳图说》），为易学中重要的理论特点之一，其实《周易·说卦》中论先天八卦位的"山泽通气"一语，亦从另一个方面说明了金木的关系。所谓山，即地形之隆起而上交于天者，属艮卦而定位在西北，我国西北多高山，昆仑为我国江河之发源地，其气候寒燥；而泽则是水之聚于地上而布散滋润者，属兑卦而定位在东南，我国东南多沼泽，江河由此流入大海，其气候多湿热。山泽通气，是讲虽在西北方位多山之艮，与在东方多沼泽之兑，有高下方向与寒燥湿热气候之别，但二者的湿度和温度，是互相影响和相互交通的。这是"变化既成万物"的根本原因。水之上源不足则沼泽干涸而不能润泽，沼泽水湿缺乏则不能蒸化使地气上升而水源不足，这种现象可作为山泽通气的一种解释。由于西方属金，东方属木，故也可视为金木交互现象。

在脏象学说中，肺属金，肝属木，狗既有艮象，其性亦当与肺金有关。同时狗还有害怕烟火的特性，也切合狗具金性的特点。它反映在生理特性上，主要表现在属肺窍的鼻，鼻是嗅觉器官，狗的嗅觉灵敏度冠诸畜之首，是人类的 16 倍，尤其对酸性物质的嗅觉要高出人类几万倍，警犬可辨十万种以上不同的气味，辨路途、方位、猎物、食物等都靠嗅觉完成，同时也以此弥补了其眼的视觉、舌的味觉迟钝的不足。其视觉只及人类的五分之一到三分之一，视野不超过 50 米，只限于正前方向，而且还是色盲，可以说狗的生活完全依赖鼻的功用。

正因如此，《辅行诀》用对生理功能极其重要的狗肺，治疗肺功用衰极的劳损病是有其物象和易学根据的。狗对酸味的特殊敏感，也可能是《灵枢》视其味酸的重要原因，而酸味正是肺金之用味，也正是补肺取味之需，切合按味用药的法则。

五、心火畜羊肾

《灵枢·五味·脏病者宜食》谓：心病者宜食羊，味苦。

《纲目》引《别录》谓羊肾"补肾气虚弱，益精髓。"引《日华》谓羊肾"补肾虚耳聋，阴弱，壮阳益胃，止小便，治虚损盗汗。"

《周易·说卦》谓："兑为羊。"又谓"兑以说之。"又谓

"说言乎兑。"

《纲目》引董子云："羊，祥也。故吉礼用之。"又引颂曰：羊肉"《本经》云甘，《素问》云苦，盖《经》以味言，《素问》以理言，羊性热属火，故配属苦。"

《说文》谓："美，甘也，从羊，从大，羊在六畜主给膳。"

羊是人类驯养为家畜早的畜类之一，为龙山文化时代初期，从西亚引入我国，距今已有4500年的历史。它初生即知"跪乳"；性情温顺善良，活泼而爱洁净；其肉味鲜美，鲜字本由鱼、羊二字组成，人多喜食之，为人们寻常肉食品类，并为祭祀所用之重要牲畜之一；外柔内刚而好斗；喜燥恶湿，怕下雨，遇下小雨即匆匆逃避，过度潮湿则易患病晕倒；未时撒尿较多（据云其尿可治风惊病）；性成熟较早，繁殖力强，5～6月龄则性成熟，6～8月龄即可交配，孕四个月即产，（绵羊）交配时间在早6点半至7点半最多，下午和黄昏时次之。

上述羊的种种特性应当是先民对其性能认识的根据。所谓"跪乳"，是指羊出生之后，向四方叩头，然后才会站立吃乳，人们认为其有报天地造化生育之恩，具有礼义廉耻观念而被人所崇；其性温良，甚至"执之不鸣，杀之不号"，又好斗之外柔内刚，是善于和平共处而有正义感；爱洁净为美的象征；吃草而好容易喂养，但肉味鲜美。总之是人们甚是喜爱的家畜。人们喜爱羊的心情，如同中秋收获粮食一样喜悦，故将其列为兑卦之畜，因兑之义即喜悦。

由于古代说与悦通用，心中的喜悦可通过言语表达出来，言语要用口说出，故《周易》又有"兑为口"之辞。因为"言为心声"，悦即兑加心字旁，故属兑卦的羊，也可属心。心在五行属火，在志为笑，火性热，羊活泼而肉性热，故《内经》称其为心畜而属火。五味中苦先入心，故称其味苦。羊喜燥恶湿畏水，亦是五行中水克火的现象而已。

陶氏固元补肾汤中用羊肾，所取乃水火既济之理，肾水的正常功能需要心火下潜才能完成，故取火畜羊之肾以助益之。而羊的肾功是比较强盛的。肾主精，主生殖，羊之性成熟早，繁殖力强，是很好的说明。尤其是其交配时间多在卯时和酉戌时（下午和黄昏），而十二支中之正东（春木）和正西（秋金）时位点上，卯和酉，分别配属木和金。《内经》谓："金木者，生成之始终也。"可知卯酉之时，是金木有形之物的开始到终结的时间。因为金木可以互易，故可以说木（金）和金（木）是有形的开始。动物之交配活动，是雄性的精子和雌性的精血结合，而形成新生命的开始。同时由于羊所属的兑卦，正是配属西金秋时位（或东春木）时位，在此交配可以说是顺其自然之道，符合万物生命之开始的规律。

或问："在十二生肖中，羊配属于未，而未在五行中属土，羊排溺在未时较多，又将作何而解？是否与羊属火之说相互矛盾？"

答曰：易理有六合之说，其中午与未合，合化为土，此与《辅行诀》火土一家，心胃同治之理相通。故未羊固然属土，亦可属火，二者并不矛盾。羊在未时多溺，可以午时太阳当令之时，在下浊阴之尿可藉阳气之盛，化阴水而排出来解释。同时也可以水土同德予以说明，水性趋下，而被土之渗湿功能容纳其中，换言之，水液之存储和布散，要靠土之包容和健运来完成，水土二者共同完成。（膀胱）排泄于外（下），亦必得土之渗入散出始可形成。故储藏于肾（膀胱）之尿，至属土之未时，藉其当令之土气，排而出之而见多溺。此亦土主其他四行之具体表现。

第三章　五脏补泻金石方例
用药释义

　　五脏补泻金石方，是陶氏在择录《汤液经法》方后，又辑入魏晋以来的医家或自拟的金石方，这些方剂，如《别录》附于《本经》同一模式，与草木补泻方，药味一一对应，有相同的功用和主治。因此与其相对应的草木药五行互含属性是相同的。

　　金石（石本草称为玉石）的药用很早，"《禹贡》《周官》列其土产，《农经》、轩典详其性功"（《纲目》李时珍语），《内经》已有生铁落饮治狂的记载。魏晋以来，道家炼丹术和玄学兴起，社会上盛传服丹养生之说，至陶氏时代正是风行未泯时期，有"服五石散，非唯治病，亦觉精神开朗"（何晏语）者，有因服之致死者，包括何晏本人也因大量久服而致死。面对金石药如此利弊天壤之说，陶氏的见解如何呢？

　　他在《养性延命录》中说："食谷者智慧聪明，食石者肥健不老，食芝者延年不死，食元气者地不能埋，天不能杀，是故食药者与天地相弊，日月并列。"

　　《外台秘要·卷三十七》引陶贞白云："昔有人服寒食散，简古法以冷水淋身满二百罐，登时僵毙；又有取汗，乃于狭室中，四角安火须臾则殒。据兹将息，岂不由人，追之往事，守株何甚！"

　　从前段文字看，陶氏是支持服石类药的，认为服石药对人体有益，甚至优于谷食，起码是在写作《养性延命录》时持这种观点。随着其经历的增多，见到因服五石散致死的案例，和亲自炼丹二十年，七次开炉皆未成功的教训，对丹药养生的信念有所动摇，形成了如《外台秘要》中所说的看法，但认为致死的原因主要是使用和护理方法不正确而致。

笔者认为陶氏是一位非常注重实证的古代科学家，随着经验的积累，理论的不断提高，对金石药的药用利弊的认识亦日益深化和接近正确，在晚年的作品中记录了其较成熟的结论，推出其辨五脏病证用金石药的范例方剂，是非常有益之举。

现代医学也已证实，一些金石药对某些顽重疑难病证确有奇效。如用含砷的雄黄治疗急性早幼粒细胞白血病；用含汞的朱砂解毒、防腐、杀灭或抑制细菌和寄生虫、镇静和抗惊厥等，都不乏临床有效的报道。因此应该深入研究，谨慎使用，不必因噎废食，致使良药埋没。

本章虽题曰金石药释义，但其中伏龙肝、黄土二品实不属此类，此属诸传抄本所有者，或与李时珍所谓："石者，气之核，土之骨也"的石、土关系的理念相关；至于海蛤属介类，石蜜属虫类，此二品系笔者拟补治心病方中所用，因金石药较少，选与草木方对应者有一定困难，故取硬坚如石的蛤壳，和野生之固体蜂蜜充之。

第一节 肝木辛味门

一、青琅玕 (木中木)

《本经》谓琅玕："味辛，平。主治身痒，火疮，痈伤，疥瘙，死肌。一名石珠。生蜀郡平泽。"

《别录》谓："青琅玕：主治白秃，侵淫在皮肤中，煮炼服之，起阴气，可化为丹。一名青珠。生蜀郡，采无时。杀锡毒，得水银良，畏乌鸡骨"。

《纲目》引弘景曰："此《蜀都赋》所称青珠、黄环者也。琅玕亦是昆仑山上树名，又：《九真经》中大丹名。"引苏恭曰："琅玕有数种色，以青者入药为胜，是琉璃之类，火齐宝也。"引陈藏器曰："石阑干生大海底，高尺余，如树，有根茎，茎上有孔，如物点之。渔人以网罾得之，初从水出微红，后渐青。"引《说文》云："琅玕，石之似玉者。"

以琅玕为名者有两物，一是原产于地中海、红海及吕宋（即菲律宾群岛中的吕宋岛）为热带海洋植物珊瑚形成的岩石，唐代大量传入我国，如陈藏器所指之生大海底者；一种是传说中在高山上生长的一种仙树。如《本经》《别录》所谓生于蜀郡，陶氏所谓"生于昆仑山，其实似珠"者。

前者入药用，苏氏已有明言，陈氏亦为唐朝人，其时海琅玕已大量传入我国，与海产琅玕传入我国的时间相附。可以认为唐朝之后的药用琅玕匀指此种。

后者为传说或神话中之物，大概出自道教炼丹，陶氏称为《九真经》之大丹之名可证。但是其实物所指为何，甚是迷茫。不过《本经》与《别录》均称生于蜀郡，陶氏所引亦《蜀都赋》，似该品出处与"蜀"相关。早在先秦时期，即有蜀都之名，西元277年，秦国即置蜀郡，也是古代蜀国的国都，先秦时期已有蜀都之名。蜀郡、蜀都治所即在今之成都一带。陶氏所引《蜀都赋》的作者当前有两说，一为西晋文学家左思（字太冲，山东临淄人），一为西汉巴蜀辞赋家杨雄，无论如何，陶氏所引蜀都一词，是在陶氏之前，与蜀郡所指均为现在之成都一带是无可非议的。成都一带无海多山，《本经》和《别录》及陶氏所用的琅玕是山上所生之"仙树"而非海中所生珊瑚之类，是可以肯定的。唐陈藏器之后，历代医家所用为海中产者。然而无论海产和山上所生，其形似树而有枝无叶，为石质或似珠玉是同样的，其色为青色或青者入药佳是一致的。故李时珍在珊瑚条下又有"生于海中者为珊瑚，生于山者为琅玕"的说法。

由于琅玕形似木（树），味辛属木，其色青，亦属木。故陶氏称之为木中木药。且其可治皮肤瘙痒诸证，似与草木药木中木桂之和营功用类同。也许是称其为木中木药的原因之一。

《别录》正文后之 11 个字的小字注，与《纲目》引之才曰之文，仅多一"乌"字，可证此注当为徐之才《药对》中文字。

二、伏龙肝（木中火）

《集注》谓伏龙肝："味辛，微温。主治妇人崩中，吐下血，止咳逆，止血，消痈肿毒气。"

《别录》谓伏龙肝："味辛，微温。主治妇人崩中，吐下血，止咳逆，止血，消痈肿毒气。"

《纲目》引弘景曰："此灶中对釜月下黄土也。"引雷敩曰："凡使勿误用灶下土，其伏龙肝是十年以来，灶额内火气积久自结如赤色石，中黄，其形貌八棱，取得研细，以水飞过用。"

据《纲目·伏龙肝·释名》灶心土所以被称为伏龙肝，大致两种原因。一是古人认为灶有神，伏龙即灶神名，二是伏龙肝为砌灶时猪肝一具，纳入砌灶之泥土中，俟其被烧日久，肝与土合一乃用。

伏龙肝味辛属木，色赤属火，且其土为用草木之火烧炼多年，木火之气积结甚丰，故陶氏称之为木中火药。它与草木药中之木中火药生姜，同为温中止呕吐，止咳祛水湿而消解散毒之药。

三、阳起石 （木中土）

《本经》谓阳起石："味咸，微温。主治崩中，漏下，破子脏中血，癥瘕，结气，寒热，腹痛，无子，阴阳痿不和，补不足。一名白石。生齐山山谷。"

《别录》谓："阳起石：无毒。主治男子茎中寒，阴下湿痒，去臭汗，消水肿。久服不饥，令人有子。一名石生，一名羊起石，云母根也。生齐山及琅琊，或云山，阳起山，采无时。桑螵蛸为之使，恶泽泻，菌桂，雷丸，蛇蜕皮，畏菟丝。"

《纲目》引苏颂曰："今唯出齐州，它处不复有，齐州唯一土山，石出其中，彼人谓之阳起山。其山常有温暖气，虽盛冬大雪遍境，独此山无积白，盖石气熏蒸使然也，山唯一穴，官中常禁闭，至初冬则发丁夫，遣人监取，岁月积久，其穴益深，锼凿他石，得之甚难……"引《唐本草》谓："此石以血色肌理似殷孽仍夹带云母，绿润者良。"引李珣（五代时词人，字德润，约855～930年，约是唐昭宗乾宁中前后在世，通医理兼卖香药。）曰："太山所出，黄色者绝佳。"引王建平《典术》乃云："黄白而赤重厚者佳，云母根也。"引《庚辛玉册》（明代朱权，1378～1448年，他所著此书是我国历史上最后一部炼丹著作，可能已佚）云："阳起，阳石也，齐州拣金山出者胜……置大雪中倏然没者真。"

陶氏称阳起石为木中土药，大概与"绿润者良"和"黄白而赤重厚者佳"有关。尽管其出处均在陶氏之后，尤其王建平《典术》当是明代者，因为'典术'之义有二，一是指经典之学，二是明代所设州级的阴阳学官，所云或是汉代经典的内容。无论如何，既然阳起石以绿、黄二色者质量较好，则以属木的绿色和属土的黄色标示其五行属性，是有一定理由的。

阳起石之性与温阳之草木药附子，所主破子脏中血，治血瘕、腹痛，水肿等类同，陶氏均名为木中土药。但当代多视此二味为温助肾阳之品，似当以木中水名之。今以木中土称之有所不妥，这是对古人水土合德，肾为胃之关的理念缺乏足够的认识和理解所致。

四、礜石 (木中金)

《本经》谓礜石："味辛，大热。主治寒热，鼠瘘，蚀疮，死肌，风痹，怀腹中坚，邪气，除热。一名青分石，一名立制石，一名固阳石。生汉中（在今陕西省南部）山谷。"

《别录》谓礜石："味甘，生温。熟热，有毒。主明目，下气，除膈中热，止消渴，益肝气，破积聚，痼冷腹痛，去鼻中息肉。久服令人筋挛。火炼百日，服一刀圭，不炼服，则杀人及百兽。一名白礜石，一名大白石，一名泽乳，一名食盐。生汉中山谷及少室（少室山为今河南嵩山的一部分），采无时。得火良，棘针为之使，恶毒公，鹜矢，虎掌，细辛，畏水也。"

《纲目》引先秦古籍《山海经·西山经》曰："皋涂之山，有白石，其名礜，可以毒鼠，"引郭璞（晋代学者，276～324年）注云："鼠食则死，蚕食而肥。"引吴普（三国华佗之弟子）曰："神农、岐伯：辛，有毒。"引弘景云："今蜀汉亦有，而好者出南康（现江西南康市）南野溪，及彭城县（今江苏徐州的古称）中，洛阳城南堑，又湘东新宁（今湖南新宁县）及零陵（今湖南永州县南 39 公里为汉代零陵县治所）皆有白礜石，能柔金。以黄泥包，炭火烧之一日一夕即解可用，丹房及黄白术多用之。"引生于南北朝·梁，卒于唐朝的甄权（541～643 年）曰："除胸膈间积气味，去冷风湿痹，搔痒积年者。"

据吴普言神农、岐伯均谓礜石为辛味，辛为肝木之主味，故礜石在五行可属木；其又有白石之别名，白为秋金之色而可属金，故陶氏称之为木中金药。它与草木药木中金细辛，均为辛热之品，可治风痹、死肌，开胸，除积，益肝。

礜石为剧毒药，含砷化物，是一种砒石，道家常用于黄白术。所谓黄白术，是用铜、铅、锡等金属，变成如金之黄、如银之白色的"合金"的方技，即道家的炼丹术。道家企图用所炼之丹药，令人服之，达到长生不老的目的。《辅行诀》的作者陶弘景，曾从事黄白术的实践二十余年，最终也未免失败的结局。虽然炼丹以求长生失败，对金石药的炮制、性能、用量等方面却积累了不少的经验，尤其在金属的化合方面积累了不少科学的认识，可谓化学的先驱。他所提出的礜石的制法，可以作为现代研究的参考资料。他所指制礜石的服用量为"一刀圭"，相当如 64 粒黍子的体积。大约有一个梧桐子大小。

圭是古代的容量单位，为一升的十万分之一；同时也是重量单位，为一铢的十分之一，二十四铢为一两，十六两为一斤。

刀圭为道家量药用的器具，形如刀圭角，一端尖形，中部略凹，一刀圭约一方寸匕的十分之一，即一梧桐子大，或

64 个黍粒大。

尽管礜石有剧毒，但除了外用治顽固皮肤病及恶疮外，历代方书中仍有内服者，不过所用以砒石为多。用于多年顽固寒喘、癌症、白血病等。有深入研究，开发使用的价值，但绝不可盲目轻易使用，避免中毒事件的发生。

五、雄黄 (木中水)

《本经》谓雄黄："苦，平，寒。主治寒热，鼠瘘，恶疮，疽痔，死肌，杀精物，恶鬼，邪气，百虫，毒肿，胜五兵。炼食之，轻身，神仙。一名黄食石。"

《别录》谓雄黄："温，有毒。主治疥虫，蟨疮，目痛，鼻中息肉，及筋绝，破骨，百节中大风，积聚，癖气，中恶，腹痛，鬼痓，杀诸蛇虫毒，解藜芦毒，悦泽人面。饵服之，皆飞入人脑中，胜鬼神，延年益寿，饱中不饥。得铜可作金。生武都，敦煌山之阳，采无时。（武都在今甘肃的东南部，敦煌在甘肃的西北部。）"

《纲目》引甄权曰："辛，有大毒。"引《抱朴子》曰："饵法或以蒸煮，或以硝石化为水，或以猪脂裹蒸之于赤土下，或以松脂和之，或以三物炼之，引之如布白冰，服之令人长生，除百病，杀三虫，伏火良，可点铜成金，变银为金。"

《辅行诀》将雄黄列为木中水药。陶氏于甄氏稍早，甄氏生于陶氏去世后五年，故雄黄味苦之说，在陶氏生活年代即有已存在的可能，若果如此，则雄黄味辛之说，应当是认为其五行属木的主要根据。同时其性温，所主目痛、筋绝、大风证，也会使陶氏与肝木之气温和、其窍为目，在体为筋、主风等联系起来，而将其定为木属之品。《本经》谓其味苦性寒，主"破骨"及"饵服之，皆飞入人脑"又会使陶氏联想到肾水之性寒、主苦味、主骨髓、脑为髓海等联系类比，认为其当有肾水之性。从而称其为木中水药。雄黄与草木药干姜，在治疗中恶腹痛、风邪诸毒、皮肤病等方面，颇有其类同之处，故同属木中水药。

雄黄大毒，其毒性主要在于氧化砷，与礜石的毒性同为砒所至。雄黄在当代主要用于结核、病毒、皮肤病、癌症、痈疽疮疡等，其使用也一定要慎之又慎，不宜久服，无论内服和外用，都要严格掌握用量。

《本经》谓其"杀精物，恶鬼，邪气，百虫，毒肿"之力"胜五兵"，此五兵当是指传说上古时蚩尤所铸的五种兵器，即戈、殳、戟、酋矛、夷矛。在此喻其强烈的杀伤能力，用者不可不慎之又慎。

第二节 心火咸味门

一、凝水石 (火中火)

《本经》谓凝水石："味辛，寒。主身热，腹中积聚邪气，皮中如火烧烂，烦满，水饮之，久服不饥。一名白水石。生常山山谷。"

《别录》谓凝水石："味甘，大寒。无毒。主除时气热盛，五藏伏热，胃中热，烦满，止渴，水肿，少腹痹。一名寒水石，一名凌水石。色如云母，可折者良，盐之精也。生常山山谷，又中水县及邯郸。解巴豆毒，畏地榆。"

《纲目》载时珍曰："凝水石禀积阴之气而成，其气大寒，

其味辛咸，入肾走血之功同于诸盐。"引弘景曰："常山（即
恒山，又名元岳，在今之山西省浑源县，为五岳中之北岳）
属并州（古代九州之一，约当今之河北保定和山西太原一
带），中水属河间，邯郸属赵郡，此处地皆碱卤，故云盐精，
而粹之亦似朴硝。此石末置水中，夏月能为冰者，佳。"引五
代独孤滔所编《丹房镜源》云："盐精出盐池，状如水精……
今人谓之盐根，生于卤地，积盐之下，精液渗入土中，年久
至泉，结而成石，大块有齿棱，如马牙硝，清莹如水精，亦
有带青黑色者。皆至暑月回润，入水久浸亦化。陶氏注戎盐，
谓盐池泥中有凝盐如石片，打破皆方，而色青黑者即此也。"
引苏恭曰："凝水石有纵理、横理两种，色清明者为上，或云
纵理清明者为上，或云纵理为寒水石，横理为凝水石。"

凝水石为卤碱之地所生，卤碱系在下之阴精升达至极于
地面，故性当属阳火，而具火惮散炎上显明之性，其卤碱之
极则其水精复趋下渗至极之处，结积日久，化为青黑色石质
之固体，且清莹明彻如水精（晶），可溶于水（入水久浸亦
化），得温热可蒸化而润泽（至暑月回润）

凝水石生于卤碱之地，地面上之积久水液本味即咸，咸
味为水积而不流不动而生，水性下行，此卤碱之咸水下渗至
极下，再积而不动，其味当是更咸，日久变为固体，乃水极
似土之象，久而久之，坚硬如石，乃水润柔之性极而变为刚
燥之象，此刚燥乃肾水收藏坚闭之气所致。

虽然凝水石为水之润下柔软至极所成，但仍具显明、欲
软之本质。其色虽青黑却清明莹澈，虽坚如石却可溶于水，
得热则还原心欲柔软润泽之用。是其征象，乃为火极似水之
物。正因其具火极之用，而此用是其他咸味之品无以比拟
的，陶氏称其为火中火药，自在情理之中。

凝水石与草药木火中火牡丹皮，均可走血分，除瘕坚积聚，时气客热，五脏伏热，有其类同之处。

二、禹余粮 (火中土)

《本经》谓禹余粮："味甘，寒。主治咳逆，寒热烦满，下利赤白，血闭，瘕痕，大热。炼饵服之，不饥轻身延年。生东海池泽。"

《别录》禹余粮："平，无毒。主治小腹痛结烦疼。一名白余粮。生东海及山岛中，或池泽中"。

《纲目》引甄权曰："咸"。引徐之才曰："牡丹为之使，伏五金，制三黄"。引《大明》曰："催生"。引陶弘景曰："禹余粮，今多出东阳（今浙江省东阳市，东汉献帝兴平二年，即195年建县制），形如鹅鸭卵，外有壳重垒，中有黄细末，如蒲黄，无砂者佳。近年茅山凿地大得之，极精好，状如牛黄，层层甲错，其佳处乃紫色，靡靡如面，嚼之无复磅，仙经服食用之。南人又呼平泽有一种藤，叶如菝葜，根作块有节似菝葜而色赤，味似薯蓣，谓为禹余粮"。

《纲目》太一余粮条下又引陶氏云："本草有太一禹粮，禹余粮两种，治体相同。而今世惟有禹余粮，不复识太一。《登真隐诀·长生四镇丸》云：太一禹余粮，定六腑，镇五脏，合其两名，莫非何者是？今人亦总呼为太一余粮"。引陈藏器曰："太一者，道之宗源也，太者大也，一者道也，大道之师，即理化神君，禹之师也，师尝服之，故有太一之名"。

北宋天禧三年（1019年）著作佐郎张君房所编《云笈七签·九真中经》所载"四镇丸：太一神仙生五脏，填六腑，养七窍，和九关，炼三魂，曜二童，保一身，长生万岁。四神丸方：太一禹余粮四两定六腑，填五脏，真当归一两以和禹余粮，止关节百病，陆薰香一两以和当归，薰五脏内，人参一两补六腑津液，助禹余粮之势，鸡舌香一两除胃中客热。止痰闷。凡五种，以禹余粮为主，四物从之，先纳禹余粮，捣一百杵，次内四物，合和为散"。

清代黄元御《长沙药解》云："禹余粮，止小便之痛涩，收大肠之滑泄，《伤寒》禹余粮丸，治汗家重发汗，恍惚心乱，小便已，阴痛者，以发汗太多，阳亡神败，湿动木郁，水湿不利，便后滞气梗涩，尿孔作痛，禹余粮甘寒收涩，泌精敛神，心火归根，坎阳续复，则乙木发达，滞开而痛止矣。赤石脂禹余粮汤闭之治大肠滑脱，利在下焦者，以其收湿而敛肠也。"

陶氏据甄权《药性论》云："禹余粮，味咸。"其主治证中血闭癥瘕，小腹痛结，木郁滞气梗涩之尿痛等，有开滞达郁，软坚散结之咸软之功，将其性定为能致软之火用而属火；又据《本经》所谓之味甘，有定六腑，镇五脏，和九关之效，且大禹之师曾服食之，其性和平甘美；其色又为黄色为脾土之色，故当有土性而属之，而称之为火中土药。

它与草木药火中土大黄，均色黄和五脏，主癥瘕结积，血闭寒热，小腹痛，通利肠胃等作用。这与当代只以收敛涩肠止血论禹余粮者有所不同，学者当识之。

当代研究认为该品之成分主要是褐铁矿为主，正品含铁量达 41%～45%，其最佳浸出温度为 100 度，最佳浸出时间为 1 小时。可供参考。

三、硝石（即火硝，火中木）、朴硝（即水硝，水中木、水中火）、芒硝（火中金）、卤碱（火中火、火中木）

《本经》谓硝石："味苦，寒，主五脏积热，胃胀闭，涤去蓄结饮食，推陈致新，除邪气，炼之如膏，久服轻身。"

《本经》谓朴硝："味苦，寒。主百病，除寒热邪气，逐六腑，积聚结固留癖。能化七十二种石。炼饵服之，轻身，神仙。"

《别录》谓硝石："辛，大寒，无毒，疗五脏十二经脉中百二十疾，暴伤寒，腹中大热，止烦满，消渴，利小便及瘘疮。天地至神之物，能化成十二种石。一名芒硝。生益州山谷，及武都、陇西、西羌，采无时。"

《别录》谓朴硝："味辛，大寒，无毒。胃中食饮热结，破留血，闭绝，停痰痞满，推陈致新，炼之如白，能寒、能热、能滑、能涩、能辛、能苦、能咸、能酸。入地千岁不变，色青白者佳，黄者伤人，赤者杀人。一名硝石朴。生益州山谷，有咸水之阳，采无时。"

《别录》谓芒硝："味辛，苦，大寒。主治五藏积聚，久热，胃闭，除邪气，破留血，腹中痰实结搏，通经脉，利大小便及月水，破五淋，推陈致新。生于朴硝。石韦为之使，畏麦句姜。"

《纲目》朴硝条下，时珍曰："硝有三品，生西蜀者，俗呼川硝，最胜；生河东者，俗呼盐硝，次之；生河北、青、齐者，俗呼土硝。皆生于斥卤之地，彼人刮扫煎汁，经宿结成，状如末盐，犹有沙土猥杂，色黄白。故《别录》云：朴硝黄者伤人，赤者杀人。须再以水煎化，澄去滓脚，入萝卜数枚同煮熟，去萝卜倾入盆中，经宿则结成白硝，如冰如蜡，故俗呼为盆硝。齐卫之硝则底多，而上面生细芒如锋，《别录》所谓芒硝者是也。"川、晋之硝则底少，而上面生牙如圭角，作六棱，纵横玲珑，洞澈可爱，《嘉佑本草》所谓之牙硝者是也，状如白石英，又名英硝。二硝之底，则通名朴硝也。取芒硝、英硝，再三以萝卜煎炼去咸味，即甜硝。以二硝置风日中吹去水气，则轻白如粉，即为风化硝。以朴硝、芒硝、英硝同甘草煎过，鼎罐升煅，则为玄明粉。陶弘景及唐宋诸人皆不知诸物是一物，但有精粗之异，因名迷实，殊无指归。

《纲目》硝石条下引弘景曰："《神农本经》无芒硝，只有硝石，一名芒硝。《别录》乃出芒硝，疗与硝石同。疑即硝石也。旧出宁州，黄白粒大，味极辛苦，今医家多用煮炼作者，色全白粒细。"时珍曰："诸硝，自晋唐以来，皆执名而猜，都无定见，唯马志《开宝本草》以硝石由地霜炼成，而芒硝、马牙硝是朴硝炼成者。一言足破诸家之惑矣。诸家盖因硝石一名芒硝，朴硝一名硝石朴之名相混，遂致费辨不决，而不知硝有水火二种，形质虽同，性气迥别也，唯《神农本经》朴硝、硝石二条为正……《神农》所列朴硝，即水硝也，有二种，煎炼结也细芒者亦名芒硝，结出马牙者为牙硝，其凝结成块者通为朴硝。其气味皆咸而寒，《神农》所列硝石，即火硝也，亦有二种，煎炼结出细芒者亦名芒硝，结出马牙者亦名牙硝，又名生硝，其凝底成块者通为硝石。其气味皆辛苦而大温。二硝皆有芒硝、牙硝之称，故古方有相代之说。"

从上述资料可以看出，硝有多种，因产地、原料、炼制过程的不同而有多种名称，古代在其名实问题上有所混乱。经过历代考证已经基本澄清。

1. 火硝 (火中木)

硝石即火硝，是地霜炼成者，即地面上所出白粉样物炼成，多出今之成都、陇西（今甘肃东南部，六盘山以西，今有陇西县）、武都（亦在甘肃东南部，今有武都县）。他处亦有，笔者故乡地处河北，20世纪70年代前是盐碱地（现已变良田），春季碱重处为一片白茫茫的景象，所炼之硝可用于制爆竹，雨季地面之白霜消失时，是制作"二起脚"和"起火"（都是能在高空爆破者）的必备原料，正是所谓"入火生焰"，乃与火之炎上同气之物，故又名火硝。

此硝《别录》谓其味辛，亦表达了其升提、扩散的性能，陶氏称之为火中木药是有其道理的。现代爆竹家多不再自炼火硝，而代以硝酸钾，而火硝之成分主要就是硝酸钾。

它与草木火中木药旋覆花，皆可除结气，去五脏寒热，利小便，治膀胱留饮。

2. 朴硝（水中木、水中火）

朴硝又称盐硝或水硝，是刮取盐碱地表面之土所炼取之硝，多产于四川、山西（古代今山西境内的黄河以东称为河东）、河北（古代称漳河以北，战国的燕赵之地称为河北）、青齐二州（古称泰山以东至渤海为青州，今有青州市；齐州位于山东中南部，今之济南古称齐州）。20世纪70年代，笔者故乡因大盐短缺，农户多自产小盐食之，笔者亦曾亲行其事。其方法是在冬春时，未出太阳之前刮取较黑色之盐碱土积存起来，至夏日以水淋取盐碱水，在池中晒或置锅内熬，先浮起的片状结晶体，布包埋沙土中，水渗干后即小盐，其味亦甚咸，只仍不如大盐更咸，用以腌萝卜则较大盐腌制者更脆。盐出净后所浮起之结晶即硝，硝则味甚苦，现代科学证实，其成分主要是硝酸钠，符合钠盐味咸的基本特征，硝净后所剩之水即卤水，制豆腐家可用之。

此淋盐之碱土，色较深者含盐量高，太阳出后则其盐分下趋，硝之味苦，当是属阴水之物，称其性属水是有道理的；取其土时盐、硝是升在地表者，亦具升提之性，且《别录》谓其味辛，是其性味兼有属木之气，故而陶氏称其为水中木药；其原出味咸之盐土之中，《别录》又称其味"可咸"，咸为火之用味，故称其为水中火药亦未尝不可。

朴硝与从火土同治论心病草木方中栀子，均主五内邪气，腹中大热，热结痞满，止烦。

朴硝在《辅行诀》原文中未用，笔者拟补之金石补泻心方中用之。

3. 芒硝（火中金）

芒硝《本经》不载，《别录》谓系硝石之别名，而陶氏又另立名堂，单出一项，谓"味辛苦"，并名言"生于朴硝"。此硝名显是以形质"细芒"得名者。无论水硝或火硝，在炼硝过程中，出现结聚如芒锋之硝，即可称为芒硝。但是，在《本经》时代已有火水二硝之别，而未载芒硝，是当时芒硝尚未从硝石和朴硝中分化使用之故，至《别录》时期，随着医疗实践的应用，会对此细芒有锋之硝，有其特殊作用，仲景方剂中用芒硝者已经屡见不鲜，故《别录》时期芒硝另立一名的条件已经成熟，另立之以适应临床之须。但是，尽管水火二硝的炼结过程中均可出现芒硝，而仅提出"生于朴硝"，当是因为此芒硝所治，虽云有五脏积聚，除邪气，破留血等全身症状，就其所主证之部位，却多在中下二焦，如胃闭，利大小便及月水，五淋，腹内痰水博结等，其性符合"本乎地者亲下"属水的特点，所用当为朴硝中所生之芒硝。虽然硝石亦生芒硝，但因硝石与芒硝一物二名，而未予分论。故硝石与朴硝所生之芒硝，性能有何不同，仍有待临证研究。

芒硝出于朴硝，而为水硝之精华，产于卤碱之地，仍具钠盐之本而具咸而破凝柔软之火用，陶氏称其性属火是可以理解的。但又称其具金之性为何？大概陶氏是从其性趋下，其卤水凝敛之性可使豆浆结出块状豆腐，颇具金性敛收下行之象着眼而定的，况其所主之证，皆痰血水因热结妄行者，有助肺金肃清下收之功，而称之为火中金药。

芒硝与草木火中金药葶苈子，均可治积聚，破坚逐邪，通利水道，利二便，除伏热。

4. 卤碱（火中火、火中木）

《本经》谓卤碱："味苦，寒。主治大热，消渴，狂烦，除邪及吐下蛊毒，柔肌肤。生河东盐池。"

《纲目》引《别录》谓卤碱："味苦咸寒"，"去除五脏肠胃留热结气，心下坚满，及食后呕逆喘满，明目，止目痛。""卤碱生河东池泽。"

《纲目》引弘景曰："今俗不复见卤碱，疑是黑盐。"又云："是煎盐釜底下凝滓，二说未详。"又引甄权曰："卤碱即卤水也。"又引《尔雅》曰："天生曰卤，人生曰盐。"

《周易·说卦》云："兑为泽……其地也，为刚卤。"

天然的卤碱块不易得，现代所用之卤碱，为诸食盐类生成后所余之卤水煎炼而成的结晶体。主含氯、镁、钠、钾、钙和硫酸根离子，其他为二氧化硅、氟、锶、铁、硼、溴、微量元素有锂、铝、锰、锌、铜、钛、铬、硒、镍、碘、汞、银、钍、锗等。海盐、湖盐、井盐、碱地盐，四种不同的卤水所炼制之的卤碱，成分有所不同。

诸盐之味均咸，而《别录》所载卤碱之味苦，亦兼咸味，故不可但以盐咸卤苦论之。咸为火之用味，其性能软而至柔，苦为火之体味而其性可坚而至燥。卤碱兼而有之，且是卤水再加热乃得者，更富有火热之气，其俱火体用之全，称之为火中火药自无不可。

柔润属阴，刚燥属阳，故可谓盐阴卤阳。但盐卤相较，则卤以苦为主而偏属阳。但《易》却将其类比为兑卦，此是以其性柔属阴，而兑为少女而言，然有外柔内刚之意，故又言"其地也，为刚卤，"云其内涵有阳刚之气。此阳刚之气即与兑西相对的艮、震东方之气。由于艮属山，震属木，故其中实际上也表达了山泽通气和金木交互之易理。从而可以认为卤碱不但可称之为火中火，也可称之为火中木药。

卤碱与从火土同治论心病草木方之半夏，均可除心下坚痞，胸胃留热结气，治呕吐喘逆，泽润肌肤。

四、磁石（火中水）

《本经》谓磁石"味辛，寒。主治周痹，风湿肢节中痛，不可持物，洗洗酸痟，除大热烦满，及耳聋。一名玄石。"

《别录》谓磁石："味咸，无毒。养肾藏，强骨气，益精，除烦，通关节，消痈肿，鼠瘘，颈核，喉痛，小儿惊痫，炼水饮之。亦令人有子。一名处石。生太山川谷及慈山山阴，有铁处则生其阳，采无时。柴胡为之使，恶牡丹，莽草，畏黄石脂，杀铁毒。"

《疏证》参《图经衍义》曰："磁石色紫黑而涩，其中有孔，孔中黄赤色，其上有细毛，性吸铁，能虚联数十针或一二斤刀器回旋不落者佳。"

《纲目》引甄权曰：磁石"咸，有小毒。"

磁石色黑兼赤（紫为黑赤相兼之色）有孔，有毛而吸铁，其黑而味咸乃肾水气化之色味；有毛有孔有乃肺金之象；性能吸铁，颇具金水相生，子母恋系之情。本系金石之质，质重下达，极而属肾之品，乃集金水于一体之物，咸为肺之体味又为肾之化味，具阴水气化而源源不竭之造化。水充实则肾得养而骨强、精足、耳聪、有子。

肾水与心火为一对阴阳，二者同脉络同属少阴，阳火下潜，阴水上承，相互交济，水液蒸化而运行不息则生机盎然。水不济火则大热烦满，喉痛，火妄动而生热风动颈核鼠瘘痛肿；津不润燥则滞痹肢节中痛；此肾之气化与心火之用息息相关，亦即"水火不相射"之《易》理。

磁石有指南辨方向之用，合天地磁场之序，其指南辨向之性，正可使水火不济之紊乱得以调整，回归于自然常道，复其水火蒸腾，心肾交济之生态，有拨乱反正之功。用之则火水蒸化不息而津气周流循常，而风定湿除，痹通痛止，肢节不利失用，疮痛等证可除。此水火相关之机，在《辅行诀》中，亦以咸为心火之用味，肾之化味标示，而磁石之性味主治之理尽在其中。笔者在临床中体会到此药治周痹有确实效果。

磁石味咸色兼赤可属火，质重趋下而色黑属水，故陶氏称之为火中水药。它与草木火中水药泽泻，均可治风湿痹证，补益养脏，聪耳益精。

第三节　脾土甘味门

一、赤石脂 _{（土中土）}

《本经》谓："青石、赤石、黄石、白石、黑石脂：味甘平，主黄疸泄痢，肠澼脓血，阴蚀下血赤白，邪气痈肿，疽痔恶疮，头疡疥搔。久服补髓，益气，肥健，不饥，轻身延年。五石脂各随五色补五脏。"《别录》："生南山（有多处名南山者，疑指秦岭山脉终南段）之阳山谷中。"

《别录》谓赤石脂："味甘，酸，辛，大温，无毒。主养心气，明目，益精，治腹痛，泄澼，下利赤白，小便利，及痈疽疮痔，女子崩中漏下，产难，胞衣不出。久服补髓，好颜色，益智，不饥，轻身，延年。生济南，射阳（古之射阳在今江苏淮安县），及太山之阴，采无时。"恶大黄，畏芫花。

《纲目》引陶弘景曰："今俗惟用赤白二脂，好者出吴郡（今苏州、杭州一带），亦出武陵（今湖南常德市武陵县）、建平（今辽宁省西部有建平县）、义阳（今河南省信阳市）。义阳者出郯县界东八十里，状如狗脑，赤者鲜红可爱，随采随生，余三色石脂无正用，但黑石脂入画用尔。"

现代研究认为，石脂属硅酸盐类矿物多水高岭石族，多水高岭石。为不规则的块状集合体，质软，断面有的具蜡状样光泽，闻之有黏土气，味淡，嚼之无沙粒感，吸水其性强（舐之粘舌），乳钵中加水适量研之，成淡乳脂状者佳。其成分主要含水化硅酸铝，及氧化铁等。含硅 42.93％，铝 36.5％，氧化铁及锰 4.85％，镁及钙 0.94％，水分 14.75％。赤石脂与高岭土极相似，赤石脂在 150～200 摄氏度时，尚余二分子的水，即成高岭土，普遍赤石脂是带有红色的，但由于含氧化铁的多少不同，颜色可以从白、灰以至青绿、黄、红、褐等色。高岭土比较纯粹，故多为白、灰之色。

赤石脂在《辅行诀》中被列为土中土药，陶氏如此定其五行互含属性，大概是从三个方面考虑的。一是石脂虽有五色之别，可分属五行，但功用类似，而以赤白二色者为常用，其中赤者色红，兼通火土一家之理念，故独取赤者说法，亦不影响与五行之土，包容其他四行之特殊品位类比。

二是其味尝之甘淡，为脾土所主之味，闻之有黏土之气，为金石药中所少有，具有土之气味。三是所主病证多有中土之位者，如泻痢赤白，腹痛肠澼及消瘦善饥，下血等中气虚损证。且此药之补中，非但因其质地黏厚，嚼之无沙粒感，具有丰富的营养物质（尽管陶氏当时不可能明白其富有多种人体必备的微量元素）可补充人体中之不足，还具有涩收之性以减其精微之耗，更是补法必备，否则将如无底之器，填而不满。介于上述理由，赤石脂被称之为土中土药是理所当然的。

赤石脂与草木土中土药人参，同为补五脏，益智养心，调中止泄，治腹痛，轻身延年之品。

二、石膏（土中金）

《本经》谓石膏："味辛，微寒。主治中风寒热，心下逆气，惊喘，口干舌焦不能息，腹中坚痛，除邪鬼，产乳，金创。生齐山（今山东中部淄博市淄川区大河镇南五公里及安徽贵池县南三里，均有齐山，此齐山所指待考）山谷。"

《别录》谓石膏："味甘，大寒，无毒。主除时气，头痛，身热，三焦大热，皮肤热，肠胃中膈热，解肌，发汗，止消渴，烦逆，腹胀，暴气喘息，咽热，亦可作浴汤。一名细石，细理白泽者良，黄者令人淋。生齐山及齐庐山（今山东诸城境内及浙江省中部义乌北郊苏溪镇境内均有齐庐山，此处所指系何处，待考），鲁蒙山（在今山东蒙阴县南部），采无时。"鸡子为之使，恶莽草，毒公。

宋本《伤寒论·太阳篇》168条，白虎加人参汤煎服法后注云："此方立夏后立秋前乃可服，立秋后不可服。正月、二月、三月尚凛冷，亦不可与服之，与之则呕利而腹痛。诸亡血虚家不可与，得之则腹痛利者，但可温之，当愈。"

《疏证》引《纲目》云："石膏生于石中，大块作层，如压扁米糕，每层厚数寸，色白洁净，细文短密，如束针，正如凝成白蜡，松软易碎，烧之即白烂如粉。"又云："凡物重则应坚，泽则应韧，辛则多窜，寒则多腻。石膏体质最重，光明润泽，乃随击即解，纷纷星散，而丝丝纵列，无一缕横陈。"

《礼记·内则》谓："脂膏以膏之"。孔颖达疏曰："凝者为脂，释者为膏。"《说文》曰："戴角者脂，无角者膏。""膏肥也。"

石膏出于山，为石类，其质如石之坚而名之自不待言，而以膏字名之，自有深义。膏之本义乃为动植物之油脂，古人以凝结者或带角动物之油称脂，释散或无角动物之油为膏。石膏之名当是此品非但坚硬，而且含释散态的"膏"，当然此膏只是可类比动植物之油，是山石的精微物质，它可以有如动植物油脂的润泽荣养作用，其质虽重有石之坚，但却润泽光明有挥散之性，易于打碎，故《本经》谓其味为能散之"辛"而用于解散发越外邪之结而解肌发汗。因其为膏，故可助津精之润而止舌燥口渴。

其色白沉重，象肺金之收重清肃下行，可以调火性上炎过度之大热，使三焦之热收而降之，喘满、腹胀、烦逆，及胃肠中膈气因之得下。《辅行诀》谓："白虎者，收重之方，石膏为之主"，概从此立言，以类比西方秋金之神。仲景白虎加人参汤谓"立夏后立秋前乃可服"，亦是其能如秋凉之至暑始可解除之意。后世温病家谓白虎汤证有大热、大渴、大汗、脉洪大，亦不外是其清降暑热（或如暑热）之气，收津液外泄之汗，充养热灼所耗之津，敛其沸腾惮越之脉而已。

如此而论，石膏之性既沉重肃降，又发散解肌；既可除邪实大热，又可滋助津膏之损而润泽，升降出入兼擅其长。此种非升非降，可泻可补之功用，正是五行中土为升降出入之枢，和缓协调，包容其他四行的特性，故《别录》称其为味甘之药。

《辅行诀》定其性味为脾土所主之味甘，又取其色白属肺金，具收降清肃之性而称之为土中金药，是完全符合其性能的。

它与草木土中金药生甘草，均可用于寒热、金创、止渴、烦满逆气、咳喘等证。还应当指出，石膏生用，退热作用较强，煅之则性转收敛而多用于疮疡外用，而甘草炙用亦性以温补为主，《辅行诀》中炙甘草，被视为土中火，而金石药之土中火则为石英。尽管如此，煅石膏与炙甘草一敛一补，一重在减耗，一重在补充，亦有异事同功，相互协同之妙。

三、石钟乳（土中水）

《本经》谓："石钟乳：味甘，温。主治咳逆上气，明目，益精，安五藏，通百节，利九窍，下乳汁。生少室山（在今河南省登封市城西 6 公里处）谷。"

《别录》谓："石钟乳：无毒。主益气，补虚损，疗脚弱疼冷，下焦伤竭，强阴。久服延年益寿，好颜色，不老，令人有子。不炼服之，令人淋。一名公乳，一名庐石，一名夏石。生少室及太山，采无时。蛇床为之使，恶牡丹、玄石、牡蒙，畏紫石英、蘘草。"

《纲目》引陶弘景曰："第一出始兴（今广东始兴县），

而江陵（今湖北省荆州市）及东境（东境不详是何地，今广东省增城市小楼镇中部有东境村）名山亦皆有，惟通中轻轻薄如鹅管，碎之如爪甲，中无雁齿，光明者为善。长挺一二尺者。色黄，以苦酒洗则白，仙经少用，而俗方所重。"又引孙思邈曰："乳石必须土地清白光润，罗纹，鸟翮，蝉翼一切皆成，白者可用，其非土地者，慎勿服之，杀人胜于鸩毒。"

古钟乳即乳石，是碳酸盐岩地区洞穴内，由顶部滴水，碳酸钙沉淀物积久而成，其形成往往须上万年或几十万年之久，古人认为系石之津液融结而成。可滋中焦之汁，上输于肺，故治咳逆上气，中焦取汁上奉于心化赤为血，流溢于中而为精，精气盛则目明而五脏和，百节通利，津液濡于空窍，则九窍通利，滋于经脉则乳汁自下。然其本系金石之品，体气俱厚，性情猛悍，产地或形质不良者，则"杀人胜于鸩毒"不可服之，即便是性较纯良者，亦不可多服久服，魏晋盛行的五石散（又称寒食散），乳石为其主要成分之一，服之丧命者无以数计，乃至隋唐医籍中多载有散发动方，真乃医学史上一大悲哀。切不可因此药补虚损，强阴益精而恣意用之，医者不可不慎之又慎。

《辅行诀》称钟乳石为土中水药，大概是因其《本草》中有其味甘的记载，而谓之属土，又因其生于洞顶滴水之积淀，其中含水之精华，性可属水而称之。

钟乳石与草木土中水药茯苓，都有延年，益阴精，补虚损，调五脏，治咳逆的作用。

四、云母 （土中木）

《本经》谓云母："味甘，平。主治身皮死肌，中风寒热，如在车船上，除邪气，安五脏，益子精，明目。久服轻身，延年。一名云珠，一名云华，一名云英，一名云液，一名云砂，一名磷石。生太山山谷。"

《别录》谓云母："无毒。下气坚肌，续绝补中，治五劳七伤，虚损少气，止痢。久服悦泽不老，耐寒暑，志高神仙。一名云珠，色多赤。一名云华，五色具。一名云英，色多青。一名云液，色多白。一名云砂，色青黄。一名磷石，色正白。生太山，及齐庐山，及琅琊（琅琊山，在今安徽省滁州市西南）北定山（古北定山在何处，待考）石间，二月采。泽泻为之使，畏鲆甲，反流水，恶徐长卿。"

《纲目》按《荆南志》（梁·肖绎著，肖绎，字世诚，即梁元帝，武帝肖衍之第七子，552～554 年在位）云："华容方台山出云母，土人候云所出之处，于下掘取，无不大获，有长五、六尺，可做屏风者，但掘时忌作声也。"时珍曰："据此，则此石乃云之根，故得云母之名，而云母之根，则阳起石也。"

《纲目》引弘景曰："按仙经云母有八种，向日视之色青白多黑者名云母，色黄白多青者名云英，色青黄多赤者名云珠，如冰露，乍黄乍白者名云砂，黄白晶晶者名云液，皎然纯白明澈者名磷石，此六种并好服，各有月时。其黯黯纯黑有纹斑斑如铁者名云胆，色杂黑而强肥者名地涿，此二种不可服。"

云母出于云所出之处而得名，而云为地气上交于天之事，可知云母具地气上交于天之性，而地气之上升，始于肝木之升发，且云母乃以色别其名，色的呈现取决于光，色随光变，而光为天阳之气，故云母本身即是地气交于天气的产物，即为云之根。云母之根为阳起石，阳起石乃升阳之物，故云母味甘具脾土地气之质者，并具有上交天阳之势力，此势力在五行中即肝木。

故尽管《别录》云母之按色命名，与陶氏所谓之仙经以色命名有所异同，但是仙经所谓八种云母中，可服者六种，其中有三种是青或兼青色者，《别录》谓其采于二月春木当令之时，当是其得木气多者为佳，可见其木性在此药用上地位之重要。何况仙经所称之云母（可视为狭义的云母）本来即以青色为主呢？因此《辅行诀》论云母，是在味甘属土的基础上，又以色青属木，采时属木定其为土中木药，是深契其色、味、性、时、能之理论的。

钟乳石与草木土中木药薯蓣，均可除寒热，下气，止风眩，明目，除邪气，治伤中，充五脏，补虚益气；轻身延年。

五、石英 _{（土中火）}

白石英《本经》谓："味甘，温。主治消渴，阴痿不足，咳逆，胸膈间久寒，益气，除风湿痹。久服轻身，长年。生华阴（位于秦、晋、豫结合部）山谷。"

《别录》谓白石英："味辛，无毒。主治肺痿，下气，利小便，补五藏，通日月光。久服耐寒热。生华阴及太山。大如指，长二、三寸，六面如削，白澈有光。其黄端白棱名黄石英，赤端名赤石英，青端名青石英，黑端名黑石英。二月采，亦无时。"

紫石英《本经》谓："味甘，温，无毒。主心腹咳逆，邪气，补不足，女子风寒在子宫，绝孕十年无子。久服温中，轻身，延年。生太山山谷。"

《别录》谓：紫石英："味辛，无毒。主治上气心腹痛，寒热，邪气，结气，补心气不足，定惊悸，安魂魄，填下焦，止消渴，除胃中久寒，散癥肿，令人悦泽。生太山，采无时。长石为之使，得茯苓，人参，芍药共治心中结气，得天雄，菖蒲共治霍乱。畏扁青，附子，不欲鳝甲，黄连，麦句姜。"

《纲目》白石英条下引弘景曰："今医家用新安（今河南洛阳一带）所出，极细长白澈者，寿阳八公山（今安徽省中部寿县古有寿阳、寿春、寿州、肥水等名，属六安市，山西省东部亦有寿阳）多大者，不正用之。仙经大小并有用，惟须精白无瑕杂者。如此说，则大者为佳，其四色英，今不复用。"

《纲目》紫石英条下引弘景曰："今第一用太山石，色重澈下有根。次出雹零山（属今之何地，待考），亦好，又有南城（今江西省抚州市东部有南城县）石，无根，又有青绵石，色亦重黑不明澈，又有林邑（古国名，象林之邑的简称，在今之越南中部，秦汉时为象郡）石，腹里必有一物如眼，吴兴（今浙江省湖州）石，四面才有紫色，无光泽，会稽（今浙江省绍兴）诸暨石，形色如石榴子，先时并杂用，今惟采太山最胜。仙经不正用，而俗方重之。"

《疏证》引唐代河北雄县刘恂《岭表录异》参《衍义》曰："紫石英其色淡紫不匀，其质明澈如水晶，随其大小皆五棱，两头如箭簇。"

石英虽类分五色，但以白紫两种入药，陶氏以为白者仙经多用之，紫者俗家多用之，而据传张仲景、何宴、葛洪、孙思邈诸人均有五石散方，其组方虽小有异同，但均有白石英和紫石英两种，葛、孙二氏为道教中人，张儒何玄，非道教中人，可见石英之取白紫非如陶氏所云道俗有别，或仙经多用白者。

《辅行诀》中石英名为土中火药，云其属土，当是因此石类分五色，本具中土之象，《本经》又云紫、白两种皆味甘气温，合中土之气味，有中土之用，紫者之形又有五棱，合中土之数，其属中土是比较好理解的。

至于又称其有火之名，所用当是紫石英。紫富含赤火之色，《别录》所主之证又明言"补心气不足，定惊悸。"称其为土中火药是理所当然的。

与陶氏同时代之徐之才《药对》云："湿可去枯，"以紫、白石英为代表药物，似与石英有火性之说不谋，是只知"燥万物者莫熯乎火"，而不知"心德在软"，水得火始可蒸腾化为湿气而润泽万物，石英明沏如水，性温而化水为气（湿），故《本经》以白石英治肺痿之肺叶焦举之枯，和消渴之口舌干燥，此非是"湿可去燥"又当是何？紫石英在《别录》亦"主消渴"亦可润口舌之干燥，有湿可去枯之功。

紫石英与草木土中火药炙甘草，均可温中、补虚、止渴、补心气。

第四节　肺金酸味门

一、绿青（即石绿，金中金）、**曾青**（金中土、火中木）、**石胆**（木中火、水中木）

《别录》谓绿青："味酸，寒，无毒。主益气，治䘌鼻，止泄痢。生山之阴穴中，色青则白。"

《纲目》李时珍曰："石绿，阴石也，生铜坑中，乃铜之祖气也。铜得紫阳之气而生绿，绿久则成石，谓之石绿，而铜生于中，与曾青同一根源也，今人呼为大绿。"

《本经》谓曾青："主目痛，止泪出，风痹，利关节，通九窍，破癥坚积聚，久服轻身不老。生蜀中山谷。能化金铜。"

《别录》谓曾青："养肝胆，除寒热，杀白虫，疗头风，脑中寒，止消渴，补不足，盛阴气。生蜀中及越嶲，采无时。畏菟丝子。"

《纲目》引陶弘景曰："旧说与空青同山，疗体亦相似，今铜官（古代官职名，又为官署名，西汉在丹阳郡，即今之安徽宣城。又今湖南省长沙市望城区有铜官古镇），更无曾青，惟出始兴，形累累如黄连相缀，色理小类空青，甚难是之而贵，仙经少用之。化金之事，法同空青"。

《纲目》引吴普曰：曾青"生蜀郡石山，其山有铜处，曾青出其阳，青者铜之精。"又引《造化指南》（15世纪土宿真君之本草著作，已佚，《庚辛玉册》曾引录）云："层青生铜矿中，乃石绿之得道者。"时珍曰："曾音层，其青层层而生，故名，或去其生从实至空，从空至层，故曰层青也。"

《纲目·空青》引《庚辛玉册》云："……又有杨梅青，石青，皆悉一体，而气有精粗，点化以曾青为上，空青次之……"又引《造化指南》云："曾空二青，则石绿之得道者，又二百年，得青阳之气，化为输石。"

石胆《本经》谓石胆："味酸，寒，主明目，目痛，金创，诸痫痉，女子阴蚀痛，石淋寒热，崩中，下血，诸邪毒气，令人有子，炼饵服之，不老，久服增寿神仙。能化铁为铜，成金银，一名毕石，生羌道山谷中。"

《纲目·石胆》引《别录》谓石胆："散癥积，咳逆上气，及鼠瘘恶疮。"引吴普曰："神农：酸，小寒。李当之：大寒。桐君：辛，有毒。扁鹊：苦，无毒。"李时珍云："胆以色味命名。"引陶弘景曰："仙方时用，俗方甚少，此药殆绝，今人时有采之者，以色青绿，状如琉璃而有白文，易破折，梁州、信都无复有，俗乃以青色矾当之，殊无仿佛。"引苏恭曰："此物出铜处有之，形似曾青，兼绿相同，味极酸苦……"又引苏颂曰："……又有自然生者，尤为珍贵，并深碧色……色青，见风久则绿，击破其中亦青"。"入吐风痰药最快。"

1. 石绿（金中金）

石绿、曾青及空青、白青、扁青等，均为铜氧化生成的碱式碳酸铜类矿物，本草均记为酸味之品。石绿即铜绿，生铜坑中，天然者为孔雀石，其色似孔雀羽毛绿斑而得名，现代加工制品系天然碱式碳酸铜与熟石膏加水拌和压扁切块而成，呈土黄或淡绿色，无臭无味；曾青生山之阳，以层层而生得名，有土状、粒状、肾状、散射状者；空青呈球状或中空。诸青形态有所不同而已。

诸青都是在铜绿经久变化而成，而此青色之质系"铜之精"得"紫阳之气"（瑞祥之气，可理解为现代之氧气）而成，日久成石即石绿，故石绿为"铜之祖气。"祖是父母的上一辈，或为事业、学派的创始人，诸青均是由此青之质变化而成，故石绿可称为诸青之祖，石绿在诸铜化物中处于显贵地位是不言而喻的，因此，陶氏在其味酸属金的基础上，称之为金中金药是有一定道理的。

石绿与草木药金中金药麦门冬，均有益气的作用。

2. 曾青（金中土、火中木）

曾青一物，因其味酸而名金药，自在情理之中，而又称金中土药，意为其并具土之性，甚是费解。但是，我们不妨从其生成持性，寻其端倪，作为其具有土之性的推理。

曾青和空青均为石绿之得道者，而用于点化术则曾青为上，是明言曾青之性优于空青，即曾青更得于道。

道字形之本意是置人于路，即一个人处在十字路口的情形，他可以登上通向四方的路，自主上路作"蹈"，引人上路作"导"，而这个十字路口，在五行学说中正是中土的形象，所谓"无中极无以定四方"，而通向四方的道路即是金、木、水、火的形象。而土在五行中，具神的概念（详见《伤寒论阴阳图说》）。

曾青既是石绿之得道者，即是铜之精得五行之土气之全而成者，具有特殊的神灵之气，具有不能用感觉器官去体认，也不可用普通字词表示，只能用这种比喻描述虚幻无形的神奇作用，而称曾青为金中土药，以表达它在诸铜化物中的崇高地位。同时由于它有破癥坚积聚，止消渴的咸软咸润之功，及止目痛泪出、风痒、头风、养肝胆等属肝木之病的作用，故又称其为火中木药。

曾青与草木药金中土药五味子，均有强阴，除热的作用。

3. 石胆 (木中火、水中木)

扁鹊谓石胆味苦，为肾所主之味，可谓其有水之性。且色青绿，有甲木胆之汁色，得久风而色愈绿，有与风木同类之象，桐君采灵谓其味辛，亦具肝木所主之用味，可谓之有木之性而称之为水中木药。性既有木性，而又为涌吐之快药，涌吐为可使气机上涌，有火性炎上之象，故又可称之为木中火药。

石胆与火土同治论心病草木方中水中木、木中火药淡豆豉，均可解诸毒，疗寒热，喘咳上逆，又同为催吐方用药。

二、矾石 <small>(白矾金中水、皂矾金中火)</small>

《本经》谓矾石："味酸，寒。主治寒热，泄利，白沃，阴蚀，恶疮，目痛，坚骨齿。炼饵服之，轻身，不老增年。一名羽碈。生河西（汉唐时期，指今甘肃、青海两省黄河以西的地方）山谷。"

《别录》矾石（白矾）："无毒。除固热在骨髓，去鼻中息肉。岐伯云：'久服伤人骨'能使铁为铜。一名羽泽。生河西及陇西（陇山即今之六盘山，陇西指甘肃省六盘山以西），武都，石门（石门在今湖南省常德市石门县），采无时。甘草为之使，恶牡蛎。"

《纲目》引苏恭曰："矾石有五种，白矾多入药用；青、黑二矾，疗疳及疮；黄矾亦疗疮生肉兼染发；绛矾本来绿色，烧之乃赤，故名绛矾。"

《疏证》引《纲目》云："矾石初生是石，燔炼则烊沸而成小块，以光莹如水晶者良。"

《纲目》引弘景曰："矾石今出益州北部西川，从河西来，色白，生者名马齿矾，炼油成纯白名白矾……"

《纲目·绿矾》项下曰："皂矾，青矾。煅赤者名绛矾，唐本矾红。（时珍曰）：绛矾可以染皂色，故主谓之皂矾，又黑矾亦名皂矾，不堪服食，惟疮家用之，煅赤者俗名矾红，以别朱红。"又曰："绿矾，晋地、河内、西安、沙州皆出之，状如焰硝，其中拣出深青莹净者，即为青矾，煅过变赤，则为绛矾。以入垆墁及漆匠家多用之。然货者亦杂以沙土为块。昔人往往以青矾为石胆，误矣。"

1. 白矾 <small>(金中水)</small>

白矾系硫酸盐类矿物矾石经加工提炼而成，矾石含氧化钾 11.4%、氧化铝 37.0%、二氧化硫 38.6%、水 13%，白矾主要含水硫酸钾铝。

《辅行诀》称白矾为金中水药。其味酸，属肺金之主味，有酸收之功，其气寒，寒为肾水之气当是称其为金中水药的直接根据。因其酸收，故可治脱肛、阴挺（子宫脱垂）；因其气寒，故肝热之泪出目痛、骨髓之热可除；且其性能收湿而劫滑涩，故泄痢带下可愈；其性又可澄浊淖，得火则烊，遇水则化，可入水火之中而双绾于阴阳之间，水火所受之邪浊可因之而清，无论湿热或寒湿不得蕴结而寒热得除，风痛止，更不至蕴久积毒而治疮疡。

白矾与草木金中水药枳实，均可除寒热、止泄利、除痰水停聚、风痛，与谷物酿制品酢，均可治理。

2. 皂矾（金中火）

皂矾即青矾、绿矾，烧之成深红色而称绛矾。笔者曾亲制此药。所用系购自邻县平乡一带用于涂涮砖壁（即时珍所谓之圬墁家）者，新购者如硝而色青绿，久置则风化色转微黄，烧之始溶化，再烧则变为黑色，继烧之始变为红绛色固体。

现代研究证明，皂矾主要成分为水硫酸亚铁，近代多用于治疗黄胖病，贫血，肝病等。如《辽宁中医杂志》1981年第8期载有沈家足的文章："复方针矾丸治疗黄胖病的体会"；《河南中医》1984年第5期载有袭振祥、陆广武的文章："陈芳珊老中医虚黄丸治萎黄黄胖病的验案"。

此药首载于《日华本草》（已佚）。该书又名《大明本草》，为吴越日华子集。日华子为唐代本草学家，原名大明（一说大明为姓氏），今浙江鄞县人，一说今山西雁门人。该书为集当时常用药物的书籍。但是该药的使用绝不是始于唐，早在汉末张仲景时代即已广泛应用。张氏治疸之硝石矾石散中之矾石，谓服后大便正黑色，与皂矾因含铁。量高而服之亦为黑色便相同，学者以此为考证仲景硝石矾石散中矾石即皂矾的主要根据之一，已被学界大多数认同。说明汉代已将皂矾列为药物之一，其未载于《本经》与《别录》的原因，大概与矾类为道家炼丹常用，而道教历来就有密而不传的教规所致，但最根本的原因，仍当在于当时可能对诸矾药性不同的认识尚不完全成熟，分论的条件并不具备，载入本草贻误世人。无论如何，汉代硝石矾散服后反应，以详实的资料证实了当时皂矾已经为临证所用。

据《纲目》所载引苏恭皂矾的主治为："疸及诸疮。"引《大明》云："喉痹虫牙，恶疮疥癣。酿鲫鱼烧灰服，疗肠风泻血。"时珍云："消积滞，燥脾湿，化痰涎。除胀满黄肿疟痢，风眼口齿诸病。"

《辅行诀》称皂矾为金中火药，大概是因其味酸属金，用时烧赤始可，而烧后则呈红色，红属火象之故。且其主治，如疥癣肠风风眼等之病机与风木相关，其血病黄肿、胀、疟、痢等又与属心火之血、热相关。

皂矾与草木药金中火山茱萸均可去湿热，去虫，治肠风，目疾，理中消积的作用。

三、石硫磺 <small>（金中火）</small>

《本经》谓石硫黄："味酸，温。主治妇人阴蚀，疽痔，恶血，坚筋骨，除头秃。能化金、银、铜、铁奇物。生东海（今江苏北部与山东省临近，属连云港市）牧羊山（在今安徽省明光市东北 40 公里七里湖，即今所称官满湖的东岸）谷中。"

《别录》谓石硫磺："大热，有毒。主治心腹积聚，邪气冷癖在胁，咳逆上气，脚冷疼弱无力，及鼻衄，恶疮，下部䘌疮，止血，杀疥虫。生东海牧羊山，及大山（大山具体地址待考，疑为太山），及河西山，礬石液也。”

晋·张华《博物志》谓：“凡水源有石硫黄，其水则温，或云神人所暖，主疗疾。”

《纲目》李时珍云：“硫黄秉纯阳火石之精气结成，性质流通，色赋中黄，故名硫黄。含其温毒，为七十二石之将，故药品中称将军。外家谓之倸，亦曰黄牙，又曰黄硇砂。”又云其：“能补命门真火不足，且其性燥热而治利大肠，又与燥涩者不同，是亦救危妙药也。但炼制久服，则有偏胜之害，况服者又皆假此以纵欲，自迷其咎，与药何责焉？”

《纲目》引王好古云：“如太阴丹、来复丹皆用硫黄伍以硝石，至阳佐以至阴，与仲景白通汤佐以人尿、猪胆汁大意相同。所以治内伤生冷，外感暑热，霍乱诸病，能去格据之寒，兼有伏阳，不得不尔。如无伏阳，只是阴证，又不必以阴药佐之，何也？硫黄亦号将军，功能破邪归正，返滞还清，挺出阳精，消阴化魄。”

硫黄本是火之精气所结，即其性能收阳热之气，所谓其味酸，当在收聚阳气之功，可治阳气式微之证。其能使泉水温热，而泉水本性阴之物，其通散阳气使阴水温热，非性温而何？收聚阳气而称其酸，为秋肺金所主之味酸，散发阳气使阴水变温，乃辛散之功，而辛为春肝木所主之味，故《辅行诀》称其为金中木药。且此物极易点燃，其焰先蓝后紫，蓝为青类，紫为红属，颇有由木转火色之象，硫之易燃本具木生火之质，燃之先蓝后紫，生火之势强，故其性甚烈，与肝木将军之官之称亦甚相合，其味酸为肝之体味，辛散为肝之用味，一味硫黄兼具肝之体用，称其将军更是名副其实。

将军可拯国难于危急之时，硫黄可救人于阳绝阴结之证，不愧为一良药。然正因其药力之巨，而始见其毒性之大，即有古人以萝卜、豆腐等炼制之法，可参考。不过现代所用之硫多为经提纯者，已不具杂质，笔者曾用豆腐制之，不似从前制作时，豆腐变为黑绿色，而硫黄则变为洁净鲜艳，用现代提纯之硫黄，不必加工处理即可，是否如此，还当在临证时验证。对此问题，当前笔者尚无成熟的结论。

《本经》无硫黄有毒的记载，《别录》则载之，是二书时代不同，对其使用经验有别，不善用者用之而至伤害人命，善用者可救人命于危难，不可不慎。近贤张锡纯氏，颇倡用生硫黄，当代亦不乏用此药治疗的报道，值得深入研究。笔者有单用此药治愈慢性肾炎、过敏性哮喘的病例。

硫黄与草木金中木药芍药，均可治恶血、破心腹坚积，消痈肿恶疮，去邪气。

第五节　肾水苦味门

一、滑石（水中水）

《本经》谓滑石："味甘，寒。主治身热，泄澼，女子乳难，癃闭，利小便，荡胃中积聚寒热，益精气。久服轻身，耐饥，长年。生赭阳（今河南省南阳）山谷"。

《别录》谓滑石："大寒，无毒。通九窍六腑津液，去留结，止渴，令人利。一名液石，一名共石，一名脱石，一名番石。生赭阳，及太山之阴，或掖北白山（掖北，指白山），或卷山（今河南省荥阳）。采无时。石韦为之使，恶曾青。"

《神农本草经》陶弘景云："滑石，正白，又有冷石、小青黄，性并冷利，亦能烫油污衣物，今出湘外始安郡诸处，初取软如泥，久渐坚强，人多作家中明器物，并散热，人用之，不正入方药，赭阳县先属南阳，汉哀帝置，明《本经》所注县郡，必后汉时也。掖县属青州东莱，卷县属司州荥阳。"

《疏证》云："滑石中洁白如雪，腻滑如脂，初出时柔软如泥，久渐成块，以土地气热故也。荡胃中积聚寒热。"

滑石是热液蚀变矿物，富镁矿物经热液蚀变，常变为滑石。故滑石常呈橄榄石、顽火辉石、角闪石、透闪石等矿藏物假象。滑石是一种常见的硅酸盐矿物，主含硅酸镁，尚含氧化铝、铁、石灰等。非常软而有滑腻的手感，因含杂质不同而有多色，以白者入药佳。

滑石当是以其质滑性荡利而得名。徐之才曰"滑可去著"，滑润之质可减少物质运动的阻力，而使之易于排利而不附着，而呈力半功倍之事，从而增强荡除病邪之积滞。

《内经》谓："滑者其气清，涩者其气浊。"清者稀薄，浊者浓厚，而稀薄者莫如水，则滑石可如水可使浓厚者变为稀薄而不滞着，易于运动外排，并可润泽其运行通道，使有形之物易于运动而出。

由于人体之清液势在上行，浊液势在下趋，故浊废者归于下焦，肾主二便而排泄之。滑石可治泄癖癃闭积聚留结等。至于乳汁虽系精华之物，但毕竟为浓厚之液，故亦可使之易于通利而出。

另一方面，滑石之气大寒，寒亦冬水之气，而可去热，如其清暑去胃热，其润泽之性又可滋助热火伤阴之治疗。

综上所述，滑石质滑性利而气寒，颇得水之特性，这种特殊性能是其他金石药物不可比拟的，所以陶氏称之为水中水药，情理可通。

滑石与草木水中水药地黄，均可益精气，长气力，利耳目，利大小肠，去胃中积食，除胃中寒热。

二、代赭石（水中木）

《本经》谓代赭："味苦，寒。主治鬼疰，贼风，蛊毒，杀精物，恶鬼，腹中毒邪气，女子赤沃漏下。一名须丸。生齐国（今山东省泰山以东以北一带）山谷。"

《别录》谓代赭："味甘，无毒。主带下百病，产难，胞衣不出，堕胎，养气血，除五藏血脉中热，血痹血瘀，大人小儿惊气入腹，及阴痿不起。一名血师。生齐国，赤红青色，如鸡冠有泽，染爪甲不渝者良，採无时。畏天雄。"

《纲目》引《别录》谓："出代郡（今山西省代县）者名代赭，出姑幕（在今山东省东南部莒县）者名须丸。"又曰："赤红青色代郡城门下赤土也。江东久绝，俗用乃疏，而为仙方之要，与戎盐、卤碱皆是急须。"又引王好古云："代赭入手少阴、足厥阴经，怯则气浮，重所以镇之，代赭之重，以镇虚逆。"又时珍曰："代赭乃肝与心包络二经血分药也，故所主治皆二经血分之病。"

代赭石主含三氧化二铁，正品钉头赭石，含铁60%以上，并含镉、钴、铜、锰等多种微量元素，尚含对人体有害的铅、砷、钛。

《辅行诀》赭石被列为水中木药。其味苦气寒质重下趋，具水之特性，云其属水，本无可厚非，但又以木药称之，则当析之始明。

众所周知，肝属木，主风，主藏血，藏魂，主筋，爪甲为筋之余，其经脉名厥阴，乃风木之经，所谓诸风掉眩皆属肝。代赭色赤似血，染甲则其色不变，质坚似血之内藏，是其与肝有亲和之力；其所主之证，亦多与肝之藏血、舍魂、风动相关，故称其为水中木药是有一定的理论和实用基础的。

代赭石与草木水中木药黄芩，均可治疗血闭血热，除肠胃中热，治疸、女子经产淋带等证。

三、丹砂 （水中火）

《本经》谓丹砂："味甘，微寒。主治身体五藏百病，养精神，安魂魄，益气，明目，杀精魅邪恶鬼。久服通神明，不老。能化为汞。生符陵（隐居云：符陵是涪州。即现代重庆市涪陵）山谷。"

《别录》谓丹砂："无毒。主通血脉，止烦满，消渴，益精神，悦泽人面，除中恶腹痛，毒气，疥瘘，诸疮。久服轻身神仙。作末名真朱，光色如云母，可析者良。生符陵，采无时。恶磁石，畏咸水。"

《抱朴子》谓："丹砂烧之成水银，积变又还成丹砂。"

《丹药本草》（张觉人著，学苑出版社，2009）灵砂下引李时珍说："硫黄，阳精也，水银，阴精也，以之相配，夫妇之道，纯阴纯阳，二体合璧，故能夺造化之妙，而升降阴阳，既济水火，为扶危拯急之神丹。"又出按曰："水银化合物中，在中国炼丹术中占重要地位的当属硫化汞。属这类的有丹砂、灵砂、银朱三种。丹砂为天然产品，《神农本草经》列为上品，而灵砂和银朱则为人工制造。灵砂初载于《别录》称之：水银硫黄细研，入炉抽之，如束针绞者成就也。"

该书《丹砂·文献探索》引《抱朴子》载："沅县廖氏家有丹井，饮其水者，世世寿考，后徙去，则子孙多夭折，他人居其做宅，复多寿考，疑其井水赤，乃掘之，得古人埋丹砂数十斛也，饮此水而得寿，况炼服者乎。"其后作者评之曰："饵炼丹砂是否延寿姑存不论，但以丹砂滤水保洁却深合卫生之道，饮之长年固意中事，古人炼九转灵砂成后，多埋入土中或沉于水底以除火毒，廖氏井旁掘出的丹砂，为古人埋而未掘的灵砂是无疑的。"

该条又引青霞子（隋代著名道士苏玄朗之号，581～600年前后）说："丹砂自然不死，若以气衰血散，体竭骨枯，八石之功，稍能添益，若俗长生久视，保命安神，须饵丹砂，且八石见火，悉成灰烬，丹砂伏火，化为黄银，能重能轻，能神能灵，能黑能白，能暗能明，一斛人擎，力能升举，万斤遇火，即速上腾，鬼神寻求，莫知所在。"

丹砂主含硫化汞，有天然形成和人工合成两种。天然生成者常夹杂雄黄、磷灰石、沥青质等。是地表水或地下水，在循环过程中，从地壳中带来了汞物质，在浅层低温条件下，与硫氧化而形成。是我国炼丹家用来炼丹的重要原料之一。

古代炼丹家在长期炼丹活动中，对丹砂的性质和作用有了充分的认识，积累了大量的宝贵经验，至晚在葛洪时代，对其为硫汞合成的认识已然成熟。《辅行诀》称其为水中火药，大概出于其本质为汞为阴精当属水，硫为阳精当属火的认识所致。尽管当时不可能有丹砂系水在循环过程中带有的汞质的认识，但其沉重之质，与水的关系至密，有清洁水液而益于长寿的经验，会有认为其含"阴（水）精"则是自然之事。同样，对所含硫的认识也会因其易燃而性热，产生其为"火（阳）中精"的认识。

按照古人炼丹技术理论，阴精和阳精所合成之物，其性质当是非阴非阳之品，即丹砂既不属阴又不属阳的"神"奇之物，而认为其味甘，属五行中土，具有"神"之性（土为五行中之神，详见《伤寒论阴阳图说》），有诸多双向作用，为其可治疗精神魂魄之病的理论根据。但究竟其气"微寒"，而略偏于水寒之性，而以水性药名之。另一方面，其色赤，而赤为火色，则又有称之为水中火药。总之陶氏称丹砂为水中火药，既标示了其形成之本源，又显示了其合化性质及治疗保健作用，符合火土一家的学术理念，切合药用功效，可谓之名副其实。

丹砂与草木药水中火黄连均可治消渴、目不明、五脏冷热、口疮等证。

四、黄土（水中土）

黄土，《本经》与《别录》均未载。据《纲目》所引文献可知首载于《本草拾遗》，其书曰："张司空（南齐明帝时494～498年，司空张岂，清河郡人，即今之江苏淮安人，曾得葛洪传授）言：三尺以上曰粪，三尺以下曰土，凡用当去恶物，勿令入客水。"主"泻痢冷热赤白，腹内热毒绞结痛，下血，取干土，水煮三、五沸，绞去滓，暖服一、二升，又解诸药毒，中肉毒，合口椒毒，野菌毒。"

《纲目》引《肘后方》谓："内痔痛肿，朝阳黄土、黄连末、皮硝各一两，用猪胆汁研如泥，每日旋丸枣大，纳入肛内，过夜，随大便去之，内服乌梅黄连二味丸药。"

《纲目·土部》李时珍曰："土者五行之主，坤之体也。具五色而以黄为正色，具五味而以甘为正味。是以《禹贡》辨九州之土色，《周官》辨十有二壤之土性。盖其为德，至柔而刚，至静而常，兼五行生万物而不与为能，坤之德其至矣哉。在人则脾胃应之，故诸土入药，皆取其裨助戊己之功。"

黄土虽未见于《本经》和《别录》，但陶氏之前确有用此药者，如《纲目》所引《肘后》之方，且仲景亦有"黄土汤"，陈藏器之本草，真是名副其实的"拾遗"之作。故《辅行诀》中有《本经》《别录》未载之品，是正常现象，学者不可一见其中有当时本草书未载之品，不加深入考证，即作为断定《辅行诀》系伪书的根据，是十分不严肃的态度。

黄土在《辅行诀》命名为水中土药。其色黄、味甘之土，称其为属土易于令人理解，而称其属水，且以水为其主味，似与理欠通。究其所以，大概与药用黄土，是指"三尺以下者"有关。因为水之性渗下而趋于下，深层之土当具有趋下之水性而名之。更重要的是古人有"土水合德"的理念，土可渗湿，水包容于土中，乃天地之自然，故特以水中土之名称之。

黄土与草木水中土药术，均有除热、治泄利、助脾胃的作用。

五、白垩 (水中金)

《本经》谓白垩："味苦，温。主治女子寒热，癥瘕，月闭，积聚，阴肿痛，漏下，无子。生邯郸山谷。"

《别录》谓白垩："味辛，无毒。止洩痢，不可久服，伤五脏，令人羸瘦。一名白善。生邯郸，采无时。"

《纲目》引陶隐居弘景曰："即今画家用者，甚多而贱，俗方稀用。"引苏颂曰："胡居士云：始兴小桂县晋阳乡有白善，而今处处有之，人家往往用以浣衣。"时珍曰："诸土皆能去湿，而白垩土则兼入气分也。"

白垩土是一种微细的碳酸钙沉积物，可含少量的锰和铁。主要是由单核细胞浮游生物珠藻的遗骸构成，古人在饥荒年用以充饥，但不易被人体消化吸收，有腹胀便干的副作用，少量食之可不致死亡，过量则导致胃肠中郁积饱食而死。涉县亦产此物，据云当地在 20 世纪 70 年代初，尚多以此物作粉刷墙壁用，饥荒年代确有以此充饥的传统。

白垩味苦属水，色白属金，《辅行诀》据其色味而称为水中金药。味苦则可使水湿收藏而水湿之邪得除，故可治泻痢、阴肿、漏下、寒热；属金则有刚坚削伐之力而可用于浣衣，是可去污浊、破癥结、气血积聚，气血畅通则令人有子，因其久服伤五脏，故可令人消瘦。

白垩土与草木水中金药竹叶，均有祛湿除热的作用。

第六节　从火土同治论心病金石方例用药简释

一、铁落 （木中土，木中水）

《本经》谓铁落："味辛，平。主治风热，恶疮，疡疽疮痂，疥气在皮肤中。生牧羊平泽。"

《别录》谓铁落："味甘，无毒。除胸膈中热气，食不下，止烦，去黑子。一名铁液，可以染皂。生牧羊平泽及枋城，或析城，采无时。"

《纲目》引《别录》曰：名"铁汁"，又引苏恭曰："是煅家烧铁赤沸，砧上煅之，皮甲落者。若以浆为铁落，则钢浸汁更谓何系，落是铁皮，滋汁黑于余铁，故又名铁汁。"

铁落为生铁煅至红赤，外层氧化时被锤落的铁屑，主含四氧化三铁，或名磁性氧化铁。此药的使用历史悠久，生铁落饮为《内经》十三方之一，用于治怒狂病。《辅行诀》拟补从火土论心病补泻方中以木中土、木中水药用之。乃是据其以青属木，《别录》谓其味甘属土，而名木中土；"滋汁黑于余铁"，且治诸火证，有克火之水性，又名木中水。

铁落与从土火论心病方中之草木药通草均主恶疮痈肿，除热止烦。

二、石蜜（土中金，土中火）

《本经》谓石蜜："味甘，平。主治心腹邪气，诸惊痫痓，安五脏，诸不足，益气补中，止痛解毒，除众病，和百药。久服强志，轻身，不饥，不老。一名石饴。"

《别录》谓石蜜："微温，无毒。主养脾气，除心烦，食饮不下，止肠澼，肌中疼痛，口疮，明耳目。久服延年神仙。生武都山谷，河源山（在今广东省东北部）及诸山石中，色白如膏者良。"

《疏证》参《本草崇原》（清·张志聪撰，其弟子高世栻续成，志聪生于 1610 年，卒于 1674 年）曰："蜂居山谷，蜜结石岩者，名曰石蜜；其居丛林，结树木上者，名木蜜，皆以色白如膏者佳。若人家作局收养割取者为家蜜最胜。春分节后，蜂采花心之粉，置之两髀而归，酝酿成蜜，从上下垂，不着边际，其厚若指，故曰蜜脾。若遇牡丹兰蕙之粉，或负于背，或戴于首，归以供王蜂，王所居层垒如台，有君臣之义。寒冬无花，深藏桶内，以蜜为食，春暖花开后，复出采花也。"

《纲目》引弘景曰："石蜜即崖蜜也，在高山岩石间作之，色青赤，味小碱，食之心烦，其蜂黑色似虻。……"。

又引张华《博物志》云:"南方诸山,幽僻处出蜜蜡,蜜蜡所着,皆绝岩石壁,非攀缘所及,唯以山顶以篮与悬下,遂得采取,蜂去余蜡在石,有鸟如雀,群来啄之殆尽,名曰灵雀。至春蜂归如旧,人亦占护其处,谓之蜜塞,此即石蜜也。"又引弘景曰:"石蜜,道家丸饵莫不须之。仙方亦单炼服食,云至长生不老也。"

石蜜当是古代使用较早的药品,是野生蜜的一种。陶氏对此药的认识比较确切,现代多有家养蜂蜜,石蜜虽仍有但极不易得,故可以家养蜂蜜代之。

蜜味甘是众所周知的,甚至"甜如蜜"已是人们的口头语,以甘属土的理念该之,石蜜属土应是当然的。但又称其有金性和火性,则应从其色味特点进一步分析。

石蜜以色白为佳,生于石上,白为肺金之色,石坚重而为诸金所出,故可属金,特别是陶氏已明言石蜜之味有碱味而色"(青)赤",碱当与咸同,乃具火之色味,故又称其有火之性。谓石蜜为土中金,又为土中火,是有其理论根据的。

石蜜与火土同治心病方中草木土中金、土中火药升麻,均可止痛解毒、除邪气、轻身长年。

三、理石 (土中火)

《纲目》引《本经》谓理石:主"血热,利胃解烦,益精明目,破积聚,去三虫。一名立制石。生汉中山谷。"又引《别录》谓:"理石,味甘,大寒。""除荣卫中去来大热结热,解烦毒,止消渴,及中风痿痹。一名肌石。如石膏顺理而细。生汉中及庐山。采无时。"滑石为之使,畏麻黄。

理石系石膏中纹理细长如丝而明洁微带青色者。为硫酸盐类矿物石膏中的纤维膏。《本经》谓其利胃，《别录》谓其味甘，故称谓其属土，但《别录》已明言其性大寒，今却称为土中火药，其火字与寒甚相龃龉，有待进一步解析。

理石以土中火名之，土主长夏，时在夏至到立秋，其气暑。暑为湿热兼挟之气，其中湿为脾土所主，为水湿容纳之所。由于夏至地得太阳照射之热最多，之后则渐减，即所谓"夏至一阴生"，由于热的积蓄作用，地中之热的量仍日趋增加，直至立秋始日趋下降，秋分始降至年平均值。故此，虽然长夏之季得天阳之气渐少，但实际气温却仍趋上升之极点，为一年中温度和湿度最高的季节，并且是夏季的后半阶段。

长夏湿热并重，其湿是地（阴）气脾土纳水之特性而然，乃天（阳）夏火积蓄之热，此湿此热相互兼挟，为天地之气交互合化运动的现象。

从理石之主治"荣卫中之去来大热结热、解烦"来看，其性寒而不当属火。但是此长夏之火，乃是在夏至"一阴生"之后，阴气渐长之时之热，乃阴分之热，在运气学说中，此暑期之主气即为阴中之火——相火，客气即太阴湿土。太阴之经脉络于脾，脾为三阴之长；包络为心之外围，其经脉系于手厥阴心包络，其去来大热和烦心证，又与手厥阴心包络是主脉所生病之心烦、《伤寒论》厥阴证之热厥胜复相关。心包络不但经脉类属阴经，且为代心行气而属火，所以此火当名为阴火，即相火。

此阴火之气亢则为害，一般认为其治法一为厚土以掩火，即甘温除大热，一为敛火归元，即引火归原。二法均是以热治热的从治理法，使"天明则日月不明"之术。理石色白入肺，质重而趋下，具秋收敛降之功，转湿热为凉燥者，故以土中火名之以类暑气之湿热兼挟。

理石与石膏极为类同，而一名土中土，一名土中火，是二者主治有从脾土和从胃土的区别所致。脾为脏，属阴，理石所治多为如前所述之阴火；胃为腑，属阳，石膏所治多为阳燥之火。外感之邪所致者，在腑在经在表之证，如中风寒热，三焦大热，皮肤热，肌热，胃热，头痛等阳燥之证。二者所治有湿热与燥热的区别，故论理的方法，则有石膏重在色（白属金），理石则偏于质（脾湿）的差异。

理石与从火土论心病草木药牡桂，均有止烦、通脉的作用。

四、姜石（水中土，水中金）

《本经》谓："殷蘖：味辛，温。主治烂伤，瘀血，泄痢，寒热，鼠瘘，结气。一名姜石。生赵国山谷。"

《别录》谓殷蘖："无毒。主治脚冷疼弱。钟乳根也。生赵国，又梁山及南海，采无时。恶术，防己。"

据《纲目》所载，孔公蘖、殷蘖、钟乳石三物实为一体，根部者为孔公蘖，又名通石，中有孔道故名。较孔公蘖稍小而高耸者为殷蘖，大如牛、羊角，长度一二尺。钟乳则是吊在洞顶上，也有中空者。形如姜者即姜石。孔公蘖条下所载味属甚不一致，引神农为辛，引岐伯为咸，引扁鹊为酸，引《大明》及甄权则为甘。据其形态之不同，又有石床、石花、石脑、石脑油、石髓、土殷蘖、姜石等诸名，所记味属亦各有异同，且石脑油又有苦味的记载。《唐本草》则将姜石另立一项而记为咸味，其主治只记："热豌豆疮，疗毒等肿"八字而已。此姜石所指非是殷蘖出石洞而形如姜者，乃出于土石之间，《纲目》姜石下引邵伯温曰此石："天有至戻，地有至幽，石类得之，则为疆砾是也，俗作疆蛎。"

　　殷蘖类诸药及《唐本草》姜石性味不一的多种记载，应当是在漫长的医疗实践中，对所用药形成过程和产地不同的总结记录，同时也有对同一种药物在不同时代，认识有所不同的问题。但是必定都有一定的临证根据，不应轻易否定和肯定其是是非非。

　　尽管古代文献对此类药品的味属记载已五味俱全，而现代研究却已证明，殷蘖与《唐本草》另立项的姜石，主要成分都是碳酸钙类，而其主治功用大多都可祛湿消肿、解毒疗疮。因此笔者认为以形命名的姜石（殷蘖）和"生土石间"的姜石功用是相近的，二者可以通用，当然也会有其各自的特性，需要进一步研究和发现予以区别。

　　河北邢台地区为姜石的主要产地之一，因此民间流传着一些用姜石治病的便方，笔者身处此地，用之有效者莫过于治金创出血和宫颈糜烂，均是外敷法。20 世纪 70 年代中，当地用此药浸水服用防治食道癌风行一时，邢台医药情报站曾在《中国中医药》报道。

　　据现代研究，姜石除主要成分碳酸钙之外，尚含铁、锌、铝、铜、钼、锡、锰、钨、硒、碘、钒、硅、铬、氟等多种微量元素。

　　《辅行诀》从火土同治拟补心病金石方用姜石，主要是根据它和菜类药薤白功用相仿，皆可治疗金疮，祛湿疗肿毒的功效，且现存世诸传抄本中，多有用此味的记载。故而取用此药，而以薤白的五行互含属性命名。然而因为姜石的文献记载甚是简略，其名实问题亦是模糊不清，加之殷蘖类金石药的五味属性是五味俱备，"生于土石间"之姜石味属咸，又与薤白之主味不同，而且属殷蘖类的石脑油，虽然其味属苦，可适应此处金石药的需要，但是此石脑油，即今之煤油、柴油。《纲目》谓其气味"辛、苦有毒"，主治："小儿惊风，化涎"时珍曰："杀虫，治疮"，并引钱乙曰："治小儿惊热肺实，哎吐痰涎……取其能透经络，走关窍也。"1971年第 3 期《辽宁医药》报道了第一医院等七个单位……用民间单方煤油治疗 182 例慢性气管炎取得了良好的效果，治疗方法，用抚顺市石油三厂生产的煤 油成人用量 4～5 毫升，每日是一至数二次十天为一疗程。此方在当时管经推广，但笔者始终，不敢轻信使用。仅用煤油棉球塞小儿肛门治疗蛲虫，尚属有效，笔者认为石脑油外用尚可谨慎试用，内服则需严控。虽其有味苦之说，又能通透经络关窍符合胸痒之需亦不堪用之治疗胸痹。

鉴于上种情况，可以说姜石以水中土、水中金称之的古代文献依据不足，如姜石乃感天地戾、幽之气而生者之说，仍用天地之常理论之，自然难得其解，因毕竟古人的认识有其时代理论和认识的局限性，不可解释的现象被称为天地不正之气，对姜石的生成过程了解的程度不深。我们不妨借助现代知识，仍用古代的认识方法进行探索。

现代已有资料证实，姜石的历史已有十几亿年，至今仍有才开始形成者。它们的形成有一共同特点，即在大气降水或地下水溶解较多的碳酸氢钙，在运转过程中，沿某一质点（如土块、沙粒或水滴）凝聚，由内往外愈长愈大，并胶结有地层中的黏土或沙粒，形成结核，而大小不一，形态各异。主要产于黏土质地层中或黄土中。

可见姜石的形成，水在其中起到了不小的作用，无水姜石即无法形成，水起着媒介作用。姜石与水同类相应的现象，谓其有水之性，是基本问题。水凝聚的碳酸氢钙和其他金属元素，质重而硬，可属金，则可称之为水中金。在漫长的生成过程中，所渐渐附着其上的黏土、黄土等，可谓之属土之物，因之称之为水中土亦不无道理。

姜石与火土同治论心病草木药薤白，皆可去水气、除寒热，治金创、诸疮，散结气。

五、硇砂 <small>(金中金，金中火)</small>

《纲目》引《抱朴子》云："伏硇药甚多，牡蛎、海藻、海螵蛸、晚蚕砂、羊骨、河豚鱼胶、鱼腥草、萝卜、独帚、羊蹄、商陆、冬瓜、阳踯躅、苍耳、乌梅。"引陈藏器曰："其性大热，服之有暴热损发，云温者误也。"引甄权曰："酸咸有大毒"，"除冷病，大益阳事"。引《张匡邺行程记》（张匡邺系晋代人）云："高昌（高昌古城在今新疆吐鲁番东40公里，火焰山南麓，天山北麓）北庭（北庭古城在今吉木萨尔县北12公里，北庭乡）山中，常有烟气涌起而无云雾，至夕光焰若炬火，照见禽鼠皆赤色，谓之火焰山。采硇砂者，乘木屐取之，若皮底即焦矣。北庭即今西城火州（在今新疆维吾尔自治区柳城西70里，吐鲁番东30里）也。"引时珍曰："硇砂亦硝石之类，乃卤液所结，出于青海，与月华相射而生，附盐而成质，房人采取，淋炼而成，状如盐块，以白净者为良。其性至透，用黝罐盛悬火上则常干，或加干姜同收亦良。"引张果（唐初，今邢台市广宗县张果寨村人）《玉洞要诀》云："北庭砂秉阴石之气，含阳毒之精，能化五金八石（五金：黄金、白银、赤铜、青铅、黑铁，八石：朱砂、雄黄、硫黄、雌黄、云母、空青、戎盐、火硝。都是古代道家炼外丹的材料），去秽益阳，其功甚伟，力并硫黄。"引《唐本草》云："积聚，破结血，止痛下气，疗咳嗽，宿冷，去恶肉，生肌，烂胎，并入驴马不用。"

砌砂一物，《本经》《别录》未载，但《抱朴子》中竟列出含砌砂药达 15 种之多，说明在晋代已充分掌握了其性能，主含氯化铵，当是炼丹家常用之品。其产地在西域寒燥之区，出自气候特有火热的火焰山处，其所禀之气化亦自当有其特殊性。

首先其产于我国的西北属乾金之地，与陶弘景约同时的甄权又谓其有肺金之酸味，时珍又云色白者良，其产地色味俱属金无疑。不但如此，它还能化"五金八石"，为金药中能量甚强者，故可称之为金中金药。

又因其产于火焰山近处，有火热之性，其原质本系卤碱，为味咸之品，甄权谓其味有火主之咸味，张果谓其含阳毒之精，力并硫黄，就其质、地、味用而论，以其有火之性，名之为金中火药是比较合适的。

它与从火土论心病草木方中白蔹浆都可治痈肿邪毒。

六、海蛤 (土中土)

《本经》谓海蛤（蛤粉）："味苦，平。主治咳逆上气，喘息烦满，胸痛，寒热。一名魁蛤。文蛤，治恶疮，蚀五痔。生东海。"

《别录》谓海蛤："味咸，平，无毒。主治阴痿。生东海。蜀漆为之使，畏狗胆，甘遂，芫花。"谓文蛤："味咸，平，无毒。主治咳逆胸痹，腰痛胁急，鼠瘘，大孔出血，崩中漏下。生东海。"

《纲目》引弘景曰："海蛤至滑泽，云从雁屎中得之，二三十过方为良，今人多从相类者磨荡之。"引陈藏器云："海蛤是海中烂壳，久在泥沙内被淘洗，自然圆净无文，有大有小，以小者为佳，非一一从雁粪中出也。文蛤是未烂时壳犹有文者，二物本同一类，正如蛤蜊、贝壳，所主亦与生者不同也。假如雁食蛤壳，岂择文不文耶。"引吴普曰："神农：苦，岐伯：甘，扁鹊：咸。"引时珍曰："海蛤者，海中诸蛤壳之总称，不是指一蛤也。"又云"……文蛤自是一种，……但海中蛤蚌各色虽殊，性味相类，功用亦同，无甚分别也。"

《吕氏春秋》云："月也者，群阴之本也，月望则蚌蛤实，群阴盈，月亏则蚌蛤虚，群阴亏。"

海蛤生活于浅海泥沙或近海泥沙海底中，海蛤壳是多种蛤类烂壳的总称，主含碳酸钙及壳角质。

蛤出湿土泥沙之中，乃秉湿土之气化而生者，自有湿土之性，且岐伯有其味甘之说，甘为土之用味，故言蛤属土。

月为天象学中与太阳对称者，古人称之为太阴，为阴阳学说中阴气的代表，即群阴之本。与在地之湿土同属阴气之盛大者，故在人之脾土经脉也有太阴之名，二者有同气相感的关系。月有盈缺亏圆，而蛤之虚实变化生理周期与之同步，正是天地之大阴之气相互感应的现象。蛤可谓与天地之至阴之气相通，为诸属阴土类之代表，故可称之为土中土。

海蛤与火土同治论心病方草木药瓜蒌，皆可治疗胸痹、润燥祛痰止咳逆。

七、戎盐（火中土）

《本经》谓戎盐："主明目，目痛，益气，坚肌骨，去毒虫。"

《别录》谓："味咸，寒，无毒，心腹痛，溺血、吐血、齿舌血出。一名胡盐，生胡盐山及西羌北地酒泉，福禄城东南角。北海青，南海赤，十月采。"

《疏证》参《唐本》《图经》云："戎盐生河洼山坂之阴土石间，盖海潮浇山石，经久而凝者，石上者形块方棱成垛，明莹而青黑色。"

盐类皆为不流之水凝炼而成，味皆咸。换言之，咸味出于不流之水，为水气所化，故《辅行诀》以咸为水之化味。又因五味中唯咸可软坚，可顺心火之欲而为其用味，故为心火所主之味，而盐乃至咸之物而被称为火性之药。

盐有海盐、井盐、池盐等等诸多不同，不同的盐采炼过程各异。唯独戎盐为"海潮浇山石，经久而成者。"其形成时间之缓慢，可视为性甘缓，其质由液状之海水变化为固态之块状，有水极似土之象，而呈中土甘缓之用，故称之为火中土药。

戎盐之咸有肾气坚闭之德，故可呈作强之用，而使肾气得益而坚肌骨，肾水气化利则可涵养肝木而清泻肝火，润泽其肝阴而愈目明及目痛。

戎盐之咸可助心用而理血脉，更有甘缓之性，即可缓血之急动而止其外出。出血之证，为血流躁动妄行之象，先师张大昌先生尝谓，甘咸同用，《辅行诀》用以除燥，燥除即可止躁，可谓之甘咸亦凝血之法。笔者临床遵之，甚是得心应手。

又戎盐之咸，颇有渗化顽痰之功，此所谓水血同源于中焦水谷之气之故，况咸味本来又是肾水气化之味，与水饮原有不解之缘，如《别录》所以治心腹痛，《本经》所以治毒虫，皆当是顽痰痼饮所致者，戎盐可渗化以劫之而病可除。

戎盐与从火土论心治心病方草木药元参，均可治心腹痛，有明目，润燥软坚的作用。

第七节 其他用药《本经》录文

《辅行诀》原文中，除明确提出五味五行互含属性的药物及菜、果、谷、畜类外，尚有一些药物在外感天行之六神方、五脏诸补泻方加减及救急开窍方中有所使用。这些药物未涉及五味五行互含属性的问题，故汇为一节，仅将《本经》、《别录》所载的性味主治条文录出，以备参考。

一、外感天行六神方用药

1. 麻黄

《本经》谓麻黄："味苦，温。主治中风，伤寒头痛，温疟，发表出汗，去邪热气，止咳逆上气，除寒热，破癥坚积聚。一名龙沙。生晋地。"

《别录》谓麻黄："微温，无毒。主治五藏邪气缓急，风胁痛，字乳余疾，止好睡，通腠理，疏伤寒头痛，解肌，泄邪恶气，消赤黑斑毒。不可多服，令人虚。一名卑相，一名卑盐。生晋地及河东。立秋采茎，阴干令青。厚朴为之使，恶辛夷、石韦。"

2. 黄芪

《本经》谓黄芪："味甘，微温。主治痈疽，久败疮，排脓止痛，大风癞疾，五痔，鼠瘘，补虚，小儿百病。一名戴糁。生蜀郡山谷。"

《别录》谓黄芪："无毒。主治妇人子藏风邪气，逐五藏间恶血，补丈夫虚损，五劳羸瘦，止渴，腹痛洩利，益气，利阴气。生白水者冷，补。其茎、叶，治渴及筋挛，痈肿，疮疡。一名戴椹，一名独椹，一名芰草，一名蜀脂，一名百本。生蜀郡、白水、汉中。二月、十月采根，阴干。恶龟甲。"

3. 阿胶

《本经》谓阿胶："味甘，平。主治心腹内崩，劳极洒洒如疟状，腰腹痛，四肢酸疼，女子下血，安胎。久服轻身，益气。一名传致胶。出东阿。"

《别录》谓阿胶："微温，无毒。主丈夫少腹痛，虚劳羸瘦，阴气不足，脚酸不能久立，养肝气。生东平郡，主牛皮作之。出东阿。恶大黄，得火良。"

4. 知母

《本经》谓知母："味苦，寒。主治消渴热中，除邪气，肢体浮肿，下水，补不足，益气。一名蚔母，一名连母，一名野蓼，一名地参，一名水浚，一名货母，一名蝭母。生河内川谷。"

《别录》谓知母："无毒。主治伤寒久疟烦热，胁下邪气，膈中恶，及风汗内疸。多服令人泄。一名女雷，一名女理，一名儿草，一名鹿列，一名韭逢，一名儿踵草，一名东根，一名水须，一名沈燔，一名蓐。生河内。二月、八月采根，暴干。"

二、救急开窍方用药

1. 赤小豆

《本经》谓赤小豆："主下水，排痈肿脓血。生平泽。"

《别录》谓赤小豆："味甘，酸，平，温，无毒。主治寒热，热中，消渴，止泄，利小便，吐逆，卒癖，下胀满。又，叶名藿，主治小便数，去烦热。"

2．瓜蒂

《本经》谓瓜蒂："味苦，寒。主治大水，身面四肢浮肿，下水，杀蛊毒，咳逆上气，食诸果不消，病在胸腹中，皆吐之下。生嵩高平泽。"

《别录》谓瓜蒂："有毒，去鼻中息肉，治黄疸。其华，主心痛咳逆。生嵩高。七月七日采，阴干。"

3．皂荚

《本经》谓皂荚（皂角）："味辛，咸，温。主治风痹，死肌，邪气，风头泪出，下水，利九窍，杀鬼精物。生雍州川谷。"

《别录》皂荚："有小毒。主治腹胀满，消谷，除咳嗽，囊结，妇人胞不落，明目，益精。可为沐药，不入汤。生雍州及鲁邹县。如猪牙者良。九月、十月采荚，阴干。青葙子为之使，恶麦门冬，畏空青、人参、苦参。"

三、诸方加减用药

1．牡蛎

《本经》谓牡蛎："味咸，平。主治伤寒，寒热，温疟洒洒，惊恚怒气，除拘缓，鼠瘘，女子带下赤白。久服强骨节，杀邪鬼，延年。一名蛎蛤。生东海池泽。"

《别录》谓牡蛎："微寒，无毒。主除留热在关节荣卫，虚热去来不定，烦满，止汗，心痛气结，止渴，除老血，涩大小肠，利大小便，治泄精，喉痹，咳嗽，心胁下痞热。一名牡蛤。生东海，采无时。贝母为之使，得甘草、牛膝、远志、蛇床良，恶麻黄、吴茱萸、辛夷。"

2．橘皮

《本经》谓橘柚（橘皮）："味辛，温。主治胸中瘕热逆气，利水谷。久服去臭，下气，通神。一名橘皮。生南山川谷。"

《别录》谓橘柚："无毒。主下气，止呕嗽，除膀胱留热，下停水，五淋，利小便，治脾不能消谷，气冲胸中，吐逆，霍乱，止泄，去寸白。久服轻身长年。生南山，生江南。十月采。"

3. 厚朴

《本经》厚朴："味苦，温。主治中风，伤寒，头痛，寒热，惊悸气，血痹，死肌，去三虫。生交阯。"

《别录》谓厚朴："大温，无毒。主温中，益气，消痰，下气，治霍乱及腹痛，胀满，胃中逆冷，胸中呕逆不止，泄痢，淋露，除惊，去留热，止烦满，厚肠胃。一名厚皮。一名赤朴。其树名榛，其子名逐杨。治鼠瘘，明目，益气。生交阯，宛朐。三月、九月、十月采皮，阴干。干姜为之使，恶泽泻、寒水石、硝石。"

4. 桔梗

《本经》谓桔梗："味辛，微温。主治胸胁痛如刀刺，腹满，肠鸣幽幽，惊恐悸气。生嵩高山谷。"

《别录》谓桔梗："味苦，有小毒。主利五脏肠胃，补血气，除寒热风痹，温中，消谷，治咽喉痛，下虫毒。一名利如，一名房图，一名白药，一名梗草，一名荠苨。生嵩高及宛朐。二、八月采根，暴干。节皮为之使，得牡蛎、远志治恚怒，得硝石、石膏治伤寒。畏白及、龙眼、龙胆"。

5. 射干

《本经》谓射干："味苦，平，主治咳逆上气，喉痹咽痛，不得消息，散结气，腹中邪逆，食饮大热。一名乌翣，一名乌蒲。生南阳川谷"。

《辅行诀五脏用药法要》药性探真

《别录》谓射干："微温，有毒。主治老血在心肝脾间，咳唾，言语气臭，散胸中气。久服令人虚。一名乌姜，一名乌吹，一名草姜。生南阳田野。三月三日采根，阴干。"

6. 梅实

《本经》谓梅实（乌梅）："味酸，平。主下气，除热烦满，安心，肢体痛，偏枯，不仁死肌，去青黑痣，恶疾。生汉中川谷。"

《别录》谓梅实："无毒。止下痢，好唾，口干。生汉中，五月采，火干。又，梅根，疗风痹，出土者杀人。梅实，利筋脉，去痹。"

7. 猪苓

《本经》谓猪苓："味甘，平。主治痎疟，解毒，辟蛊疰不祥，利水道。久服轻身，耐老。一名豭猪矢。生衡山谷。"

《别录》谓猪苓："味苦，无毒。生衡山及济阴，宛朐，二月、八月采，阴干。"

8. 竹茹

《别录》谓竹茹："微寒，主治呕啘，温气寒热，吐血，崩中。"

9. 杏核仁

见第二章第二节·五

10. 款冬花

《本经》谓款冬花："味辛，温。主治咳逆上气，善喘，喉痹，诸惊痫，寒热邪气。一名橐吾，一名颗东，一名虎须，一名菟奚。生常山山谷。"

《别录》款冬花："味甘，无毒。主消渴，喘息呼吸。一名氐东。生常山及上党水傍。十一月采花，阴干。杏仁为之使，得紫菀良，恶皂荚、硝石、玄参，畏贝母、辛夷、麻黄、黄芪、黄芩、黄连、青葙。"

11. 茅根

《本经》谓茅根："味甘，寒。主治劳伤虚羸，补中益气，除瘀血，血闭，寒热，利小便。其苗，主下水，一名兰根，一名茹根。生楚地山谷。"

《别录》谓茅根："无毒。主下五淋，除客热在肠胃，止渴，坚筋，妇人崩中。久服利人。一名地菅，一名地筋，一名兼杜。生楚地田野。六月采根。"

附录一

《辅行诀五脏用药法要》整订稿

凡例

卷首图

辨肝脏病证文并方（论证四条，方八首）

①小泻肝汤；②小泻肝散汤；③大泻肝汤；④大泻肝散汤；⑤小补肝汤；⑥小补肝散汤；⑦大补肝汤；⑧大补肝散汤

辨心脏病证文并方（论证五条，方四首）

⑨小泻心汤；⑩大泻心汤；⑪小补心汤；⑫大补心汤

又心包病方（论证一条，方八首）

⑬小泻心（心包）汤；⑭小泻心（心包）散汤；⑮大泻心（心包）汤；⑯大泻心（心包）散汤；⑰小补心（心包）汤；⑱小补心（心包）散汤；⑲大补心（心包）汤；⑳大补心（心包）散汤

辨脾脏病证文并方（论证四条，方八首）

㉑小泻脾汤；㉒小泻脾散汤；㉓大泻脾汤；㉔大泻脾散汤；㉕小补脾汤；㉖小补脾散汤；㉗大补脾汤；㉘大补脾散汤

辨肺脏病证文并方（论证四条，方八首）

㉙小泻肺汤；㉚小泻肺散汤；㉛大泻肺汤；㉜大泻肺散汤；㉝小补肺汤；㉞小补肺散汤；㉟大补肺汤；㊱大补肺散汤

辨肾脏病证文并方（论证四条，方八首）

㊲小泻肾汤；㊳小泻肾散汤；㊴大泻肾汤；㊵大泻肾散汤；㊶小补肾汤；㊷小补肾散汤；㊸大补肾汤；㊹大补肾散汤

救诸病误治方（论证一首，方二十首）

㊺救误小泻肝汤；㊻救误小泻肝散汤；㊼救误大泻肝汤；㊽救误大泻肝散汤；㊾救误小泻心汤；㊿救误小泻心散汤；(51)救误大泻心汤；(52)救误大泻心散汤；(53)救误小泻脾汤；(54)救误小泻脾散汤；(55)救误大泻脾汤；(56)救误大泻脾散汤；(57)救误小泻肺汤；(58)救误小泻肺散汤；(59)救误大泻肺汤；(60)救误大泻肺散汤；(61)救误小泻肾汤；(62)救误小泻肾散汤；(63)救误大泻肾汤；(64)救误大泻肾散汤

救诸劳损病方（论证二首，方二十首）

(65)小养生补肝汤；(66)小养生补肝散汤；(67)小调神补心汤；(68)小调神补心散汤；(69)小建中补脾汤；(70)小建中补脾散汤；(71)小凝息补肺汤；(72)小凝息补肺散汤；(73)小固元补肾汤；(74)小固元补肾散汤；(75)大养生补肝汤；(76)大养生补肝散汤；(77)大调神补心汤；(78)大调神补心散汤；(79)大建中补脾汤；(80)大建中补脾散汤；(81)大凝息补肺汤；(82)大凝息补肺散汤；(83)大固元补肾汤；(84)大固元补肾散汤

检录伊尹《汤液经法》方（六十一首）

诸药五味五行互含文

心病诸药五行互含文

五味补泻体用图

外感天行病方（论二条，方十二首）

(85)小阳旦汤；(86)小阴旦汤；(87)大阳旦汤；(88)大阴旦汤；(89)小青龙汤；(90)大青龙汤；(91)小白虎汤；(92)大白虎汤；(93)小朱鸟汤；(94)大朱鸟汤；(95)小玄武汤；(96)大玄武汤

治中恶卒死方（论一条，方五首）

(97)点眼以通肝气；(98)着舌以通心气；(99)启咽以通脾气（附启咽方）；(100)吹鼻以通肺气；(101)灌耳以通肾气（附熨耳以通心气）

附：拟补心兼属土火金石补泻方四首

附：从火论心草木金石小补泻汤散四首

凡　　例

一、据考，《辅行诀五脏用药法要》为藏经洞卷子本，原署名作者陶弘景，在公元 516～536 年之间，于茅山为学道弟子辅行所撰。现存已刊或未刊传抄本，及藏经洞卷子本，均已失原作面貌，故予以整订。

二、本次整订力求恢复陶氏原作面貌，符合当时文化背景和原作者学术思想特点。行文以中国中医研究院马继兴主编《敦煌古医籍考释》所载为蓝本，参考诸已刊或未刊传抄本整订。方药组成，以理校为主，辅以对校。残缺者，补充之；讹错者，修正之；可疑者，辨定之；不合通例者，律齐之；失序者，调整之；隐潜者，彰明之；衍冗者，删除之。

三、原卷首图已佚，据张大昌先生口传拟补。太阳时位为早春初升象，月亮时位为绌日昏象，二十八宿星为殷周春分时位，据王力《古代汉语》附天文图制。三皇原为图，改文字。

四、诸补泻方例之药物组成，悉以笔者据考所拟 5·8 表（草木/金石药五行互含属性表）为准，以原书各类补泻方规律所需整订之。

陶氏在所检录《汤液经法》方后，所增补的金石补泻方，用墨笔（排版时改用宋体）附于检录方相应方剂之后。

诸补泻方例药物，均按君、佐臣、监臣、佐使序排定。

五、外感天行二旦四神方，诸本较统一。学识所限，其组方规律尚不明悉，仍从原文。

六、诸小补泻方例用药五行互含规律：小补方以本脏用味之同为君；以用味中之生君者为佐臣；以体味中之受本脏属克制者为监臣（佐、监臣用量与君同）；以化味中与本脏属同者为佐使（用量为君三分之一）。

小泻方以本脏体味中与本脏属相同者为君；以本脏体味中生君者为佐臣；以用味中之君生为监臣（佐、监臣之量与君同）。

七、五脏大补泻、救误大泻、救劳损补方，均据各篇后用药法则及用量法则而订。其中救劳损大小方中，菜、果、谷、畜类药的使用，诸传抄本无规律可循，乃据《素问·金匮真言论篇第四》《素问·脏气法时论篇第二十二》《灵枢·五味第五十六》《灵枢·五音五味第六十五》诸篇相关内容，参阅其他文献，以陶氏学理为准则抉择而定，五果药的用量，据五行生成数理而定。

八、补泻心方乃据陶氏心兼属土火而论，所用药物的五行互含名位，有所变通者，是根据不同文献，或其功能、形、色、质的特点，或据其所秉特定的天地四时之气而定。由于该类方剂具兼属土火的特殊性，君臣佐使的用量比例也有所变通（详见《从心属土火论心补泻方再重整的思路》一文）。

九、本凡例系整订全文之据。随研究的进展和深入，或有新的资料依据，将随时修改和完善。

辅行诀五脏用药法要

梁·华阳隐居陶弘景　撰

河北省威县中医院衣之镖　整订

山西省中医药研究院赵怀舟　校字

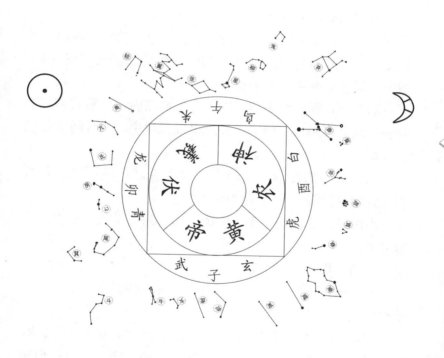

　　隐居曰：凡学道辈，欲求永年，先须祛疾。或有夙瘤，或患时恙，一依五脏补泻法例，服药数剂，必使脏气平和，乃可进修内视之道。不尔，五精不续，真一难守，不入真景也。服药祛疾，虽系微事，亦初学之要领也。诸凡杂病，服药汗吐下后，邪气虽平，精气被夺，致令五脏虚疲，当即据证服补汤数剂以补之。不然，时日久旷，或变为损证，则生死转侧耳。谨将五脏虚实证候悉列于左，庶几识别无误焉。

辨肝脏病证文并方

肝虚则恐，实则怒。

肝病者，必两胁下痛。痛引少腹，令人善怒。虚则目䀮䀮无所见，耳有所闻，心澹澹然如人将捕之。气逆则耳聋，颊肿。治之取厥阴、少阳血者。

邪在肝，则两胁中痛，中寒，恶血在内，则肘善瘛，节时肿。取之行间以引胁下，补三里以温胃中，取耳间青脉以去其瘛。

陶云：肝德在散，故经云：以辛补之，酸泻之。肝苦急，急食甘以缓之，适其性而衰之也。

小泻肝汤散：治肝实，两胁下痛，痛引少腹，迫急，干呕者方。

芍药　枳实熬　生姜切，各三两

右三味，以清浆水三升，煮取一升，顿服之。不瘥，即重作服之。

呕吐者，加半夏二两，洗；心中悸者，加甘草二两，炙；下利赤白者，加黄芩二两；咳者，加五味子二两；小便不利者，加茯苓二两。

硫黄　白矾　伏龙肝各三两

大泻肝汤散：治头痛，目赤，时多恚怒，胁下支满而痛，痛连少腹迫急无奈者方。

芍药　枳实_熬　生姜_{切，各三两}　甘草　黄芩　大黄_{各一两}

右六味，以水五升，煮取二升，温分再服。

硫黄　白矾　伏龙肝_{各三两}　石膏　代赭石　禹粮石_{各一两}

小补肝汤_散：治心中恐疑，时多恶梦，气上冲心，越汗出，头目眩晕者方。

桂枝　干姜　五味子_{各三两}　薯蓣_{一两}

右四味，以水八升，煮取三升，温服一升，日三服。

自汗心悸者，倍桂枝为六两；腹中寒者，加干姜一两半；冲气盛时作呃者，加五味子一两半；少气乏力而目眩者，加薯蓣一两半；胁下坚急者，去薯蓣加牡蛎三两；咳逆者，去薯蓣加橘皮三两；无力气怯者，仍用薯蓣；苦消渴者，加麦门冬三两。

琅玕　雄黄　曾青_{各三两}　云母_{一两}

大补肝汤_散：治肝气虚，其人恐惧不安，气自少腹上冲咽，呃声不止，头目苦眩，不能坐起，汗出心悸，干呕不能食，脉弱而结者方。

桂枝　干姜　五味子　牡丹皮_{各三两}　薯蓣　旋覆花竹叶_{各一两}

右七味，以水一斗，煮取四升，温服一升，日三夜一服。

琅玕　雄黄　曾青　凝水石_{各三两}　云母　硝石　白垩土_{各一两}

辨心脏病证文并方

心虚则悲不已，实则笑不休。

心病者，必胸内痛，胁下支满，膺背肩胛间痛，两臂内痛；虚则胸腹胁下与腰相引而痛。取其经手少阴、太阳及舌下血者，其变刺郄中血者。

邪在心，则病心中痛，善悲，时眩仆，视有不足而调其输也。

经云：诸邪在心者，皆心胞代受，故证如是。

陶云：心德在耎。故经云：以咸补之，苦泻之；心苦缓，急食酸以收之。

小泻心汤：治心中卒急痛，胁下支满，气逆攻膺背肩胛间，不可饮食，食之反笃者方。

通草　淡豆豉　升麻各三两

右三味，以水三升，煮取一升，顿服。少顷，得吐瘥，不吐亦得。

大泻心汤：治暴得心腹痛，痛如刀刺，欲吐不吐，欲下不下，心中懊恼，胁背胸膺支满，迫急不可耐者方。

通草　淡豆豉　升麻　栀子　戎盐各三两　酢六升

右六味，先煮前五味，得三升许，去滓。内戎盐，稍煮待消已，取二升，服一升。当大吐，吐已必自泻下，即瘥。

小补心汤：治胸痹不得卧，心痛彻背，背痛彻心者方。

栝蒌一枚，捣　牡桂　干姜　薤白各三两

右四味，以水八升，煮取四升，温服一升，日再服。

大补心汤：治胸痹，心中痞满，气结在胸，时从胁下逆抢心，心痛无奈者方。

栝蒌一枚，捣　牡桂　干姜　白蔹浆一斗　薤白　五味子　半夏洗去滑，各三两

右七味，煮取四升，每服二升，日再。

心胞气实者，受外邪之动也。则胸胁支满，心中澹澹大动，面赤目黄，喜笑不休。虚则血气少，善悲，久不已，发

癫仆。

小泻心（心胞）**汤**散：治心气不定，胸腹支满，心中跳动不安者方。

黄连　黄芩　大黄各三两

右三味，以麻沸汤三升，渍一食顷，绞去滓，温服一升，日再。

目痛，口舌生疮者，加枳实二两；腹痛，下利脓血者，加干姜二两；气噎者，加生姜二两，切；汗出恶寒者，加附子一枚，炮；呕吐者，加半夏二两，洗去滑。

丹砂　代赭石　禹粮石各三两

大泻心（心胞）**汤**散：治心中怔忡不安，胸膺痞满，口中苦，舌上生疮，面赤如新妆，或吐血、衄血、下血者方。

黄连　黄芩　大黄各三两　枳实　生姜切　甘草各一两

右六味，以水五升，煮取二升，温分再服。

丹砂　代赭石　禹粮石各三两　白矾　伏龙肝　石膏各一两

小补心（心胞）**汤**散：治血气少，心中动悸，时悲泣，烦躁，汗出，气噎，脉结者方。

牡丹皮　旋覆花　竹叶各三两　萸肉一两

右方四味，以水八升，煮取三升，温服一升，日三服。

怔忡不安，脉结者，倍牡丹皮为六两；咽中介介塞者，加旋覆花一两半；烦热汗出者，加竹叶一两半；心中窒痛者，加萸肉一两半；胸中支满者，去萸肉，加厚朴炙，三两；心中烦热者，去萸肉，加栀子打，三两；脉濡者，仍用萸肉；苦胸中冷而多唾者，加干姜三两。

凝水石　硝石　白垩土各三两　皂矾一两

大补心（心胞）**汤**散：治心中虚烦，懊恼不安，怔忡如车马惊，饮食无味，干呕气噎，时或多唾，其人脉结而微者方。

牡丹皮　旋覆花　竹叶　人参各三两　萸肉　甘草炙　干
姜各一两

右方七味，以水一斗，煮取四升，温服一升，日三夜
一服。

凝水石　硝石　白垩土　赤石脂各三两　皂矾　石英
雄黄各一两

辨脾脏病证文并方

脾实则四肢不用，五脏不安；虚则腹满，飧泻。

脾病者，必身重，苦饥，肉痛，足痿不收，胻善瘈，脚
下痛；虚则腹满肠鸣，溏泻，食不化。取其经太阴、阳明、
少阴血者。

邪在脾，则肌肉痛。阳气不足则寒中，肠鸣腹痛；阴气
不足则善饥，皆调其三里。

陶云：脾德在缓。故经云：以甘补之，辛泻之。脾苦
湿，急食苦以燥之。

小泻脾汤散：治脾气实，身重不胜，四肢挛急，而足冷
者方。

附子一枚炮　生姜切　甘草各三两

右三味，以水三升，煮取一升，顿服。

腹中痛者，加芍药二两；咽痛者，加桔梗二两；呕吐
者，加半夏二两；胁下偏痛，有寒积者，加大黄二两；食已
如饥者，加黄芩二两。

阳起石　伏龙肝　石膏各三两

大泻脾汤散：治脾气不行，善饥，食而心下痞，欲利不

得，或下利不止，足痿不收，肢冷脉微者方。

附子一枚，炮　生姜切　甘草各三两　黄芩　大黄　枳实熬，各一两

右六味，以水五升，煮取二升，温分再服。

阳起石　伏龙肝　石膏各三两　代赭石　禹粮石　白矾各一两

小补脾汤散：治腹中胀满，不能饮食，干呕，吐利，脉微而虚者方。

人参　甘草炙　干姜各三两　白术一两

右四味，以水八升，煮取三升，温服一升，日三服。

腹中痛者，倍人参为六两；气少者，加甘草一两半；腹中寒者，加干姜一两半；渴欲饮水者，加术一两半；脐上筑筑动者，为肾气动，去术，加桂三两；吐多者，去术加生姜三两；下多者，仍用术；心中悸者，加茯苓三两。

赤石脂　石英　雄黄各三两　黄土一两

大补脾汤散：治腹胀大，饮食不化，时自吐利，其人枯瘦如柴，立不可动转，干渴，汗出，气急，脉微而时结者方。

人参　甘草炙　干姜　麦门冬各三两　白术　五味子　旋覆花各一两

右七味，以水一斗，煮取四升，温服一升，日三夜一服。

赤石脂　石英　雄黄　石绿各三两　黄土　曾青　硝石各一两

辨肺脏病证文并方

肺虚则鼻息不利；实则喘咳，凭胸仰息。

肺病者，必咳喘逆气，肩息背痛，汗出憎风。虚则胸中痛，少气，不能报息，耳聋，咽干。取其经太阴、足太阳、

厥阴内血者。

邪在肺，则皮肤痛，发寒热，上气喘，汗出，咳动肩背。取之膺中外输，背第三椎旁，以手按之快然，乃刺之，取缺盆以越之。

陶云：肺德在收。故经云：以酸补之，咸泻之。肺苦气上逆，急食辛以散之，开腠理以通气也。

小泻肺汤散：治咳喘上气，胸中迫满，不可卧者方。

葶苈子熬黑，捣如泥　大黄　枳实各三两

右三味，以水三升，煮取二升，温分再服，喘定止后服。

胸中满者，加厚朴二两；喉中水鸡声者，加射干二两；食噎者，加生姜二两；喘而汗出者，加麻黄二两；矢气不转者，加甘草炙，二两。

芒硝　禹粮石　白矾各三两

大泻肺汤散：治胸中有痰涎，喘不得卧，大小便闭，身面肿，迫满，欲得气利者方。

葶苈子熬黑，捣如泥　大黄　枳实各三两　生姜切　甘草　黄芩各一两

右六味，以水五升，煮取二升，温分再服。

芒硝　禹粮石　白矾各三两　伏龙肝　石膏　代赭石各一两

小补肺汤散：治汗出口渴，少气不足息，胸中痛，脉虚者方。

麦门冬　五味子　旋覆花各三两　细辛一两

右四味，以水八升，煮取三升，温服一升，日三服。

口干燥渴者，倍麦门冬为六两；咳逆少气而汗出者，加五味子一两半；咳痰不出，脉结者，加旋覆花一两半；胸中

苦闷痛者，加细辛一两半；若胸中烦热者，去细辛，加海蛤粉三两；若烦渴者，去细辛，加粳米半升；涎多者，仍用细辛；咳逆作呕者，加乌梅三两。

石绿　曾青　硝石_{各三两}　礜石_{一两}

大补肺汤_散：治烦热汗出，少气不足息，口干，耳聋，脉虚而驶。

麦门冬　五味子　旋覆花　地黄_{各三两}　细辛　竹叶
甘草_{炙，各一两}

右七味，以水一斗，煮取四升，温服一升，日三夜一服。

石绿　曾青　硝石　滑石_{各三两}　礜石　白垩土　石英_{各一两}

辨肾脏病证文并方

肾气虚则厥逆；实则腹满，面色正黑，泾溲不利。

肾病者，必腹大胫肿，身重嗜寝。虚则腰中痛，大腹小腹痛，尻阴股膝挛，胻足皆痛。取其经少阴、太阳血者。

邪在肾，则骨痛，阴痹。阴痹者，按之不得。腹胀腰痛，大便难，肩背项强痛，时眩仆。取之涌泉、昆仑，视有余血者，尽取之。

陶云：肾德在坚。故经云：以苦补之，甘泻之。肾苦燥，急食咸以润之，至津液生也。

小泻肾汤_散：治小便赤少，少腹满，时足胫肿者方。
茯苓　甘草　黄芩_{各三两}
右三味，以水三升，煮取一升，顿服。
大便硬者，加大黄二两；眩冒者，加泽泻二两；头痛者，加桂心二两；呕吐者，加半夏二两；目下肿如卧蚕者，加猪苓二两。

乳石　石膏　代赭石_{各三两}

大泻肾汤散：治小便赤少，时溺血，少腹迫满而痛，腰如折，不可转侧者方。

茯苓　甘草　黄芩_{各三两}　大黄　枳实　生姜_{切，各一两}

右方六味，以水五升，煮取二升，温分再服。

乳石　石膏　代赭石_{各三两}　禹粮石　白矾　伏龙肝_{各一两}

小补肾汤散：治虚劳失精，腰痛，骨蒸羸瘦，脉驶者方。

地黄　竹叶　甘草_{炙，各三两}　泽泻_{一两}

右四味，以水八升，煮取三升，温服一升，日三服。

苦遗精者，易生地黄为熟地黄，倍其量为六两；烦热气逆欲作风痉者，加竹叶一两半；小便短涩，茎中痛者，加甘草一两半；少腹膨胀者，加泽泻一两半；大便见血者，去泽泻，加伏龙肝如鸡子大；失溺不禁及失精者，去泽泻，加萸肉三两；小便不利者，仍用泽泻；足胫清冷者，加附子一枚，炮。

滑石　白垩土　石英_{各三两}　磁石_{一两}

大补肾汤散：治精气虚少，腰痛骨痿，不可行走，虚热冲逆，头晕目眩，小便不利，脉耎而驶者方。

地黄　竹叶　甘草_炙　桂枝_{各三两}　泽泻　干姜　五味子_{各一两}

右七味，以长流水一斗，煮取四升，温服一升，日三夜一服。

滑石　白垩土　石英　琅玕_{各三两}　磁石　雄黄　曾青_各

一两

此篇所列大泻汤散法，悉是小方加母脏泻方之佐、监臣，及子脏泻方之监臣各一两；大补汤散法，悉是小方加下方君臣者，上四味俱作三两，余三味俱作一两。所加均为益以其生，即制其所克，助以母气者。如《难经》之义，"母能令子虚"，"子能令母实"也。

又有泻方五首，以救诸病误治，致生变乱者也。

救误小泻肝汤散：治用吐法后。其人气血壅阻，腹痛烦满，痈肿成脓者方。（据《金匮要略》文补）

芍药　枳实各三两

右方二味，以水五升，煮取二升，温分再服。

硫黄　白矾各三两

救误大泻肝汤散：救误用吐法。其人神气素虚，有痰癖发动，呕吐不止，惊烦不宁者方。

芍药　枳实熬　牡丹皮　旋覆花　竹叶各三两

右方五味，以水七升，煮取三升，温分再服。

心中气阻哕逆者，易竹叶为竹茹三两；喘者，加杏仁三两。

硫黄　白矾　凝水石　硝石　白垩土各三两

救误小泻心汤散：治用清下法后，邪气内陷，烦热痞满，腹痛下利者方。（据《神农本草经集注》补）

黄连　黄芩各三两

右方二味，以水五升，煮取二升，温分再服。

丹砂　代赭石各三两

救误大泻心汤散：救误用清下。其人阳气素实，外邪乘虚陷入，致心下痞满，食不下，利反不止，雷鸣腹痛者方。

黄连　黄芩　人参　甘草_炙　干姜_{各三两}

右方五味，以水七升，煮取三升。温分再服。

呕吐者，易干姜为生姜三两；下多腹痛者，加大枣十二枚，擘。

丹砂　代赭石　赤石脂　石英　雄黄_{各三两}

救误小泻脾汤_散：治用冷寒法，致生痰癖，饮食不化，胸满短气，呕沫头痛者方。（据《外台秘要》引《古今录验》补）

附子_{三枚，炮}　生姜_{三两，切}

右方二味，以水五升，煮取二升，温分再服。

阳起石　伏龙肝_{各三两}

救误大泻脾汤_散：救误用冷寒。其人阴气素实，卫气不通，致腹中滞胀，反寒不已者方。

附子_炮　生姜　麦门冬　五味子　旋覆花_{各三两}

右方五味，以水七升，煮取三升，温分再服。

痰吐不利者，易旋覆花为款冬花三两；言语善忘者，加桃仁三两。

阳起石　伏龙肝　石绿　曾青　硝石_{各三两}

救误小泻肺汤_散：治用火法后，邪气结闷气分，面目浮肿，黄疸，鼻塞，上气者方。（据《神农本草经》《外台秘要》引《千金方》补）

葶苈子_{熬黑，捣如泥}　大黄_{各三两}

右二味，以水五升，煮取二升，温分再服。

芒硝　禹粮石_{各三两}

救误大泻肺汤_散：救误用火法。其人血素燥，致令神识迷妄如痴，吐血，衄血，胸中烦满，气结者方。

葶苈子_{熬黑，捣如泥}　大黄　生地黄　竹叶　甘草_{炙，各三两}

右五味，以水七升，煮取三升，温分再服。

茎中痛者，易甘草为白茅根三两；少腹急者，加栗子仁十二枚。

芒硝　禹粮石　滑石　白垩土　石英<small>各三两</small>

救误小泻肾汤散：治用汗法后，口渴，小便不利者方。
<small>（据张大昌《处方正范》遗稿补）</small>

茯苓　甘草<small>各三两</small>

右二味，以水五升，煮取二升，温分再服。

乳石　石膏<small>各三两</small>

救误大泻肾汤散：救误用汗法。其人阳气素虚，致令阴气逆升，心中悸动不安，冒，汗出不止者方。

茯苓　甘草　桂枝　干姜　五味子<small>各三两</small>

右方五味，以水七升，煮取三升，温分再服。

腹中痛者，易五味子为芍药三两；奔豚者，加李仁三两。

乳石　石膏　琅玕　雄黄　曾青<small>各三两</small>

此篇所列大泻汤散法，上二味是本君臣，即小方，下三味为其所生之补方，俱作三两。此所谓邪实则正虚之义，泻实则补之也。

陶云：经方有救诸劳损病方，亦有五首，然综观其要义，盖不外虚候方加减而已。录出以备修真之辅，拯人之危也。其方意深妙，非俗浅所识。缘诸损候，脏气互乘，虚实杂错，药味寒热并行，补泻相参，先圣遗奥，出人意表。汉晋以还，诸名医辈，张机、卫汛、华元化、吴普、皇甫玄晏、支法师、葛稚川、范将军等，皆当代名贤，咸师式此《汤液经法》，愍救疾苦，造福含灵。其间增减，虽各擅其异，似乱旧经，而其旨趣，仍方圆之于规矩也。

治疗劳损之方，乃起死之秘药，谨当择用之。

小养生补肝汤散：治肝虚，筋瘛，腹中坚癖，大便闷塞者方。

麦门冬三两　葶苈子六两，熬黑，捣如泥　干姜三两　葱叶十四茎，切　桃奴十四枚

右五味，先以水七升，煮取三升，去滓，倾入麻油一升，再上火，乘热急以桑枝五枚，各长尺许，不停手搅令相得，取汤四升许，温服一升，日三夜一服。

石绿三两　芒硝六两　雄黄三两

小调神补心汤散：治心虚，脉瘛，神识慌惚，烦躁不宁者方。

生地三两，切　茯苓六两　旋覆花三两　藿三两　栗仁十一枚，捣碎

右五味，以水六升，煮取三升，去滓，次内麦酒二升，煮取四升，温服一升，日三夜一服。

滑石三两　乳石六两　硝石三两

小建中补脾汤散：治脾虚，肉瘛，羸瘦如柴，腹拘急痛，四肢无力者方。

桂心三两　芍药六两　甘草三两，炙　生姜二两　大枣十五枚，去核

右五味，以水七升，煮取三升，去滓，内黄饴一升，更上火令烊已，温服一升，日三夜一服。

琅玕三两　硫黄六两　石英三两

小凝息补肺汤散：治肺虚，气瘛，烦热汗出，鼻中干燥，时咳血出者方。

牡丹皮三两　黄连六两　五味子三两　韭三两，切　李八枚，去核

右五味，以白酨浆七升，煮取四升，温服一升，日三夜

一服。

凝水石三两　丹砂六两　曾青三两

小固元补肾汤散：治肾虚，精亟，遗精失溺，气乏无力，不可动转，或时有下血者方。

人参三两　附子二大枚,炮　竹叶三两　薤白三两　苦杏七枚,去核擘

右五味，以井泉水四升，合苦酒三升，煮取四升，温服一升，日三夜一服。

赤石脂三两　阳起石六两　白垩土三两

此篇所列诸劳损补法所治，皆虚中夹实，所谓正虚则生邪实也。五行以土为本，制以所官之主，承以所生之同，其道备矣。所官之泻主作六两，补之主及所生之同，俱作三两。此皆建中意，如建中可治挛急，所缓肝急也。

陶云：经云：毒药攻邪，五菜为充，五果为助，五谷为养，五畜为益。尔乃大汤之设。今所录者，皆小汤耳。

若欲作大汤散者，补肝汤内加鸡肝，补心加豕心，补脾加牛脾，补肺加犬肺，补肾加羊肾各六两，即成也。

陶隐居云：依《神农本经》及《桐君采药录》，上中下三品之药，凡三百六十五味，以应周天之度，四时八节之气。商有圣相伊尹，撰《汤液经法》三卷，为方亦三百六十五首。上品上药，为服食补益方，百二十首；中品中药，为疗疾祛邪之方，亦百二十首；下品毒药，为杀虫辟邪痈疽等方，亦百二十五首。凡共三百六十五首也。实万代医家之规范，苍生护命之大宝也。今检录常情需用者六十一首，备山中预防灾疾之用耳。

《汤液》药本五味。味同者功有殊，亦本《采录》形色。味、形者，禀天地之气化成，皆以五行为类，又各含五行也（上四十字，藏经洞卷子传抄本空缺，为笔者据文义所补）。检用诸药之要者，可默契经方之旨焉。经云：在天成象，在地成形。天有五气，化生五味，五味之变，不可胜数。今者约列二十五种，以明五行互含之迹，变化之用。如左：

味辛皆属木，桂 琅玕为之主。生姜 伏龙肝为火；附子 阳起石为土；细辛 礜石为金；干姜 雄黄为水。

味咸皆属火，丹皮 凝水石为之主。大黄 禹粮石为土；葶苈子 芒硝为金；泽泻 磁石为水；旋覆花 硝石为木。

味甘皆属土，人参 赤石脂为之主。甘草 石膏为金；茯苓 乳石为水；薯蓣 云母为木；甘草炙 石英为火。

味酸皆属金，麦门冬 石绿为之主。枳实 白矾为水；芍药 硫黄为木；萸肉 皂矾为火；五味子 曾青为土。

味苦皆属水，地黄 滑石为之主。黄芩 代赭石为木；黄连 丹砂为火；术 黄土为土；竹叶 白垩土为金。

此二十五味，为诸药之精，多疗五脏六腑内损诸病，学者当深契焉。

又有药十三种，宜明其五行互含之事，以备心病方之用。如左：

通草为木中土，又为木中水；淡豆豉为木中火，又为水中木；升麻为土中金，又为土中火；栀子为水中木，又为水中火；戎盐为火中土；酢为金中水；栝楼为土中土，牡桂为土中火；干姜为木中水；薤白为水中土，又为水中金；白蔹浆为金中金，又为金中火；五味子为金中土，又为火中木；半夏为火中木，又为火中火。

经云：主于补泻者为君，数量同于君而非主故为臣，从于佐监者为佐使。

陶隐居曰：此图①乃《汤液经法》尽要之妙，学者能谙于此，医道毕矣。

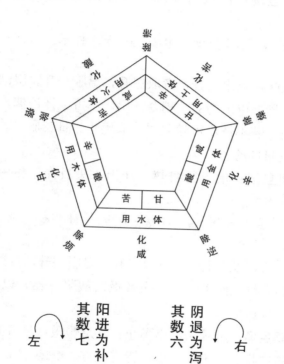

其数七 阳进为补   左

其数六 阴退为泻   右

弘景曰：外感天行，经方之治，有二旦、四神大小等汤。昔南阳张机，依此诸方，撰为《伤寒论》一部，疗治明

附录一 《辅行诀五脏用药法要》整订稿

① 此图：藏经洞本此图"除逆"之"逆"字脱佚不清，据张大昌先生《处方正范》遗稿补写。

悉，后学奉之。山林僻居，仓卒难防，外感之疾，日数传变，生死往往在三五日间，岂可疏忽！若能深明此数方者，则庶无蹈险之虞也。今亦录而识之。

小阳旦汤：治天行发热，自汗出而恶风，鼻鸣干呕者方。

桂枝三两　芍药三两　生姜二两,切　甘草二两,炙　大枣十二枚

右五味，以水七升，煮取三升，温服一升。服已，即啜热粥饭一器，以助药力。稍令汗出，不可大汗流漓，汗之则病不除也。若不汗出可随服之，取瘥止。日三服。若加饴一升，为正阳旦汤也。

小阴旦汤：治天行身热，汗出，头目痛，腹中痛，干呕，下利者方。

黄芩三两　芍药三两　生姜二两,切　甘草炙,二两　大枣十二枚

右五味，以水七升，煮取三升，温服一升，日三服。服汤已，如人行三四里时，令病者啜白酨浆一器，以助药力。身热去，自愈也。

大阳旦汤：治凡病汗出不止，气息惙惙，身劳力怯，恶风凉，腹中拘急，不欲饮食，皆宜此方。若脉虚大者，为更切证也。

黄蓍五两　人参　桂枝　生姜各三两　甘草炙,二两　芍药六两　大枣十二枚　饴一升

右七味，以水一斗，煮取四升，去滓。内饴，更上火，令烊已。每服一升，日三夜一服。

大阴旦汤：治凡病头目眩晕，咽中干，喜干呕，食不下，心中烦满，胸胁支痛，往来寒热者方。

柴胡八两　人参　黄芩　生姜切,各三两　甘草二两,炙　芍药四两　大枣十二枚　半夏一升,洗

右八味,以水一斗二升,煮取六升,去滓,重上火,缓缓煎之,取得三升,温服一升,日三服。

小青龙汤:治天行发热,恶寒,汗不出而喘,身疼痛,脉紧者方。

麻黄三两　杏仁半升,熬,打　桂枝二两　甘草一两半,炙

右方四味,以水七升,先煮麻黄,减二升,掠去上沫,次内诸药,煮取三升,去滓,温服八合。必令汗出彻身,不然,恐邪不尽散也。

大青龙汤:治天行病,表不解,心下有水气,干呕,发热而喘咳不已者方。

麻黄去节　细辛　芍药　甘草炙　桂枝各三两　五味子半升　半夏半升　干姜三两

右八味,以水一斗,先煮麻黄,减二升,掠去上沫。内诸药,煮取三升,去滓,温服一升,日三服。

小白虎汤:治天行热病,大汗出不止,口舌干燥,饮水数升不已,脉洪大者方。

石膏如鸡子大,绵裹,打　知母六两　甘草二两,炙　粳米六合

右四味,先以水一斗,熬粳米,熟讫,去米,内诸药,煮取六升,温服二升,日三服。

大白虎汤:治天行热病,心中烦热,时自汗出,口舌干燥,渴欲饮水,时呷嗽不已,久不解者方。

石膏如鸡子大,一枚,打　麦门冬半升　甘草二两,炙　粳米六合　半夏半升　生姜二两,切　竹叶三大握

右方七味,以水一斗二升,先煮粳米,米熟讫,去米,内诸药,煮至六升,去滓,温服二升,日三服。

小朱鸟汤：治天行热病，心气不足，内生烦热，坐卧不安，时下利纯血，如鸡鸭肝者方。

鸡子黄二枚　阿胶三锭　黄连四两　黄芩　芍药各二两

右五味，以水六升，先煮连、芩、芍三物，取三升，去滓，内胶，更上火，令烊尽，取下待小冷，下鸡子黄，搅令相得。温服七合，日三服。

大朱鸟汤：治天行热病，重下，恶毒痢，痢下纯血，日数十行，羸瘦如柴，腹中绞急，痛如刀刺者方。

鸡子黄二枚　阿胶三锭　黄连四两　黄芩　芍药各二两　人参三两　干姜二两

右药七味，以水一斗，先煮连、芩、芍、参、姜，得四升讫，内醇苦酒二升，再煮至四升讫，去滓。次内胶于内，更上火，令烊，取下，待小冷，内鸡子黄，搅令相得，温服一升，日三夜一服。

小玄武汤：治天行病，肾气不足，内生虚寒，小便不利，腹中痛，四肢冷者方。

茯苓三两　芍药三两　术二两　干姜三两　附子一枚，炮，去皮

右五味，以水八升，煮取三升，去滓，温服七合，日三服。

大玄武汤：治肾气虚疲，少腹中冷，腰背沉重，四肢清冷，小便不利，大便鸭溏，日十余行，气惙力弱者方。

茯苓三两　术二两　附子一枚，炮　芍药二两　干姜二两　人参二两　甘草二两，炙

右七味，以水一斗，煮取四升，温服一升，日三夜一服。

弘景曰：阳旦者，升阳之方，以黄蓍为主；阴旦者，扶

阴之方，以柴胡为主；青龙者，宣发之方，以麻黄为主；白
虎者，收重之方，以石膏为主；朱鸟者，清滋之方，以鸡子
黄为主；玄武者，温渗之方，以附子为主。此六方者，为六
合之正精，升降阴阳，交互金木，既济水火，乃神明之剂
也。张机撰《伤寒论》，避道家之称，故其方皆非正名也，
但以某药名之，以推主为识耳。

陶隐居云：中恶卒死者，皆脏气被壅，致令内外隔绝所
致也。神仙有开五窍以救卒死中恶之方五首，录如左。

点眼以通肝气：治跌仆，臀腰挫闪，气血着滞，作痛一
处，不可欠伸、动转者方。

矾石烧赤，取冷，研为细粉。每用少许，以酢蘸，点目
大眦，痛在左则点右眦，痛在右点左眦，当大痒，若泪大出
则愈。

着舌以通心气：治中恶，急心痛，手足逆冷者，顷刻可
杀人。看其人唇舌青紫，指甲青冷者是。

硝石五钱匕　雄黄一钱匕，共为极细末。启病者舌，着散
一匕于舌下，少时即定。若有涎出，令病者随涎咽下，
必愈。

启咽以通脾气：治过食难化之物，或异品有毒，宿积不
消，毒势攻注，心腹痛如刀搅者方。

赤小豆　瓜蒂各等分，共为散，每用咸豉半升，以水二升，
煮取一升，去滓。内散一匕，顿服，少顷当大吐，则瘥。

启咽方：救误食诸毒，及生冷硬物，宿积不消，心中痛疼者方。

赤小豆　瓜蒂各等分。为散讫，加盐豉少许，共捣为丸。以竹箸启齿，温水
送入口中，得大吐即愈。

吹鼻以通肺气：治诸凡卒死，息闭不通者，皆可用此法

活之。

皂角刮去皮绞，用净肉，火上炙燥，如杏核大一块　**细辛根**等分，共为极细末。每用苇管吹鼻中少许，得嚏则活也。

灌耳以通肾气：救饮水过，小便闭塞，涓滴不通者方。

烧汤一斗，入戎盐一升，葱白十五茎，莫令葱太热。匀汤指试不太热，即灌耳中。令病者侧卧，下以盆着汤，承耳下薰之，少时小便通，立愈。

熨耳以通心气：治梦魇不寤者方。

烧热汤二升，入戎盐七合，令烊化已，切葱白十五茎，内汤内。视汤再沸，即将葱取出，捣如泥，以麻布包之，熨病者两耳，令葱气入耳，病者即寤也。

右五方，乃神仙救急之道。若六畜病者，可倍用之。

附：拟补心兼属土火金石补泻方四首

小泻心散：铁落　石胆　石蜜各三两

大泻心散：铁落　石胆　石蜜　朴硝　戎盐　矾石各三两

小补心散：海蛤　理石　雄黄　姜石各三两

大补心散：海蛤　理石　雄黄　硇砂　姜石　曾青　卤碱各三两

附：从火论心草木金石小补泻汤散四首

小泻心汤散：

栀子　淡豆豉　戎盐（玄参）各三两

朴硝　石胆　戎盐各三两

小补心汤散：

半夏洗，去滑　五味子捣碎　薤白各三两　白酨浆八升

卤碱　曾青　姜石　硇砂各三两

略论《汤液经法》与张仲景
论著的关系

——兼论《辅行诀》与张仲景论著之异同

河北威县中医院　衣之镖

　　《汤液经》相传为商代圣相伊尹所著，《汉书》列为经方十一家之一，为古代中医方剂学之经典。但是由于历史的种种原因，其具体内容早已佚失无存，《汉书》中亦仅有书目而已。晋代皇甫谧《甲乙经·序》中云："仲景论广汤液数十卷"，明确指出张氏的医学著作，是对《汤液》的研究和推衍。但是，仲景《伤寒杂病论·序》明载有"撰用《素问》《九卷》《八十一难》《阴阳大论》《胎胪药录》并《平脉辨证》为《伤寒杂病论》合十六卷，"而未及《汤液》，则仲景撰用《汤液》之说又似属可疑。历代学者为此问题论争不休，至当代仍未能平息。这对研究仲景学说的本源实是一大障碍，一定程度上影响着对仲景学说的认识理解和发挥。在仲景学说被尊为临床经典的情况下，这一问题能以解决与否，更显得尤其重要。它将直接影响中医基础理论和临床应用的学术内容和发展方向，有必要引起足够的重视。

　　值得庆幸的是，112 年前破封而出的敦煌藏经洞文物中，竟有《汤液经法》摘要论述之作《辅行诀五脏用药法要》（下简称《辅行诀》）卷子书一轴。该书被先师之祖父张广荣先生购得，珍藏于家中，世代相传，避免了夷人抢劫，兵燹战火，饥荒天灾等干扰而保存完好。后虽毁失于文革，又得先师之力，将记忆传抄本整理成册献给了国家，使该书亡而未亡，重见天日。为研究经方提供了珍贵的文献资料，为研探仲景学术及其源流出具了有力的证明。

同时，先师三代对该书学术内容的研究、使用从无间止，颇有成就，特别是张大昌先生，在前辈研究成果的基础上，倾尽心力，勤奋终生，硕果累累，并孜孜不倦的将所得传教我辈。笔者作为其亲传弟子之一，今将对《辅行诀》与仲景著作关系的认识略述如次，恳望同仁指正。

一、《汤液经法》是《伤寒杂病论》的蓝本

《辅行诀》谓"汉晋以还，诸名医辈，张机……皇甫玄晏等，皆当代名贤，咸师式此《汤液经法》……"；"外感天行，经方之治有二旦、四神大、小等汤，昔南阳张机，以此诸方，撰为《伤寒论》一部，治疗明悉，后学咸尊奉之"；"此六方者，为六合之正精，升降阴阳，交互金木，既济水火，乃神明之剂也，张机撰《伤寒论》避道家之称，故其方皆非正名，但以某药名之，以推主为识耳。"

姜春华教授在《历代中医学家评析》（上海科技出版社，1989年9月第一版）中亦认为"《汤液经》商·伊尹所作，实即今《伤寒论》的前身。"

上述所引皇甫氏之文和三段《辅行诀》文字，是仲景著作与《汤液》关系最为直接的文献资料。从皇甫氏与仲景的相关情况，及仲景著作与《汤液经法》的形格、内容比较，分析它们之间关系，可以证实《汤液经法》，是仲景著作的蓝本。

1. 张仲景与皇甫谧的相关情况

张仲景的生卒年代，史书未载，据学者考证，约生于东汉和平元年（公元 150 年），约卒于建安二十四年（公元 219 年）；皇甫谧生于东汉建安二十年（公元 215 年），卒于晋太康三年（公元 282 年）。皇甫氏出生时，张仲景尚有在世的可能，具有了解仲景学术著作情况的基本条件。因此其说的真实性和可信度应是比较高的。陶氏所称汉晋以来师式"此《汤液经法》"之诸名医，张仲景与皇甫玄晏均名列其中，说明二人均是《汤液经法》的传承人，且二人所得，与陶氏摘录所用之原件同为一个版本。这说明《甲乙经》所谓之《汤液》即是《汤液经法》非是另有所指。

张仲景既然"师式"《汤液经法》，则其学必是以此为基本。在《伤寒论·序》中，只言"撰用《素问》"等而不及《汤液经法》，就不足为奇了。如一个中国人，在自我介绍时说："我是一个中国的中国人"，岂不聱牙？因此，张仲景以《汤液经法》为监本，撰用其他典籍，并博采众方撰成《伤寒杂病论》应是顺理成章的说法。

2. 《伤寒杂病论》与《汤液》形格及方名

《辅行诀》是陶氏对其择录《汤液经法》方剂进行制方理论的总结。所择录之方剂六十首（应是 61 首，详见《辅行诀五脏用药法要研究》），已包括治疗内伤病的五脏补泻方、治外感天行的二旦四神方和治疗不属内外伤的救卒死外用开窍五方，并且也是以此分篇而论的。这正是古人三因论分篇的格局，已经是俨如别版的一部《伤寒杂病论》。可以推想，较《辅行诀》择出方多出三分之二的《汤液经法》，也应当是这种形格。

仲景的医著原名《伤寒杂病论》，后人将治外感部分分离出来，名称《伤寒论》，其方名却"避道家之称"，将原二旦四神方中的主药作为方剂名称（白虎汤例外）。其避道家之称的原因，应是其信仰的不同，或为使方名通俗化，减少神秘感，易为大众理解。又因道教属民间秘密组织，反政府意识浓厚，尤其是仲景生活的年代，太平道创始人张角（？～184年）率信徒起义于184年，虽当年张角病死，起义失败，但各地起义持续了二十多年，仲景故里南阳，也是"黄巾作乱"的主战场之一，曾为长沙太守的儒医张仲景，经历了张角起义及其余波的全过程，具有避嫌意识而为之也是很有可能的。

尽管《伤寒论》方名与《汤液经》不尽相同，而从其药物组成和主治病证分析，二者以相同之处为多，明显带有源于《汤液经法》的痕迹。但《伤寒论》有缺佚之处（详见《伤寒论阴阳图说》）。

《辅行诀》中，无论是五脏补泻方。还是治外感天行方，均有大、小之分。《伤寒论》中亦因而袭之，但有缺佚、更名、错位、或药味略有增减之处（详情可参《伤寒论阴阳图说》）。此外，尚有《辅行诀》二旦六神汤之外的大、小陷胸，大、小承气等。陷胸本系救误之方，可以推测《汤液》原本中亦有救误小方，但现传承抄本《辅行诀》救误只具大方，可据补。

《金匮要略》亦有以大、小作方名之方剂，如大、小半夏汤、大薯蓣丸、大建中汤、竹皮大丸等。其他如四逆汤即《辅行诀》之小泻脾汤，诸方（包括不含大、小字样诸方）与五脏大、小补泻方的关系则待细考。

由此而论，则《伤寒杂病论》继承了《汤液》中部分以大、小命名的方法和方药，是不容置疑的。

3. 《金匮要略》的五脏分篇

从现存世《金匮要略》版本的篇次中，很难觉察其中有如《辅行诀》以五脏分篇的形格。先师张大昌先生慧眼识真，曾参考《脉经》作《金匮要略科判》（见《张大昌医论医案集》）一文，将篇目判订为：

脏腑经络先后病脉证第一、中风历节病第二、五脏风寒积聚第三，列为五脏病通用篇；

血痹虚劳第四、惊悸吐衄下血第五，列为肝胆病篇；

胸痹心痛短气奔豚第六、卒尸厥死第七，列为心病篇；

腹满寒疝证第八、呕吐下利证第九，列为脾胃篇；

肺痿肺痈咳逆上气痰饮第十、痈肿肠痈金创浸淫第十一，列为肺病篇；

消渴小便不利第十二、水气黄汗第十三，列为肾与膀胱病篇。

以下妇人之疾次列之。

上述科判方法，虽然参考了《脉经》内容，但在现存世《金匮要略》版本原即有残缺的条件下，取其曾编次《伤寒论》的王叔和的著作而补充之，与理可通。

从对《金匮要略》篇次的判定整理，可以发现原《伤寒杂病论》中的内容，很可能也是以五脏病证分篇，或是仲景有所"论广"，将不易脏腑归类的妇人病另立一篇。可以说原《伤寒杂病论》中《金匮要略》部分的形格，也与《汤液经法》中的五脏补泻篇形格相似。另外，二书治胸痹的方法都有火土同治的原理（详见《辅行诀五脏用药法要研究》）。这种情况都可以作为《伤寒杂病论》以《汤液》为蓝本说的根据。

二、《伤寒杂病论》与《辅行诀》的差异

1. 《金匮要略》与《辅行诀》的补泻比较

《金匮要略·脏腑经络先后病脉证第一》有统领全书的意义。其中有一段涉及按味用药的文字："夫肝之病，补用酸，助用焦苦，益用甘味之药调之"。意在以肝病为例，为治未病说法，即"见肝之病，知肝传脾，当先实脾"的用药原则。

揣仲景之意，是从五味所入之藏论补泻，酸入肝，故补肝用酸；因肝木能克脾土，则肝病易传脾，当用入脾的甘味药益脾之气；用入心之焦苦药，取其助子脏，减已耗，而有利于自强，且有益于心火生脾土之机，加强脾土气化而达防病传入的目的，有一箭双雕之妙。

《辅行诀》论五味与脏腑的关系，是从脏气法于时间的理念着眼，以顺脏欲之味为用味，以制约用味性能者为体味，以除脏苦之味为化味。缘因病起于过用，过用则自伤。故以助脏欲之味为补，制约用味者为泻，如肝欲散，辛味能散，为补；散与收相制，故以能收之酸味为泻；肝苦急，即肝之气化损伤，则因失于缓和而急迫，故肝虚则用缓急迫之甘味以助之。正合"损其肝者缓其中"之说。

从上述可知，仲景是以酸、焦苦、甘三味为调肝所用，视酸为补肝之味。陶氏则是以酸为泻肝之味，以辛为补肝之味，甘为助肝气化之味。二者所用补味有用酸收用辛散之不同。

以酸收为补是以助质体而言。人之质体由先天所得，靠后天饮食、呼吸摄取之精微不断的补充。张氏从质体而论，以摄入精微之不足为虚，故补肝用入肝之酸；陶氏以功用之

衰减为虚，以振奋功用为补，肝之用在疏散，故以助疏散功用之辛味为补。

质体与功用的关系，有如阴阳的关系，是相互制约、相互促进、相互依赖、相互融合的。如营养与热量的关系，营养为物质为体，热量无形为用，热量大则耗费营养多而使营养减少，营养多是其化生热不足，即所谓相互制约；有足够的营养物质，才能产生更多的热量，有足够的热量，才能摄入和运化较多的营养物质，即所谓互相促进；没有营养物质，则不能产生热量，没有热量，则不能摄取消磨营养物质，即所谓互相依赖；只有营养与热量的相互作用，才能维持人体正常生命活动，即所谓相互融合。

只要理解了上述体用的关系，则以酸补肝，以辛补肝的问题即可涣然冰释，勿怪汉末·王弼有"体用一如，显微无间"之语。

由于陶氏五味体用化之学理，是以甘为脾土之用味，故补肝方中之甘味已具补脾防病传入之机，不肖另加补脾之味，此陶氏与仲景治未病方式不同之处，但有异曲同工之妙。

张、陶二家之说均是对《汤液经》学术的利用、总结、发挥之事，而说理方法有异。张氏以助体为补，兼调子脏，以养命为重；陶氏以助用为法，兼及本体，重在修性，均有治未病、防传变的学术思想。

2.《伤寒论》中的《辅行诀》药物配伍法则比率

笔者在《伤寒论阴阳图说》中曾选取《伤寒论》方64首，用《辅行诀》五行体用化药味配伍功能法则进行分析，结果提示：相符者占总方数的57.8％。救误方占总方数的62.5％，其中救误方符合配伍功能者，占救误总方数的

55％，救误方符合配伍功能者占总符合配伍功能数的 59.5％。

这种情况证明《伤寒论》方剂符合陶氏所总结《汤液经法》五脏补泻用药法则的占大多数，其中以救误方更为明显，其组方原则亦有五脏辨证用药法则的成分，可见《伤寒论》与《汤液》的药味配伍法密切相关。

3.《伤寒论》与《辅行诀》的医哲差异

《伤寒论》与《辅行诀》都是本于《汤液》，对《汤液》的继承和发扬。前者所记繁而细，又博取众方而论，后者则是择录其要以综归其理，二者简繁博要，各有千秋。若能综合利用，研探《汤液》之事，当赖之以成。二者都是在古代哲学理论指导下，研究《汤液》的成果。从其现存版本来看，尽管二者都是阴阳五行合流学说的产物，但其切入点有从阴阳中融入五行和从五行中融入阴阳的不同，因而形成了三阴三阳辨证和六合辨证的差别。

阴阳学说和五行学说，本系两个独立的哲学体系，合流学说，首先被战国时期阴阳家代表人物邹衍倡导。西汉一代大儒董仲舒，在"太极元气，含三育一"理念的指导下，完成了二者的全面结合。至三国·魏·孟康，为之发挥，已形成稳定的宇宙观构架，对当时和后世哲学发展具有一定的积极作用。

张仲景与孟康生活于同一时代，受孟康元气学说"太极生二仪，一生为二乃为三"思想的影响，对《汤液》外感天行病的分类，采取了三阴三阳辨证，即把外感天行病分为阴证和阳证两大类。阳证再根据阳阴量比值的大小分为太阳和少阳证，介于太阳和少阳之间者为阳明证；阴证方面亦据阳阴量比值的大小，分为少阴和厥阴证，介于少阴和厥阴证之间者为太阴证。

应该明确指出，此处的阳阴量比值，是在天人合一思想的指导下，以夏至日各时位上的阳阴比值，对应于人体的方法而得，详情见《伤寒论阴阳图说》。

这种辨证体系，源于阴阳学说，但是也具有五行学说的意义。即足少阳和足厥阴属木；手太阳、手少阴、手少阳、手厥阴属火；足阳明、足太阴属土；手阳明、手太阴属金；足太阳、足少阴属水。详情所见同上。

由此可见张氏的三阴三阳，是在阴阳学说中融入了五行学说的理论。

《辅行诀》是在五行学说的基础上融入了阴阳学说。即把二旦四神方，对应上下（天地）、四方，可称为六合辨证体系。这种辨证体系符合五行起源为四方加中央的学说。其中青龙方属木，对应东；朱鸟方属火，对应南；白虎方属金，对应西；玄武方属水，对应北；阴旦方属阴土，对应下，统金与水；阳旦方属阳土，对应上，统木与火。

三阴三阳辨证和六合辨证都是阴阳五行合流说的产物，所不同的是：一是以阴阳学说为基，一是以五行学说为基。两种方法在《内经》中都有所表达，即土属长夏和土主中央说。前者言天之气，为三阴三阳六气的根本；后者言地之气，为四方加中央，而为五行说的源头。

外感天行之病为感受在天六淫邪而发者，故可以认为三阴三阳辨证是基于驱邪理念的学说，但亦不离扶正之术；六合辨证是基于人体正气内存，邪不可干之理，以调整人体气化运动，适应六气变化的学说。两者都具有扶正和驱邪兼顾的特点，是仲景以驱邪着眼，弘景以养生入手，研究《汤液经法》的必然结果。

4. 《金匮要略》与《辅行诀》的医哲关系

《金匮要略》现存世本，源于北宋王洙从败纸堆中所得者，不像《伤寒论》曾经晋氏王叔和系统编次，其篇次较为紊乱，条文亦较无序，且多佚失，致使其医哲理念难以梳理。但从其如前所述的篇目为五脏而分，及《脏腑经络先后病脉证第一》中，"夫人禀五常……若五脏元真通畅，人即安和……若人能养慎，不令邪风干忤经络，适中经络，未流传脏腑……"；"脉脱入脏即死，入腑则愈"；"五脏病各有十八"等论述，可见其对内伤杂病的治疗是以脏腑辨证的，同时也表达了其对脏气在外感病中地位的重视。

张、陶二氏均以阴阳五行合流哲理治医，从前述张氏治未病的按味用药法则，可知其具有五行生克乘侮理念，其他则有待深入研探。但是至少有一点应是与陶氏的五行学说不同的，即不具五行体用之说。因为在张氏生活年代，体用学说尚处萌芽阶段，其后约 300 年，《辅行诀》问世时，玄学已过鼎盛时期，体用学说已臻成熟，陶氏将其溶入五行学说中，用于总结《汤液经法》按味组方的规律，将阴阳五行合流思想完美的运用到医学中，堪称医哲发展史上的重要里程碑。它与《伤寒杂病论》同源异流，二者珠璧映辉，中医学必将更加辉煌。

附录三

张大昌先生《处方正范》

（1984 年底稿本）

《处方正范》①

目　录②

自序

《处方正范》上编

　一、综述

　（一）辨证的③八纲四要、二综六纲

　（二）治疗的二综④十二剂

　（三）治则应变的⑤四要八目

　（四）二综十二剂详说⑥

　　　　甲、阳综：表（轻重）、热（清滋）、实（滑泻）

　　　　乙、阴综：里（收重）、寒（温渗）、虚（涩补）

　二、方剂的组织法则

　（一）基本制度

---

　　① 《处方正范》：此书系张大昌先生撰著，由衣之镖大夫抄藏校订。其封面有"处方正范"、"底稿本"、"衣之镖"和"公元八四年三月廿五日订"4 行字。

　　② 目录：原稿"目录"只有"上编"并无"下编"，且"上编目录"也略显粗放，今稍作补充调整。

　　③ 辨证的：此 3 字系校者新加。

　　④ 治疗的二综：此 5 字系校者新加。

　　⑤ 治则应变的：此 5 字系校者新加。

　　⑥ 二综十二剂详说：此目系校者新加。

1. 君臣佐使端倪：（1）君臣的直接作用；

（2）佐使的间接作用

2. 君臣佐使底蕴①：（1）君臣药之对立性和统一性；

（2）佐使药的特殊性与普遍性

（二）权宜分量

三、体裁的变化及运用

（一）方类

1. 病情治宜者②二方：（1）缓方；（2）急方

2. 病次治宜者二方：（1）复方；（2）单方

3. 病势治宜者二方：（1）小方；（2）大方

4. 病况治宜者二方：（1）通方；（2）专方

（二）药剂之类型

1. 汤：（1）水煎剂；（2）酒浸剂

2. 散：（1）原药剂；（2）升炼剂

3. 丸：（1）水作剂；（2）黏作剂

4. 兑：（1）水作剂；（2）脂作剂

5. 膏：（1）水煮剂；（2）油炸剂

6. 烟③：（1）原药剂；（2）化合剂

附录

选药的基本知识

药的气味和性能

中医通体治疗

阴阳与五行

《五脏法要》及图表

---

① 君臣佐使底蕴：此目并目下子目系校者新加。

② 治宜者：此3字系校者新加，下同。

③ 汤散丸兑膏烟：以上6目并目下子目系校者新加。

《处方正范》下编①

方例前言

五帝方

方例概说

方例正文

　甲、阳综

　　　　子：病属表者二剂：一、轻剂［（一）～（七）］；

　　　　　　　　　　　　　二、宣剂［（一）～（七）］。

　　　　丑：病属热者二剂：一、清剂［（一）～（七）］；

　　　　　　　　　　　　　二、滋剂［（一）～（七）］。

　　　　寅：病属实者二剂：一、滑剂［（一）～（十）］；

　　　　　　　　　　　　　二、泻剂［（一）～（六）］

　　　　　　　　　　　　　｛附：泻剂更正文［（一）～
　　　　　　　　　　　　　（六）］；泻剂《法要》文
　　　　　　　　　　　　　［（一）～（六）］｝。

　乙、阴综

　　　　卯：病属里者二剂：一、收剂［（一）～（七）］；

　　　　　　　　　　　　　二、重剂［（一）～（七）］。

　　　　辰：病属寒者二剂：一、温剂［（一）～（七）］；

　　　　　　　　　　　　　二、渗剂［（一）～（七）］。

　　　　巳：病属虚者二剂：一、补剂［（一）～（五）］

　　　　　　　　　　　　　｛附：疗五劳汤五首［（一）～
　　　　　　　　　　　　　（五），各2方］）；

　　　　　　　　　　　　　二、涩剂［（一）～（十）］｝。

跋

---

① 《处方正范》下编：此目并目下子目系校者新加。

自　序

为医之道，一曰认证，二曰处治。明白此二者，则医之能事毕矣。但是要想实际掌握这两点，却非容易。今日社会，以科学为背景，光、电、原子等技术的应用，已遍及人间角落。在医学方面，诊察则光透、化验，药治则元素、核子，可谓神巧之至焉。与祖国之旧医学相比，何啻霄壤？然天地之间，事类万殊，尺有所短，寸有所长。今天常见之科学事物，固非古人所敢梦想，然而在哲学、文学、音乐、工艺的某些方面，今人反有不及古人处。盖由历史社会之种种背景使然，非无因而致。就中医学说，其蕴藏极富，潜力极大，很值得以今日的科学手段去发掘它、学习它、应用它。

我国医学起自远古，迨传及两汉，已有相当高的学术价值，历代医家在实践中又积累了很多经验，逐步建立起系统的理论，并且写成了《内经》《汤液经》《本草》等著作。典籍所载，在诊断和治疗上都是十分可靠的。因之后代的学者，皆奉之为准则，尊之为经典，以为万世不易之法。

处方一项，传说起自伊尹之《汤液经》，然其书久佚，仅在史籍中存其目录而已。唯汉人张仲景撰用论广为数十卷，由晋太医令王叔和选编甚精，诸方之名次、治宜，皆赖存于《伤寒论》中。这些方子，体裁制度都十分严谨，理论和实际也结合得很紧密。按论施治，效果往往出人意表，当世医方无足与相比者。故而从汉朝到现在历一千余年，不论在国内或国外，它一直被认为是一部卓绝的著作。其中方剂被推称为"经方"。

到隋唐的时候，医界诸公用药渐趋广泛，但在方剂的配伍上，反有脱于统序，因而就妨碍了药力的发挥，当然也减低了方剂的效果。好在他们去古未远，学有所自，虽然而不太甚。宋元以降，医家门户蜂起，又深受运气学说的熏染，遂使理论涉于玄渺，治疗半属推测。他们的方剂不是失于板实，便失于夸诞。只因肤浅易懂，故在一般人中流传甚广。这类方子，通称"时方"。

尽管时方的学术造诣比之经方差距很大，但尚有循规矩，不致泛滥难收。总比国内某些医家之处方好得多——一方用至数十味，药量辄重八九两，性能主次不分，炮制多属奇离。病重药夥，病奇药精，理所当然，而考其所施，实又非是。制寸椎之囊而残匹帛，为杯水之饮而举鼎釜，若初学之士，尚不足怪，赫赫耆宿亦复如是，岂非笑柄耶？古语说得好，不依规矩不能成方圆，不依六律不能定五音。老生常谈，何竟忘之？

物久置则腐，学不讲易废。医学中处方一道本属关键，而今更值一壶洪流滔滔者天下皆是，一再沿误，积重难返，将有不可收拾之势。余有感于斯，不揣浅陋，写成此册，形骸之传，诚无足观，或充为步阶之坯可耳。

一九八二年威县张唯静序

《处方正范》上编

一、综述

处方治病的前提，是对症状的诊断。症状是人体机能反映的现象。医家依就这些现象，寻求其产生和存在的原因，以便进行治疗。可是这治疗，并非以局部着眼，头痛医头，脚痛医脚，而是运用四诊八纲，从整体上观察，详细认证，全面地进行医治。或说："依证知因，以因论治，就治论法，以法制剂。"即所谓"理、法、方、药"，以此为本，构成完整的方剂学说。

治病如兴师讨贼一样，必须明察敌情，如地之险隘，将士之勇怯，兵卒之多少及主管行哨、车马辎重、出入时间、布阵格局等。然后据情遣兵，或马或步，或水或火，或缓或急，力敌智擒，直截旁剿，一战而胜。医道也是如此，欲治病而不认证，如盲人瞎马，冥夜妄行，虚虚实实，岂非以救生之道成杀人之罪乎？

（一）辨证的八纲四要、二综六纲[①]

辨证之学，不外八纲，即阴阳、表里、虚实、寒热是也。结合实际而谈，阴阳是说病证的类型，表里是说病在部位，寒热是说病体的机能、反射，虚实是说病的机制和成因。据理而论，阴阳为六者之综，表、热、实三者统于阳，里、寒、虚三者统于阴。斯六者为其目而已。此阴阳之综，犹如《周易》之乾坤定位，三阴三阳，犹六子用事。故曰二综六纲。次则以证筹法，依法定剂，以调剂之，表示如下：

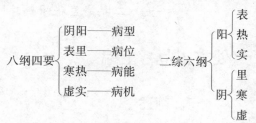

证既认清，当求对治之法。所谓法，无非针对病证的实

际，筹谋策划，于是产生出对治八法。此仍不外乎以阴阳为纲，而汗、下、温、清、补、泻以为目属。其含义为："阳以动之，阴以静之，汗以发表，下以通里，温以制寒，清以制热，补助不足，泻抑有余，务使内外调协，通体泰然而已。"这是从辨证直接导出的，只顾及主要矛盾和矛盾的主要方面。但纯阳不生，纯阴不长，阳中有阴，阴中有阳，二者相反相成。

（二）治疗的二综十二剂

辨证哲学正是治疗学的依据。其下分目属，同样如此。如表中有里，里中有表，表里分深浅之度，寒中有热，热中有寒，寒热有真假之别，虚中有实，实中有虚，虚实有纯杂之挟。因之在治疗用药时，也必须各方面兼顾，始为恰当。故治表之剂分轻、宣，治里之剂分重、收，治寒之剂分温、渗，治热之剂分清、滋，治实之剂分滑、泻，治虚之剂分涩、补，这样区别处治，才符合辨证哲学。通达此基本原理，便掌握了治疗原则。这里依阴、阳归综为二综、十二剂，列表如下：

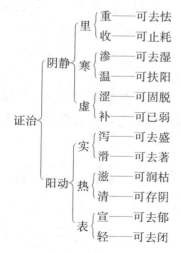

兴师治兵，妙算虽是先决条件，但临敌之帷幄筹策，却又是根据当时各种客观情况决定的，治病的要则，务本第一，本固则疾自平。此乃治疗的常则，然疾病从发生到平复，其病位和发病时间，绝非一成不变，或许遇到某种特殊情况而续生它虞，必须认清这一点，知常达变，灵活运用，便可左右逢源了。

（三）治则应变的四要八目

二综六纲运用于诊断，重点在认清病邪所占据的空间范围，这是原则的认识，而灵活地运用于治疗，还应以疾病的过程去诊察，明了发作时间的差异，《内经》说："先病而后逆者治其本，先逆而后病者治其本，先寒而后生病者治其本，先病而后生寒者治其本，先热而后生病者治其本，先热而后生中满者治其标，先病而后①泻者治其本，先泻而后生它病者治其本，先病而后生中满者治其标②，大小便不利治其标③，必切④调之，乃治它病。人有客气，有同气，谨查间甚，以意调之，间者并行（通治），甚者独行（专治）。"从这段文字看，务本是治病的核心思想。但不能认为是绝对的，还要细密地观察疾病的过程及发解时间的变化，根据其共性和特性灵活处理，妥帖地治疗，方可收到完美无缺的效果，今归纳为"四要八目"，略释如下：

①病情有缓急顺逆之分；②病次有先后原续之分；③病势有发解间甚之动；④病况有标本异同之应。此等病情、病

---

① 后：原稿脱落，据《黄帝内经素问·标本病传论篇第六十五》补。

② 治其标：《黄帝内经素问·标本病传论篇第六十五》此下有"先中满而后烦心者治其本"。

③ 治其标：《黄帝内经素问·标本病传论篇第六十五》此下有"小大利治其本"。

④ 切：《黄帝内经素问·标本病传论篇第六十五》作"且"。

次、病势、病况谓之"四要"。其缓急、先后（原续）、间甚（发解）、标本为其八目。此所以为应变之策，以阐二综十二剂之未畅，表如下：

$$
辨证四要八目
\begin{cases}
病情——缓急 \\
病次——先后 \\
病势——间甚（单复？）\\
病况——标本
\end{cases}
$$

（四）二综十二剂详说

夫疾病之生起也，由二因焉，一外因，乃天之六气阴晴、寒暑、风雨也。内伤之因，乃之人六欲、七情也。外邪所归为皮肤、腠理、筋脉、骨骼也。其所耗者，营卫气血津液也。内伤所病者，五脏六腑也，其所损者，精神意志魂魄也，邪在为有余，正夺为不足。虚则寒生，实则热发。表则经络闭，里则水谷雍。此皆人体机能自然之反映，发于内而形诸外，故谓之证。医者即依此证而求其理，依其理而准其事，据其事而设其治。约阴阳为综，就六纲分剂，而为治疗的基本法则也。

甲、阳综

（一）病在表者二剂：表是指躯干之外，皮肤、肌肉、腠理，而胆与膀胱属腑为阳。心、肺、三焦以在上腔阳位，故亦属之。

1. 轻可去闭，发营卫也。

2. 宣可去郁，畅经脉也。

（二）病势反应为热者二剂：阳盛阴虚则发热也。

1. 清可存阴，抑亢阳也。

2. 滋可润枯，益津液也。

（三）病邪实者二剂：邪气盛则正气被阻也。

1. 滑可去著，去六腑积滞之邪也。

2. 泻可去盛，调五脏有余之气也。

乙、阴综

（一）邪在里者二剂：里是指脉络、骨骼、大小肠、心包、肝、脾及肾也。脉络为表之里。骨骼为躯干之里。大小肠为腑之下位，为里。心包、肝、脾、肾为阴脏，故属里也。

1. 收可止耗，敛魂魄也。

2. 重可去怯，宁神志也。

（二）病势反应为寒者二剂：阴盛则阳虚有寒也。

1. 温可扶阳，除阴翳也。

2. 渗可去湿，兴意志也。

（三）正气夺损者二剂：正气损则邪气生也。

1. 涩可止脱，固谷气也。

2. 补可已弱，助精气也。

这十二剂契合阴阳的矛盾性和统一性，表里的深浅、寒热的真假、虚实的倾敧，为对证的区分。证既明了，即可确定治疗的原则。若能因证灵活妥帖地运用缓急、大小、单复、专通各类方剂，则能收到圆满的效果。

二、方剂组织法则

（一）基本制度

1. 君臣佐使端倪[①]

古方制度，有君臣佐使之说，这是方剂配伍的总规则，

[①] 君臣佐使端倪：此目并目下子目系校者据"上编目录"新加。

其中君是主治药，臣是君药的裨补药，佐是调和药，使是引导药。《本经》载，药有七情：单行、相须、相使、相畏、相恶、相反、相杀。

（1）君臣的直接作用：所谓君药，即单行者，以具特殊的功效故。如麻黄发汗，大黄泻下者是也。相须者，即臣药也，如以当归为君调血，而血无气不行，川芎行血中气，故取配为臣，以助其行血之功。

（2）佐使的间接作用：又如呕家用半夏，以其性毒，螫人咽喉，必佐生姜，以半夏畏生姜，使化暴为良，以成止呕之功。使药者，剂中主副等药，得此品之力，可速达病所，故谓之使。但方情不同，君臣不得无，而佐使允用舍焉。比如伤寒，表闭无汗而喘，当用麻黄汤，方中麻黄能通卫气，是解表发汗的主药，既要发汗，则务使津液充沛，以防津液消耗之患，故加甘草生津益阴以为臣。加杏仁者，杏为心果，心乃肺之官，故杏仁能利肺气、止咳喘，肺与皮毛相合，肺气开，毛孔疏，汗自出矣。宜之为佐，而麻黄松懈心肌，心阳虚者或致亡阳之祸，故佐杏仁兼壮心阳，防患未然。添上桂枝，温经调营，营者卫之里也，二者并行肤表，可导药力直达病所，故为使药。这样组剂，旨在疗效全面，此证在《伤寒论》上是按表实处治的。又如桂枝汤，治中风虚邪，汗自出者。桂枝解肌驱风，温中调营为君药，甘草通经生津为臣，芍药敛阴止耗，益气血以为佐，生姜味辛，大枣味甘，虽是果菜，而辛甘为阳，乃充助之良使。又啜粥一升，以助药力，意在中焦化赤，使营气续生，服已温覆取汗，使营气与卫相协，则正气充而邪自已。

2. 君臣佐使底蕴①

从以上两个方释中，可以察知君臣佐使的端倪。为了弄清它的底蕴，不妨进一步谈谈。药剂中分设的君臣佐使，是根据它在矛盾发展进程中，以在器质与机能之间的转化和相互影响中，应起的作用而选定的，这里分两层说。

（1）君臣药之对立和统一性：在器质与功能之间的关系中所起的作用，凡阳型的病，以治功能性疾患的药为君，而必以产生此功能所由生之实质药物为臣。如卫气实用麻黄汤，以麻黄为君（主），甘草为臣，为生津药，津是卫之物质基础也，无津便无卫，这是统一性，反之津不供则表竭，卫不化水则生喘，这是对立性。本病表闭无汗而喘，为直接目标，依此看来，主药副药便可选定了。凡阴型的病，以治实质疾患的药为君，而必以产生此实质之功能药为臣。如桂枝汤本为调和营卫而设，其证的基本原因是营弱卫强。方意在助营气，使与卫相协，主药桂枝以调营，甘草为臣生津，津为卫之前身，卫即营之用也。桂枝汤是兼顾营与卫的。

（2）佐使药的特殊性与普遍性：对君臣药所起相抑或相助的作用。佐药能抑制君药的劣性，使之化劣为良，其所化之良性功能，又可预防续生疾患。使药则襄助君臣药之良性，巩固疗效，促使康复。

（二）权宜分量

凡君药，以性能专治而定，不拘有毒与否（毒字指性力而言）。若有毒性，则用佐以防暴虐，臣药与君药的关系，如鱼水相须。鱼虽少，水当倍之。使药与君臣两相协和，用量亦必斟酌，须看其性而定。总之，治虚证君药量小，犹治

---

① 君臣佐使底蕴：此目系校者新加。

乱时，权宜在下，功在官吏；实证则君药量大，如当治世，权宜在上，功在庙堂，使政令必行也。如此看来，君臣药对病邪的作用是直接的，佐使药的作用则是间接的，这是处方学的基本制度。

三、体裁的变化及运用

任何规律者是相对的，没有绝对的。因事物本来的状况千差万别，即使相同的客观条件，也能引起不同的变化。要使方药治愈疾病，也必需依据客观条件，结合具体情况去筹划，选用不同类型的方剂，灵活运用，正如前面四要八目部分所阐述的。

（一）方类

既已了解二综十二剂，可知对证治疗的一般规律，但必须熟练地掌握，灵活运用，疗效才会完美。古语说："用之有方。"其意义即在于此。

1. 病情治宜者二方：（1）缓方；（2）急方。

病情缓而靖者，治宜缓方。此方之设有四义：①沉疴日久；②虚实偏杂；③聚多广益；④药性柔和。大凡久痼之疾，邪气必相夹杂，顽痰死血凝混一隅，虚则精血亏少，形气失于所养，如五劳七伤等证，实则经络壅塞，肢体残废，如顽痹偏枯等证，必多选用柔润通调之品，如雨露滋生，必待时日，其汤如复脉、续命、肾沥、建中等，其丸如大黄䗪虫丸、薯蓣丸、肾气丸等。缓方配伍制度为君一臣四佐二使二。

病情紧急而逆者，治以急方。急方之设有四义：①病起仓卒；②急脱暴闭；③药性剧烈；④药味数少。急脱暴疾，亦有虚实之分及内外之别，外则酷暑暴寒，瘴雾毒气，内则七情薄厥，饮食犯忌，实则外闭内壅，虚则脏气脱失。一息不续，生死攸分，非药用峻烈，斩关夺帜，立竿见影，入口神甦，则无遑他顾矣。如三物备急丸、白散、走马汤、返魂汤等。急方配伍制度为君一臣一使一。

上缓急二方，着重在药性，依其发作时间定义的。

2. 病次治宜者①二方：（1）复方；（2）单方。

先夙旧病治以复方，复有四义：①夙疾触动；②异位同发；③品味夥集；④异功同举。

凡有旧病夙根之人，多所宜忌，或由天时，或由饮食，一有触犯，新旧并起，此时表里皆病，异位同发，或上热下寒，或左虚右实，邪非一类，痛非一处，两感直中，并病合病，因人而治，是非一局所收功，必复方之可顾。其用药也，品味虽繁，但剂无松散之嫌，药性殊途，疗效有共襄之妙。结构之巧，为方类之尤者。如柴胡汤、葛根汤、越婢加桂汤、黄土汤等。复方配伍制度，君一臣二佐二使二。

新发后续治宜单方，一味单药，无与配伍者。单有四义：①病邪单纯；②邪伤一部；③一味单行；④分量不拘。单方虽无配伍，然其药多为主治之品，如麻黄发表，橘皮解郁，黄芩清热，阿胶益阴，大黄攻阳，枳实理气，龙骨止祛，石膏敛耗，桂之温中，术之渗湿，人参补中，石脂涩脱。后续之病，枝末小邪，因不须多品，但捡一物，对证施用，即可收效。而细检诸复方内，凡属特加，多属此类，故知其功非鲜少也。无怪单行诸药，多为君主耳。

上单复二方，着重在药味的繁简，依容量而制定。

---

① 者：原稿无，今予补出。

3. 病势治宜者①二方：（1）小方；（2）大方。

病邪发时有间止者，治宜小方。小方有四义：①病位非要；②有时自解；③配伍简单；④分量微小。病邪之加于人身也，邪毒有强弱，部位有要闲。如犯非要害之处，病有自解之时，譬蔑尔小寇，什伍之兵即可扫除，然古谚云：星星之火，足可燎原，涓涓不塞，将成大川，防微杜渐，小方有必焉。方如甘草芍药汤、甘草干姜汤、桔梗甘草汤、大黄甘草汤、桂枝甘草汤等，小方配伍制度，君一臣一。

病邪发起无时间止者，宜大方。大方之设有四义：①邪犯要害；②痛无解时；③药味繁多；④药量重大。大方之设，谓邪气横盛，危害性大，外则经络闭塞，营卫不通，如中风痱痹，温毒发斑等；内伤则亡阳脱血，四逆吐痢等。邪势猛暴，如强寇搅犯域内，必遣重兵大旅，百万貔貅，冀在必胜也。如八风续命、大承气、大青龙等汤。大方配伍制度，君一臣二佐三使二。

上大小二方，以药剂轻重为喻，依分量而决定的。（药以八味为妥）

4. 病况治宜者②二方：（1）通方；（2）专方。

凡病显于标，其气相同者，治宜通方。通方有四义：①病形外显；②异病同因；③药性通融；④方制简要。诸病之在标者，内脏气不畅外，多经气有余，如膜胀，癃闭多系食水积滞，窍病疮疡，皆本风热外壅，疟痢同治，痰吐并消，设一方而尽蠲。然病必同因，治乃可通。约其病机，属实者多宜。如麻附辛汤之辟瘟，麻术草汤之醒睡，橘皮半夏汤治

附录三 张大昌先生《处方正范》

---

① 者：原稿无，今予补出。
② 者：原稿无，今予补出。

差气，柏叶汤治久痢，三物黄芩汤治蚘痛是也。通方配伍制度，君一臣一使一，或时有佐，或时无佐。

病发于本，其气特异者，治以专方，专方有四义：①病发于内；②专部损伤；③药必族属；④配伍井严。一脏有一脏的性情，一官有一官的功能，如泾渭不同，江河异流，人体之经络亦然，其行经不同，腠理疏密等有差异，汗、下、温、清各宜，譬如器具的功用，矩不可为圆，规不可为方，况药之与病乎？唯其专治之方，不假它借，专为一用。故其组织井严，伦序攸分，如阳旦、阴旦、白虎、朱雀及五脏补泻等汤是也。

专方的制度是：君臣佐使各一。

通专二方是依药剂的组织去定义的，其次，专方虽特主功效，而在同时同地，遇到异类证状，可有增加之宜，因之便衍出一种"正加方"。通方本已具有变通义，如具体用于某种时地，更加衍生一种"变加方"。因而"正加"、"变加"，便是专通二方的副方了。专通二方，虽以组织为主，然依另一义，它是与权衡相应的。其他方伍，则不允有副方。

制方之意虽依四要，而与辨证之八纲理事相通，不相违背，如纯邪多是阳证，复邪多是阴证，急病多热，缓病多寒，小邪犯表，大邪犯里，奇病（通方所治）多实，专病多虚。这样结合来看，八纲辨证依感觉认识而定，四要处治是依事物反应为措置，这样很合逻辑。

又大抵八纲辨证，以阴阳为六者之统，处方八目，以奇偶为其统，因单、急、复、缓寓于奇数，而大、小、专、通寓于偶数。奇偶即阴阳量也，列表于次，名曰八方系统表：

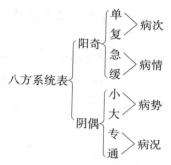

又大抵八纲辨证①，以阴阳为六者之统，处方八目，以正复为其统，因小、急、单统于正方，而大、缓、复统于变方之中。列表于下，因②名八方系统表：

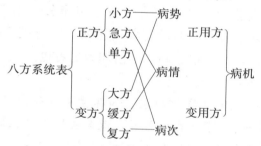

此表二统六目而赘以正用方、变用方二者，以正变二方是一局之式，如釜鼎成具，烹炖煎炒，各有使法，故而各随局别，立正用、变用二方，表列之理应八而施用则十方耳。

问：正变二用方制何如？曰：正用方是随各属剂内正方加一味使药，然必随本局情势，如轻宣加辛热，清滋加冷甘，泻滑加咸利，重收加导下，温渗加燥淡，补涩加缓和者是也。至于③变用方是于本局情机不牟之加，或经络脏腑寒

---

① 又大抵八纲辨证：此下楷体内容，系张大昌先生另纸修订的文本，理更精微，存以备参。
② 因：原稿作"应"，今正之。
③ 于：原稿作"方"，今正之。

热不同，如散中寓收，收中寓散，升中寓降，寒中寓热，故而谓之奇方也。

考经方中，复方之义有合二方或三方并用者，但药数也仅七味，单方因不足数，但讲原理，数皆始于一，非无数也。《易》以乾元起一，七日来复，六爻成卦，今复方无论怎样合成，皆具七数，绝非偶然。

又细考经旨，药方为数，小方一君一臣，仅二味，急方三味，专方四味。《易》以七日来复，先甲三日，后甲三日，是七与一通矣。况自四至七，恰寓三位。先甲后甲，天干余七。况方局前提起于一，满于四，大方则为数当八。考之经方，如大青龙、大建中果然。而大小方是以量核，不以味数。如麻黄汤制之小青龙，君药麻黄为三两，大汤则六两，大承气汤厚朴半斤，小汤仅三两，是倍加为之者也。

问：何为正加方[1]、变加方[2]？

答：正加方是从同性能就加也。如麻黄是风药，经云：风能胜湿。又云苦可胜湿，白术苦燥，假令去风湿即在麻黄汤加一味术，以性能可表可燥是正加方。

变加方者，指病之反映而言，如麻黄汤去桂加石膏是变加方。是风寒在肺变为风热，故当舍桂而为石膏也。但正加是同地而随施，变加时地俱异而设也。故正加只一味，变加多两味也，故正加从本属方，变加从通方，其命名之义即在兹耳。又异地同性，力有不及，必用特功之品，如建封诸侯以辅王室，谓"正加方"。若同地异性，聚餐共案，嗜不同不能强人难奈，需为"变加者"。政如晋文责楚，问及白茅，

---

① 问何为正加方：此下楷体内容，系张大昌先生另纸修订的文本，理更精微，存以备参。

② 变加方：原稿无，今予补足。

虽伯势居胜，不能额外生枝也。

（二）药剂之类型

药剂之类型不一，大抵皆随药之材质所宜而作，如硃砂、磁石、石英等，难溶于水，为汤不便，入剂时多研为细末。又诸毒性药，并宜杀制，用量稍小；诸烧炼升丹等品，特性已成，皆宜另置入剂，随机而服用之。旧说："病在上部宜散，在中部宜丸，下部宜汤。"又说："急病宜汤，缓病宜丸。"这是权变之法，不可忽视，谨将药剂的六种类型列示如下：

1. 汤。有二种：（1）水煎剂；（2）酒浸剂。可以内服外洗。

2. 散。有二种：（1）原药剂；（2）升炼剂。可以内服外敷。

3. 丸。有二种：（1）水作剂；（2）黏作剂。可以内服外佩。

4. 兑①。有二种：（1）水作剂；（2）脂作剂。可以内含外纳。

5. 膏。有二种：（1）水煮剂；（2）油炸剂。可以内服外贴。

6. 烟。有二种：（1）原药剂；（2）化合剂。可以内吸外熏。

药剂六种，汤、丸、散以内用为主，兑、膏、烟以外施为主。

---

① 兑：此下有张大昌先生亲笔按语："兑，药锭也。"4字。

附　录

选药的基本知识

处方选药，是依据药性和效力决定的，在传统理论中有两点颇为紧要，就是药的气和味。《内经》说："味厚者为阴，薄为阴之阳。气厚者为阳，薄为阳之阴。"[①] 既分阴阳，又进一步引入五行，以为次目。将气与味各分为五，而分属于五行。五味是酸苦辛咸甘，五气是臊焦香腥腐。后人有添作六者，即在气味二者中各添一淡名。《内经》又说："味厚则泻，薄则通；气厚则发散，薄则热。"[②] 又说五味中"辛甘发散为阳，酸苦涌泻为阴"[③]，这两句话，简明扼要，是把握药性的纲领。关于五味与五气的关系，经文也阐明了，诸辛皆香，其性散；诸酸皆臊，其性收；诸苦气焦，其性坚；诸咸气腥，其性软；诸甘气腐，其性缓；诸淡气平，其性渗。这是药性的根本依据。

药的气味和性能[④]

方剂始自药物，为获得圆满的疗效组织而成。药物为基础，方剂为其构筑。故必得详悉掌握药性，方剂学才能达到可观的造诣。药物记载详于本草，自古至今，品数不下万

---

① 味厚者……阳之阴：语见《黄帝内经素问·阴阳应象大论篇第五》。

② 味厚则泻……薄则热：《黄帝内经素问·阴阳应象大论篇第五》作"味厚则泄，薄则通。气薄则发泄，厚则发热"，似当据改。

③ 辛甘发散……泻为阴：语见《黄帝内经素问·阴阳应象大论篇第五》，唯《内经》中"泻"作"泄"。校者按，张大昌先生对中医经典文字每有自己独到之解，即如此处"涌泻"之"涌"，《张大昌医论医案集》第九章曰"'涌'字疑为'通'字之讹"（P193）。

④ 药的气味和性能：此目系校者新加。

计，若无系统，则茫如烟海，无可涉足。列表如下，以为志要云耳。

药性药能对互表

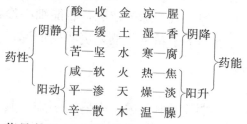

药品的选用，是据各种器官、组织因病邪侵袭、损伤所引起的反映而决定的。这些反映现象，叫做证状。即所谓因病用药，对证下药，药依于证，彼此是不可分离的。但人身是精密而复杂的有机整体，若只看到某一器官有所损伤，不顾与整体的联系，头痛医头，脚痛治脚，往往不能收效。或者有莫名其妙的后续证突然发生，致令医者莫知所措。这种孤立的不全面的诊治是愚蠢的、笨拙的。

中医通体治疗①

中医辨证的特点是，认为人体不论是内或是外，各处都井然有序的联系着。如同一棵树，根茎枝叶，皮肉花籽，纵横表里一气贯通。所以根盛则叶茂，本败则枝枯。内情外显，而有生死的征兆。中医的认证和治疗，是全面着眼，整体治疗的。这是它的优胜的地方。如心脏，小肠为其腑，其藏神，在体为脉，其充为血，其华为发，其液为汗，其色赤，其声徵，开窍于舌。这里并非仅在组织缔结上的联系，而是总括了它们的形质和功能。即哲学上所谓"体"、"用"。在医学上以体（或质）为阴，以功能为阳，一体一用，相互

---

① 中医通体治疗：此目系校者新加。

依存，不能孤立存在，此方合于哲理。所以局部病变必然关联着整体，功能也能影响组织。此虚也，彼必实；此寒也，彼必热，由一端可察知多面，由细微迹象而发现重大病变。一丝之发可反映出心、神、血、脉等情况，若能细心诊察推理，则其威力之大，当不下于精密仪器，更明确地说，仪器是次于头脑的东西。

阴阳与五行①

或问，《内经》虽讲阴盛则阳虚，阳盛则阴虚。其论治法又笼统地说：阳病治阴，阴病治阳。又说虚中有实，实中有虚。这些抽象的原则，如何具体运用于实际也？答曰：阴阳之道，推之可千，散之可万，而中医借用五行的"环形生克"学说，巧妙地制订出具体的治疗法规。又问：五行是奇数，阴阳是偶数，圆凿方枘，怎能相互结合，使之统一起来呢？答曰：阴阳是道之体，五行是道之用，合则为一，分则为二。一奇一偶，生死消息。二至三合，先天也；四至五合，后天也。五行相克，名曰"纵"，即相对立性（矛盾性）。相生名曰"顺"，即统一性。反克所不胜，名曰"横"，即特殊性，背克其所生，名曰"逆"，即普遍性。所谓先天所禀者，性也。后地所生者，形也。今者宇宙万象，皆形生者，故人序五行也。而医家亦然，将阴阳五行皆分属五脏六腑，以阴阳、五行的哲理作为诊察症状、用药、治疗的理论准绳。

《五脏法要》及图表②

今据梁代陶弘景《五脏用药法要》证释如下。《法

---

① 阴阳与五行：此目系校者新加。
② 君臣佐使底蕴：此目系校者新加。

要》云：

肝德在散，故经云：以辛补之，酸泻之。肝苦急，急食甘以缓之，适其性以衰之也。（按：《内经》以脏为体，阴也，以腑为用，阳也。这里的补泻是仅就有助于其正常功能或调节其功能过盛而言，余皆效此）

心德在软，故经云：以咸补之，苦泻之。心苦缓，急食酸以收之。

脾德在缓，故经云：以甘补之，辛泻之。脾苦湿，急食苦以燥之。

肺德在收，故经云：以酸补之，咸泻之。肺苦气上逆，急食辛以散之，开腠理以通气也。

肾德在坚，故经云：以苦补之，甘泻之。肾苦燥，急食咸以润之，致津液生也。

《法要》又以一五角形图，表示五脏、五行、五味与药效之间的辨证联系。更可贵者，它还可校订《洪范·九筹》

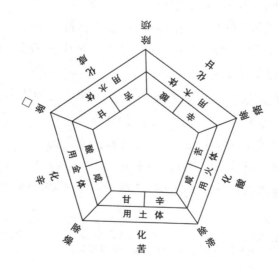

和《内经》关于五行属味的文字错误，如"西方金，其味辛，北方水，其味咸"等。陶说：此图为《汤液经法》尽要之妙，学者能谙乎此，则医道毕矣，其重要性可知。

表中有五行，每行都列出体用。若从对面看，此体便是彼用，其义如《难经》"东方实西方虚。"陶氏决断地规定了"用为补，体为泻。"

在每条边外侧，有"化某"字样，此为本脏所恶，即所苦的对治。如肝属木，《内经》说：肝恶风①。风性急动，故经文指出，肝苦急，就马上吃甘味药去缓解它。火条下化酸，就是说心苦缓，以酸收之，以心恶热故也。其他脾恶湿、肺恶寒、肾恶燥等率皆类此。还有如把辛酸二味融合，果能化出甘味来。据此理反推，如果本脏体用有失协调，也可向其所恶逆转，其所变动，也多是以本脏阴阳而成寒热、虚实等疾病。可见经文之"阴病治阳，阳病治阴"的确是个原则。

本图两行相邻接之尖角处，有"除某"字样，此大抵是这两味药协同作用可产生除某的效果。原理何在？很难明了。反复探索，才从《伤寒论》《金匮》中发现似与有关的方子，引证如下，以资探讨。

1. 辛苦除痞类：如半夏、生姜、甘草三种泻心汤。
2. 咸辛除积类：如大黄附子细辛汤。
3. 甘咸除燥类：如调胃承气汤、胶艾汤。
4. 酸苦除烦类：如栀子豉汤。
5. 甘酸除□类：□似乎是痉字，如芍药甘草汤、葛根

---

① 肝恶风：《黄帝内经素问·宣明五气篇第二十三》曰："五藏所恶：心恶热，肺恶寒，肝恶风，脾恶湿，肾恶燥，是谓五恶。"

汤类。

总之，这几条所提示的都有关于寒热夹杂、虚实倾倚，极难措置的证候。我们应当作秘诀，掌握运用它。

如此看来，体与用，补与泻之间是对立性，化某属统一性。而隐藏其中之藏恶是普遍性，则角邻之味结合所得功能，有其特殊性，岂不是既有通常的，又有特异的吗？那么角接处的启示，是否与通方有关呢？

《处方正范》下编^①

方例前言

讲解经方，宋代成无己首创之。论药之分剂，引唐代陈藏器《本草拾遗》云："诸药有收^②、宣、补、泻、轻、重、滑、涩、燥、湿，此十种者，是药之大体。"寇宗奭《本草衍义》云："此十种今详之，寒热二种何独见遗？如寒可去热，大黄、朴硝之属是也。热可祛寒，附子、桂是也。今特补此两种，以尽厥旨。"自尔以往，医家皆依此，谓之十剂或十二剂。及乎组织制度，以君、臣、佐、使为准则。其引《神农本草经说》云："方宜一君二臣三使五佐，又可一君三臣九佐使也。"然依此说核^③考经方，不能得其意旨。成氏又引王冰《补经至要大论》文，拟定大、小、奇、偶、缓、

---

① 《处方正范》下编：此目系校者新加。

② 收：通常的表述作"通"，且置于"宣"字之后。参见尚志钧《〈本草拾遗〉辑释》（安徽科学技术出版社 2002 年 7 月版）一书（P2）。

③ 核：此字原本抄写欠清晰，张大昌先生亲笔描正为"覈"字。按"覈"是"核"的异体字。

急、复七者，以为方之种类，历来医家亦颇见允纳。而据补经理论之谓"远近汗下多少。"则又与经方凿枘不入。盖王冰补经每发挥敷演，论理不免夸空，识者不以微瑕弃玉可也。故今仍式其目而又有所斧正。夫经方者，传统实效者也，万古不易之准则，医药学术之结晶也。其盛誉、其价值，非世流之时方可同日而语也。今欲以模为式，引就正统。故但例方若干首，其他则不惶及焉。间或于传缺佚者，盖师经义，拟比而补之。抑治庄之作，非敢僭妄尔。

五帝方①

勾芒散：治再障贫血。又名百劳丸。

赤小豆芽二十分　当归十分

共为细末，枣泥为丸，每服六克。忌茶，若加铁精五分，阿胶七分更良。

芒神，春神也，肝藏血，故方治如此。

朱明散：治脑栓神痴，半身不遂方。

雄黄 15 克（衣按：此药剧毒，方中用量颇大，疑为 1.5 克之误）　　硝石 1.5 克　　丹砂 1.5 克　　铁精 1.5 克　　蝉蜕 3 克　　冰片 1.5 克

共为细末，每服六克，秫米毛汤下。

朱明，火神也，一名"祝融"也。南方火方如是，药凡

---

① 五帝方：原稿《五帝方》内容在"方例"之后，今前调至此，并对其方论次序略作调整。另按，《处方正范》原稿之后尚有三五段问答、论说性文字在焉。上述文字内容均与《处方正范》内文相涉，虽然不方便单独成篇，却是张大昌先生不同时期的再度创作，今将其文以楷体形式录于相关原文之下，以方便读者对照阅读。

七味，火成数也。

又朱雀丸，治肝硬化。

灵脂　蒲黄各等分　饴糖为丸。

黄龙汤：治肝硬化，气鼓大腹水肿。

鲮鲤甲土炒，一两　禹粮石煅，二两

共为细末，枣泥为丸。

蓐收丸：治结核，肺痨也。又治吹乳，乳痈初起、淋巴炎有效。

白矾为末，一两　蜂蜡一两

先将蜡火上化了，加少许麻油，乘热将药和入急搅令匀，手抟为丸如豇豆大，每服六克许，同时嚼葱尖二寸，热开水下。若瘰破烂不收加雄黄二分。

金神蓐收者，秋神也，故治如此。

玄冥散：治肾炎，肾盂肾炎，溺血及小便不利，颜面浮肿方。

龟焙黄为末　干姜炒炭

共为细末，米粥下，薏米粥更佳也。

方例概说①

十二剂方

此中所列诸方次序，命名之义，与天道有关。《淮南子》云："五官六腑，以应十二月而行阴阳。"十二方者，应十二

---

① 方例概说：原作"方例上篇"，因未见所谓"下篇"相应，故略作调整。

月，而一方之内又有大小之别以应二十四气。十二方组方，除奇偶二剂以为纲宗，正要以见人取舍，每组共得六方、十二组共合七十二方，为周天七十二候也。今仍以星官为命名者，乃治《汤液法》之旧称耳。因是诸方之宗，故序于篇首，但具药味，其应用如何，则散见于方剂之内。

一、四正方

北方子①，真武汤，其气渗。茯苓、白术、桂枝、甘草。

南方午②，朱鸟汤，其剂滋。阿胶、地黄、艾叶、干姜。

东方卯③，青龙汤，其气散。麻黄、甘草、杏仁、桂枝。

西方酉④，白虎汤，其剂收。石膏、知母、粳米、甘草。

二、八维方

东北寅，阳旦汤，其气温。桂枝、甘草、生姜、大枣。

西南申，阴旦汤，其气清。黄芩、白芍、生姜、大枣。

南东⑤巳，腾蛇汤，其气泻。大黄、枳实、芒硝、川朴。

北西亥，勾陈汤，其气补。人参、甘草、干姜、术。

北东丑，咸池汤，其气滑。滑石、冬葵子、瞿麦、茯苓。一方瞿麦作地麦、一方无。云白衣鱼，鱼恐榆之讹。

南西未，神后汤，其气涩。一名轩辕汤。赤石脂、干姜、禹粮石、粳米。

东南辰，天阿汤，其气宣。橘皮、半夏、桂枝、生姜。

---

① 北方子：壬癸水，其季冬，其位子，其神玄冥，其兽玄武，其宿斗、牛、女、虚、危、室、壁。

② 南方午：丙丁火，其季夏，其位午，其神祝融，其兽朱鸟，其宿井、鬼、柳、星、张、翼、轸。

③ 东方卯：甲乙木，其季春，其位卯，其神勾芒，其兽青龙，其宿角、亢、氐、房、心、尾、箕。

④ 西方酉：庚辛金，其季秋，其位酉，其神蓐收，其兽白虎，其宿奎、娄、胃、昴、毕、觜、参。

⑤ 南东：原抄本作"东南"，据医理改，与下图相合。

西北戌，紫宫汤，其气重。代赭石、百合、生地黄、牡蛎。

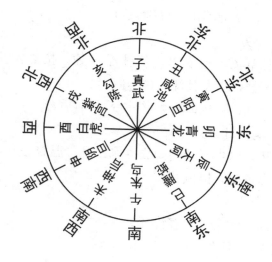

方例正文①

甲：阳综

子：病属②**表者二剂。一、轻剂；二、宣剂。**

一、轻剂

轻可去闭，开营卫之气也。麻黄、细辛之属是也。

麻黄：主解肺郁，开卫气，发汗止喘。

细辛：主咳逆头痛，脑动，百节拘挛，风湿痹痛。（《本

---

① 方例正文：原作"方例"2字，概所谓"下篇"之指，今改增"正文"2字，庶几名实相符。

② 属：原作"在"，今予调整。

经》）

温中下气，破痰利水道，开胸中，除喉痹齆鼻，风痫癫疾，下乳汁，结汁不出。（《别录》）

（一）小方

麻黄甘草汤，治皮水，其脉浮身肿，按之没指，不恶风，其腹不鼓，当发其汗。（《金匮》）

治卒上气，喘息欲死。（《外台》《肘后》）

麻黄四两　甘草炙，二两

左二味，以水五升，如法煮取三升，温服一升，重覆汗出；不汗出再服，慎风寒。

（二）急方

返魂汤，救卒死，客忤死。

麻黄四两　甘草二两　杏仁打，三十枚

上三味，以水八升，煮取三升，分令咽之。（按：杏仁当为桂枝，应从）

《金匮·水气篇》杏子汤①（补）

原文曰：水之为病，其脉沉小属少阴，浮者为风，无水虚胀者为气。

水发其汗则已，脉沉者，宜麻黄附子汤，脉浮者宜杏子汤。

麻黄三两　甘草二两　附子炮，一枚（麻附汤与《伤寒论》同）

杏子汤佚。诸说纷纷，莫衷一是，魏荔彤认为挟热者用麻杏石甘汤，无热即麻黄甘草加杏仁，此以寒热反应定证，

---

① 《金匮》水气篇杏子汤：此下楷体内容，系张大昌先生另纸修订的文本，理更精微，存以备参。

颇有支吾处。

如越婢汤，治一身悉肿，脉浮无汗，身无大热不渴，岂非正文乎？

原越婢之婢字，亦非"脾"字，乃"肺"字之讹。经有云："病在上者，越而上之"之义也。今本方以麻黄为君，是开卫理肺之剂，其名为越肺明矣。浮者为风，是脏器内生一种不正常之动力而已，近人谓分泌失调正宜杏仁汤调之，但仲景用字甚谨，曰宜不曰主，有细味焉。今者越肺汤方亦脱杏仁，何以其脱杏仁也，盖大青龙汤即是大越肺汤，方内有杏仁，故应加之，缘越肺汤从《伤寒论》发汗后，不可更服桂枝汤，汗出而喘，身无大热，麻杏甘石汤主之。此缘桂枝动营气，令汗出而喘，是卫气盛极，营不足其供矣。故去桂加白虎君药之石膏为使，行收之令，则卫势泯矣。而杏仁不去是官肺止喘也。若脉浮而喘急，目如脱状，则舍此而曷求，即肺家族属诸病，皮水一身悉肿，特指"头面"二字，加术足胜其水，此关系在肺，不似中湿，只麻黄加术，但在表上立法。及乎风水"恶风"而汗出，又是卫阳素虚，极恐亡阳，故加附子以御之，此之证，皆无喘候。故杏也可去，各适其当然也。若肺胀条文曰加半夏者，是多唾痰，若痰涎不多，自可不必，自是一时之言，非定法耳。

大青龙汤者，勘其药可知其为大越婢也，岂但名字并误，而药品似脱芍药，此汤是麻桂各半加石膏，借雄师而破营卫双闭之邪，桂枝汤若无芍药，大汗一出，必有亡阳之祸，以桂枝无芍药则大失佐救之友，况桂枝本为营设，方数七为复，今补一芍则是八为大也宜。反证之，大汤存杏仁，小汤曷无？大从小生，又悖于理，小汤有杏仁必矣。

（三）专方（亦名正方）

麻黄汤，治伤寒发热，头痛，身痛，腰痛，骨节痛，恶风，无汗而喘，脉浮紧者。（青龙汤正方也①）

麻黄三两　甘草二两　杏仁七十枚　桂枝二两

上方四味，以水九升，煮取二升半，温服八合。

风湿相搏，一身尽痛，可与麻黄加术汤发其汗为宜。

麻黄三两　桂枝二两　甘草炙，一两　杏仁七十②枚　术四两

上五味所组，是"正加方"。

越肺汤（旧名越脾汤③，从经义更正之）：

治一身悉肿，脉浮不汗出而渴，无大热者。

麻黄六两　石膏打，半斤　杏仁打，五十枚　生姜切，三两　大枣掰，十五枚　甘草炙，二两

右六味，以水六升，如法煮取三升，分三服。（方内"杏仁"补④）

治风水恶风，汗出而渴者，去杏仁加附子炮，一枚。

治皮水一身面目悉肿，按之没指，复如故，不满不渴，去杏仁加术四两。

---

① 青龙汤正方也：此注原稿即有。当是张大昌先生以《辅行诀》文本参校的结果，《伤寒论》中的麻黄汤《辅行诀》中名曰小青龙汤。

② 十：原抄本脱，据处方分量补。

③ 越脾汤：该方名较早见于成无己《注解伤寒论》卷二"桂枝二越婢一汤方"的注解之中。其文曰："胃为十二经之主，脾治水谷，为卑脏若婢。《内经》曰：脾主为胃行其津液。是汤所以谓之越婢者，以发越脾气，通行津液。《外台方》一名越脾汤，即此义也。"粗检今本《外台秘要》未见"越脾汤"之名，唯卷十六"《千金》疗肉极热则……越婢汤方"方末注云："一名越脾汤"（P445）可参。校者案：张大昌先生《处方正范》一书多选录《千金要方》《千金翼方》及《外台秘要》三书所涉诸方药。本次校勘选用以上三书流传最广的人民卫生出版社1955年影印本作为参校本。为了方便读者核对原文，给出引用三书文字的卷次、页码等信息。

④ 方内杏仁补：此注原稿即有。方中加杏仁，当是张大昌先生着意调整。

治肺胀，病人喘息，目如脱状，脉浮大者，去杏仁加半夏半升主之。

以上六味组成，是"变加方"。

（四）复方

《伤寒论》曰：太阳病得之八九日，如疟状，发热恶寒，热多寒少，其人不呕，清便自可，一日二三度发，面反有热色者，未欲解也，以其不得小汗出，身必痒，宜麻桂各半汤。

桂枝二两① 芍药 生姜切 甘草炙 麻黄各一两 杏仁二十四枚 大枣四枚

右方七味，以水五升，煮取如法，去上沫，内诸药，煮取二升，去滓，温服一升，日再。

（五）大方

大青龙汤，治伤寒表不解，心下有水气，发热干呕而咳，或渴或利，或小便不利，或噎，或少腹满而喘者。（原《伤寒论》名小青龙汤，今正之）

麻黄 甘草 桂枝 干姜 芍药 细辛各三两 五味子半夏各半升

上方，以水八升，煮取三升，温服一升。

（六）缓方

《古今录验》引续命汤②，治中风风痱，身体不能自收持，口不能言，冒昧不知痛处，或拘急不得转侧。亦治妇人产后出血，欲作风痉，及小儿惊厥。又治咳逆上气，面目洪肿者。（引自《外台》）

---

① 二两：《伤寒论》卷二作"一两十六铢"，此取约数。
② 续命汤：此方见《外台秘要》卷十四（P392～393）。

麻黄　甘草各六两　杏仁四十枚　桂枝①四两　当归　人参　干姜各三两　荞苈②一两　石膏四两

上九味，以水一升煮取八升，温服一升取汗。

（七）通方

发汗后不可更行桂枝汤，汗出而喘无大热者，可与麻黄杏仁甘草石膏汤。

麻黄四两　杏仁五十枚　甘草炙，二两　石膏半斤

以水七升，如法煮取二升，去滓，温服一升。（《伤寒论》方）

以上单味者一方，配方者九，共十方。

二、宣剂

所谓宣可去郁，调清浊，通经脉也。橘皮、半夏之属。

橘皮：主胸中瘕热逆气，利水谷，下气止咳，辟秽气，通神明。（《本经》）

半夏：消胸膈心腹痰热，满结，咳嗽上气，心下急痛坚痞，时气③呕逆。（《别录》）

（一）小方

小橘皮汤④，治干呕哕，手足逆冷，兼主天行方。（《外台》《金匮》《千金》《范汪》《深师》同）

橘皮四两　生姜半斤

上二味，以水七升，煮取三升，温服一升，下咽即止。

---

① 桂枝：《外台秘要》卷十四作"桂心"。
② 荞苈：药名多作"苈荞"，《外台秘要·风痹方三首》引《古今录验》（P392）亦作"苈荞"。然本书多逆作"荞苈"，或有所本，暂予保留。
③ 气：此字原脱，据《大观本草》卷十补。
④ 小橘皮汤：此方见《外台秘要》卷二（P83）。

（二）急方

《古今录验》治卒呕吐。《外台》卷八《范汪方》云：痰饮者，当以温药和之，宜此方①。

橘皮四两　生姜一斤　半夏一升

以水八升，煮取二升，分再服。

（三）专方

《外台》引《广济方》《医门方》云：饮食噎不下，或呕逆涎沫，胸膈不理脏腑所致，"通气汤"② 方。（《法要》名天阿汤③。）

橘皮三两　半夏三两　生姜五两　桂心三两

以水八升，煮取三升，分三服。

若呕吐后脐下悸，欲作奔豚，加大枣十二枚，此为"正加方"。

又治胸内满，心下坚，咽中贴贴如炙脔，吐之不出，咽之不下。（《千金方》④《医门方》引）

橘皮三两　生姜四两　半夏四两　茯苓四两　厚朴三两　苏叶二两（从《金匮·妇人方》加）

上方，以水七升，煮取二升半，分三次服，相去八九里时。此为"变加方"⑤。

----

① 此方：此方见《外台秘要》卷八（P234）。

② 通气汤：此方见今本《外台秘要·气噎方六首》卷八（P245）。选入本书时分量有所调整。

③ 《法要》名天阿汤：以上 6 字当系张大昌先生所按，然今传《辅行诀》诸本并无此方。

④ 千金方：此方见《千金方·妇人方中》卷三（P51）。《千金方》《金匮·妇人》方中无君药"橘皮"。

⑤ 此为变加方：以上 5 字原脱，据本书通例补。

（四）复方

《外台》《崔氏》① 疗胸中痞塞，气满呕逆不下食，脚气痛痹不仁，脚无力，或小便不利方。

橘皮　旋覆花各二两　生姜　茯苓各三两　苏叶一握　香豉一升　大枣十枚

上七味，以水八升，煮取二升半，分三次服，如人行十里时。

（五）大方②

《外台》引深师③治呕哕，胸满虚烦，不安方。

橘皮二斤　生姜半斤　甘草炙，五两　人参二两　大枣三十枚

上方，以水一斗，煮取三升，温服一升，日三服。

（六）缓方

茯苓白术汤④（《范汪方》），主胸中结痰，饮癖结脐下，腹满⑤呕逆不得食，亦主风水。（《外台》卷八）

橘皮二两　半夏　生姜各四两　桂心　细辛一作人参，各四两　白术五两　茯苓三两　附子　当归各三两

上方，以水一斗，煮取三升，分三服。

___

① 《外台》引《崔氏》：此方见《外台秘要》卷十八（P508）"旋复饮子方"。

② 大方：据本书通例，大方多皆八味（所谓"大方配伍制度，君一臣二佐三使二"），唯本处仅有五味。今检《外台秘要·干呕方六首》卷六（P189）引《集验方》略符本书通例，录以备参。其文曰："疗吐逆干呕生姜汤方：生姜四两，泽泻三两，桂心二两，橘皮三两，甘草二两，茯苓四两，人参一两，大黄四两。右八味，切。以水七升，煮取三升，服五合，日三。"

③ 《深师》：此方见《外台秘要》卷二（P84）。方名曰"大橘皮汤"，但方中并无大枣云云。

④ 茯苓白术汤：《外台秘要》卷八（P226）作"白术茯苓汤"。校者案，此与渗剂缓方重。

⑤ 腹满：《外台秘要》卷八作"弦满"。

（七）通方

治胸中膈塞，短气，心下坚满，呃噎急痛方。（补①）

橘皮五两　枳实炒，三两　生姜切，半斤　代赭石打，六两

上方，以水八升，煮取三升，温服一升，日三服。

丑：病属②热者二剂。一、清剂；二、滋剂。

一、清剂

清剂者，清可存阴，制阳亢也。所谓黄芩、栀子之属是也。

黄芩：主诸热，黄疸，肠澼泻痢，逐水，下血闭。（《本经》）

栀子：疗目赤热痫③，心胸二肠④大热，心中烦闷，胃中热气⑤。（《别录》）

（一）小方

治肠中热，大便黄糜方。（补）

黄芩三两　甘草炙，二两

上二味，以水五升，煮取三升，再服。

（二）急方

治肠澼下痢，腹中痛疼方。（补）

黄芩三两　甘草炙，二两　芍药二两

上三味，以水五升，煮取二升，分再服。

（三）专方

治身热，胸胁满，腹中痛，自下利者，与黄芩汤。一名阴旦汤。

---

① 补：此字原置方末，今依本书通例移置此处。以后同样情形，依例处理，不再出注。
② 病属：原作"治"，今予调整。
③ 热痫：《大观本草》卷十三作"热痛"。
④ 二肠：《大观本草》卷十三作"大小肠"。
⑤ 气：此字原脱，据《大观本草》卷十三补。

黄芩三两　甘草炙，二两　芍药二两　大枣十二枚

上四味，以水一斗煮取三升，温服一升，日再夜一服。（《伤寒论》方）

若呕者，加半夏半升；若干呕食臭者，加生姜二两半。

上五味组成者，是"正加方"。

《延年秘录》栀子汤①，主天行一二日，头痛壮热，心中热者。

栀子打，三两　豉一升　黄芩三两　葱白切，一升　石膏四两
葛根四两

上方六味，以水七升，煮取二升②六合，分三服。如行八九里。此为"变加方"。

（四）复方

小柴胡汤，治伤寒中风五六日，往来寒热，胸胁苦满，默默不欲饮食，心烦善呕，或胸中烦而不呕，或渴，或腹中痛，或胁下痞坚，或心下悸，小便不利，或不渴，外微有热或咳。

柴胡八两　黄芩　人参　甘草炙　生姜各三两　半夏半升
大枣十二枚

上七味，以水一斗二升，煮取六升，去滓再煎减半，温服一升，日三。（《伤寒论》）

（五）大方

《翼方》疗积年久患热风方③。

羚羊角屑，五两　生葛　栀子各六两　豉一升　黄芩　干姜
芍药各三两　鼠尾草二两

---

① 《延年秘录》栀子汤：方见《外台秘要》卷三（P110）。

② 二升：原本脱，据《外台秘要》卷三补。

③ 《翼方》……热风方：方见《千金翼方》卷十八（P210）。

上八味，咬咀，以水七升，煮取二升半，分三服。

（六）缓方

伤寒六七日，发热微恶寒，关节烦疼，微呕，心下支结，外证未去者。又治心腹卒急痛。（《伤寒论》）

柴胡四两　黄芩　人参各两半　半夏二合半　甘草炙，一两

桂心　芍药　生姜各两半　大枣六枚

上九味，以水七升，煮取三升，温服一升。

（七）通方

栀子豉枳实大黄汤。（《伤寒论》）

疗酒瘅者，心中懊憹或热痛，又大病差后劳复者，栀子豉枳实汤主之。有宿食者加大黄主之。

栀子十四枚　香豉一升　枳实三枚　大黄一两

上四味，以水六升煮取二升，温服七合许。

二、滋剂

滋可已燥，调血脉也。阿胶、生地黄之属是也。

阿胶：主心腹内崩，劳极洒洒如疟，腰腹痛，四肢酸痛，女子下血，安胎。（《本经》）

生地黄：治折跌绝筋，伤中，逐血痹，填骨髓，长肌肉。（《别录》[①])

（一）小方

小胶艾汤[②]，疗吐血，衄血，妇人伤胎，去血，腹痛方。

阿胶三两[③]　艾叶炙，二两

---

① 《别录》：据《大观本草》卷六所引，以上文字为"干地黄"的《本经》文。生地黄的《别录》文曰："主妇人崩中血不止及产后血上薄心闷绝，伤身胎动下血，胎不落，堕坠踠折，瘀血，留血，衄鼻，吐血，皆捣饮之。"

② 小胶艾汤：方见《外台秘要》卷三十三（P914）。

③ 三两：《外台秘要》卷三十三作"二两"。

上二味，以水五升，煮取二升半，分三服。（《外台》引《小品》《经心录》同）

（二）急方

治卒尔吐血，衄血，心胸烦满短气方。

阿胶二两　艾叶二两　干姜二两

上三味，以水五升，煮取二升，温服一升。（《肘后》《小品》同出）

（三）专方

小朱雀汤[①]，治丈夫从高坠下，伤五脏，微者唾血，甚者吐血，及金创伤绝[②]，崩中，皆主之之方。（《千金要方》[③]）

阿胶　干姜各二两　艾叶　地黄[④]各三两

上四味，以水八升，煮取三升，去滓入胶令烊化，分二服，羸人三服。妇人产后崩中伤下血过多，虚喘，腹中绞痛，下血不止，服之悉愈。（《外台》《千金》同）

柏叶汤[⑤]，治吐血内崩上气，面色[⑥]如土方。

干姜　阿胶　柏叶炭各二两　艾叶一把　马通汁一升

上三味，以水五升，煮取一升，内马通汁及胶，待胶烊尽，顿服。（《千金方》）

《集验方》[⑦]治妊身二三月及八九月，胎动不安，腰痛[⑧]已有所见方：

---

①　小朱雀汤：此方名系张大昌先生拟补。
②　伤绝：《外台秘要》卷二十九同。《千金要方》卷二十五作"伤经"，义长。
③　《千金要方》：此4字原脱，因本方初见于《千金要方》卷二十五（P456），据补。
④　地黄：《千金要方》卷二十五、《外台秘要》卷二十九均作"芍药"。
⑤　柏叶汤：此方见《千金要方》卷十二（P221）。
⑥　色：此字原脱，据《千金要方》卷十二补。
⑦　《集验方》：此方见《外台秘要》卷三十三（P915）。
⑧　腰痛：《外台秘要》卷三十二作"腹痛"。

阿胶　艾叶各三两　　川芎　当归各三两　甘草一两半

以水八升，煮取三升，分三服。

以上二①方，五味所组是"正加方"。

《千金翼方》伏龙肝汤②，主吐血衄血方。

伏龙肝半斤　干地黄　干姜　牛膝各二两　阿胶　甘草炙，各三两

上六味，以水一斗，煮取三升，去滓内胶，更火上令胶烊已，分三服。

上方六味，是"变加方"。

（四）复方

治下血日久不止，其人瘦弱，面无华色，身热恶寒，心中动悸，虚烦不得眠，或少腹痞满，小便不利，大便鸭溏，一身浮肿方，黄土汤③。

伏龙肝半斤　甘草炙　干地黄　白术　附子炮　阿胶　黄芩各三两

以水一斗，先煮伏龙肝，至八升讫去滓，内五味药，煮取三升，复去滓后下胶令烊，分温再服，日二。（《金匮》《千金要》《翼》《外台》尽同）。

（五）大方④

大胶艾汤⑤，主男子伤绝或高坠下，伤五脏，微吐呕血⑥，甚者吐血，及金创伤⑦经内绝方。

---

① 二：原误作"五"，今正之。

② 伏龙肝汤：此方见《千金翼方》卷十八（P206）。

③ 黄土汤：此方见《外台秘要》卷二（P86）。

④ 五大方：原误置缓方之后，今予调整。

⑤ 大胶艾汤：此方见《千金翼方》卷二十（P237～238）。又见于《千金要方》卷二十五（P456）。

⑥ 微吐呕血：《千金翼方》卷二十作"微者唾血"，是。

⑦ 伤：此字原脱，据《千金翼方》卷二十补。

此方正主妇人产后崩中伤下血多，虚喘欲死，腹痛血不止者，服之甚良。（《千金翼方》）

阿胶　艾叶　芍药　干地黄各三两　干姜　当归　甘草炙　劳芎各二两

上八味，以水八升，煮取三升，去滓，内胶令烊，分再服，羸人三服。（《金匮》同）

（六）缓方①

炙甘草汤，治虚劳不足，汗出而闷，脉促结，行动如常，不出百日死，危急者二十日死。

炙甘草四两　桂枝　生姜各三两　生地切，一斤　大枣三十枚　麻仁半升　阿胶　麦门冬②半升，去心　人参各三两

上九味，以清酒七升，水八升，煮取六升，每服二升，日三服。（《伤寒论》《千金翼方》同）

（七）通方

《肘后》疗热病，久下痢脓血，柏皮汤③。

阿胶一两　栀子二十枚　黄连四两　黄柏三两

上方四味，以水六升，煮取三升，分三服。（《范汪》《集验》同）

《伤寒论》治少阴病，得之二三日，心中烦不得卧，黄连阿胶汤主之。方内鸡子是栀子之讹，黄字是连下药之讹。今正之。

《伤寒论》少阴篇黄连鸡子黄阿胶汤④。

---

① 六缓方：原误置大方之前，今予调整。
② 麦门冬：此药原稿脱失，据《伤寒论》卷四补。
③ 柏皮汤：此方见《外台秘要》卷二十五（P688）。亦见《外台秘要》卷二引《集验方》（P95）。
④ 《伤寒论》……阿胶汤：此下楷体内容，系张大昌先生另纸修订的文本，理更精微，存以备参。

此汤是《肘后》疗热病久下痢脓血，柏皮汤。

按《伤寒论》云：少阴病，得之二三日，心中烦，不得卧。《本草》鸡子无治烦不眠之功，方中鸡子是栀子之讹，黄字是黄连之黄连及之。栀子廿枚，校书者脱去"十"字，作鸡子黄二枚矣。《伤寒论》方内有芍药一味，是通加方，止腹痛证也。

寅：病属实者[①]**二剂。**经云：邪气盛则实也。一、滑剂；二、泻剂。

此二剂者，但列方之目次大小，不同它例，以五脏自禀不同耳。

一、滑剂[②]

滑剂者，所谓滑能去著，以去脏腑积滞之气也。

（一）肝著，常欲蹈其胸上，先未苦时，但欲饮热，旋覆花汤主之。

旋覆花_{三两}　葱叶_{十四茎}　新绛_{少许}

上三味，以水三升，煮取一升，顿服。（《金匮》《千金》《外台》同）

（二）中恶，客忤垂死[③]。（《广利方》《肘后》《华佗》"垂死"前有"短气"二字）

韭根_{一把}　乌梅_{十枚}　茱萸_{半升}

上方，以劳水一斗煮之，内病人栉于中煮三沸，栉浮者生，沉者死，取得三升，分三服。

（三）心下痞，诸逆，心悬痛，桂枝生姜枳实汤主之。（《金匮》）

---

① 者：原作"证"，今予调整。
② 一滑剂：原稿无，今予补出。
③ 客忤垂死：《外台秘要》卷二十八（P752）作"短气欲绝方"。

桂心　生姜各三两　枳实五枚

上方，以水六升，煮取三升，分三服。

（四）胸痹之为病，喘息咳唾，胸背痛，寸口脉沉迟，关上小紧数，栝蒌薤白白酒汤主之。

栝蒌一枚　薤白半升　白酒七升

上三味，同煮，取二升，分温再服。（《金匮》方①）

（五）肾着之为病，其人腰以下冷痛，腰重如带五千钱，肾着汤主之。（《广济方》）

茯苓　干姜　甘草炙（《金匮》引有白术，《集验》无，今从之。）

上三味，以水五升，煮取三升，分温三服，腰中即温。

（六）跌仆瘀血在内者。

桃仁打，六十枚　大黄六两　桂心二两

上方，以水六升，煮取三升，分三服，当下血。（《千金要方》）

（七）《广济方》蛔虫心痛，年久不差者。

取苦酒五合，烧青钱二文，令赤。安酒中，则取鸡子白一颗，去钱，泻着酒中，顿服之差。

（八）破癖方②（《千金翼方》）

白术　枳实炙　柴胡各三两（《近效》有鳖，别作四味）

上方，以水五升，煮取二升，分温三服。

（九）腹中痛而闭者，厚朴三物汤下之则愈。（《金匮》方）

厚朴八两　大黄四两　枳实五枚

---

① 《金匮》方：校者案，本方中药物分量之"一枚"、"半升"、"七升"，并处方出处之"金匮方"等字皆是张大昌先生亲笔填写。

② 破癖方：此方见《千金翼方》卷十九（P223）。原书提示其方系"江宁衍法师"之方。

上三味，以水一斗二升，先煮枳朴二味得五升，次内大黄，煮得三升，服一升，得利则止。

（十）治大小便关格不通方，咸池汤主之。

滑石　葵子　茯苓各三两

上三味，以甘澜水五升，煮取一升，顿服。

二、泻剂

所谓泻可去盛，邪气盛也，是脏腑内失所调有余之气也。

（一）泻肝汤[①]：疗肝气实，目赤若黄，胁下急，小便难方。（《外台》引深师、《医心方》引同）

人参　甘草炙，各三两　生姜　半夏各五两　黄芩二两　大枣十四枚

上六味，以水五升，煮半夏三四沸，内药。最后内姜，煎取二升，分二服，羸人可三服。

（二）泻心汤[②]：疗心实热或欲吐，吐而不出，闷喘头痛。（《千金》）

小麦三升　香豉一升　栀子仁二十一[③]枚　石膏一斤　地骨皮五两　茯苓二两　竹叶一升

上七味，以水一斗五升，先煮麦、竹，取八升，澄清下诸药，煮取三升，分三服。

（三）泻脾汤[④]：主脾脏病气实，胸中满，不能食者方。

---

① 泻肝汤：此方见《外台秘要》卷十六（P431）。
② 泻心汤：此方见《千金要方》卷十三（P237）。原方方名曰"石膏汤方"但方后有小注"《外台》名泻心汤"。此方亦见《外台秘要》卷十六（P437）。
③ 一：此字原脱，据《外台秘要》卷十六补。与《千金要方》卷十三"三七枚"算法得数相合。
④ 泻脾汤：此方见《千金翼方》卷十五（P174）。

《千金翼方》

　　人参　甘草炙　黄芩各二两　茯苓　厚朴炙，各四两　桂心五两　生姜八两　半夏洗，一升

　　上八味，以水七升，煮服三升，分三服。又主冷气在脾脏，专出①四肢，手足流肿，亦逐水气。

　　（四）泻肺汤②：疗咳嗽短气。（《古今录验》《外台》卷九引）

　　人参三分　甘草炙，四分　生姜四分　半夏五分　橘皮三两　竹叶二两

　　上六味，以水六升，煮取二升，分三服。此方亦主霍乱。

　　（五）泻肾汤③：疗肾气实热，少腹胀满，四肢正黑，耳聋。梦④腰脊离⑤解，及伏水等，气急方。（《千金》）

　　黄芩三两　磁石碎如雀头绵裹，八两　大黄切，三两。以水一升于器中渍一宿　甘草炙，二两　茯苓　芒硝各三两　生地黄取汁　菖蒲各五两　元参四两　细辛二两

　　上方，以水九升煮七物，取三升五合，去滓，内大黄，更煮二升三合，去大黄滓，下地黄汁，微火煎一两沸，下芒硝，分为三服。

　　（六）半夏泻心汤⑥：治老小下利，水谷不消，肠中雷鸣，心下痞满，干呕，不安方。（《千金》）

　　黄连一两　黄芩二两　人参二两　甘草二两　干姜二两　半

---

① 专出：《千金翼方》卷十五作"走在"。
② 泻肺汤：此方见《外台秘要》卷九（P267）。
③ 泻肾汤：此方见《千金要方》卷十九（P342）。
④ 梦：此字系张大昌先生亲笔填写。
⑤ 离：原作"难"，据《千金要方》卷十九改。
⑥ 半夏泻心汤：此方见《千金要方》卷十三（P237）。

夏洗，半升　大枣十二枚

上七味，以水八升，煮取二升半，分三服。

按此章五脏诸方，药伍讹乱，不合法度。谨比类攸归，更加安置，尽在情理，非敢续貂，有识君子谅见会心，今将此三篇合存，期在抉择耳。

附：

一、泻剂更正文①

所谓泻可去盛，邪气盛，是脏腑有余之气也。

（一）泻肝汤②：疗肝气实，目赤若黄，胁下急③，小便难方。（《外台》引深师方）

按：更正文应加"苦呕逆"。

人参　甘草炙，各二两　生姜　半夏各五两　黄芩二两　大枣十四枚　术三两　细辛五两

（末二味，术是从《千金》肺实热条移来，细辛是从本篇泻肾汤移来，术应是"茯苓"可利小便故也）

上八味，以水五升，煮半夏三四沸，内药，最后内姜，煎取二升，分再服。羸人可三服。（水五升，水少药多，难做，疑是一斗五升，待考）

（二）泻心汤④：疗心实热，或欲吐，吐而不出，闭喘头痛方。（《千金方》）

---

① 更正文：原稿"更正文 3"等字在标题上方，今予调整。
② 泻肝汤：此方见《外台秘要》卷十六（P431）。唯今加术、细辛二味。
③ 胁下急：原稿此 3 字右上角有"□□□"3 枚小空格标志。该标志当与下文按语中所提示的更正文"苦呕逆"3 字相关。
④ 泻心汤：此方见《千金要方》卷十三（P237）。原方方名曰"石膏汤方"但方后有小注"《外台》名泻心汤"。此方亦见《外台秘要》卷十六（P437）。然细究之，本书之法已较《千金》《外台》所载有所变化。删去原方的淡竹叶、石膏二味，另增入菖蒲、杏仁、甘草三味成方。

小麦三升　香豉一升　栀子仁二十一枚　地骨皮五两　茯苓二两　菖蒲二两　杏仁二两　甘草炙，二两

菖蒲从肾，杏仁从肺，以此二味易竹叶、石膏，又补入甘草二两（从《伤寒论》栀豉加甘草）。

上八味，以水一斗五升，煮麦、栀子，取八升，澄清下诸药，煮取三升，分三服。

（三）泻脾汤①：治脾脏气实，胸中满不能食方。（《千金翼方》）

人参　甘草炙　黄芩各二两　茯苓　厚朴炙，各四两　桂心五两　生姜八两　半夏一升

上八味，以水七升，煮取三升，分三服。又主冷气在脾脏，走出②四肢，手足流肿，亦逐水气。

（四）泻肺汤③：疗咳嗽短气，胸凭仰息。（《外台》卷九引《古今录验》）

人参三分　甘草炙，四分　生姜八分　半夏五分　橘皮三两　竹叶二两　石膏半斤　白前三两

（末两味，石膏、白前俱从《千金》泻脾汤移来）

上药八味，以水六升，煮取二升，分三服。此方亦治霍乱。

（五）泻肾汤④：疗肾气实热，少腹胀满，四肢□□□□正黑，耳聋，梦□腰脊离⑤解，及伏水等气急方。（《千金要方》）

---

① 泻脾汤：此方见《千金翼方》卷十五（P174）。
② 走出：《千金翼方》卷十五作"走在"。
③ 泻肺汤：此方见《外台秘要》卷九（P267）。唯增加石膏、白前二味。
④ 泻肾汤：此方见《千金要方》卷十九（P342）。
⑤ 离：原作"难"，据《千金要方》卷十九改。

黄芩三两　大豆一升（从《古今录验》改正）以水一升，于密器中渍一宿　甘草炙，二两　茯苓　芒硝各三两　矾石碎　生地黄取汁，五两　玄参四两

上八味①，以水九升煮七物，取二升五合，去滓内大豆，更煮取二升三合，去大豆滓，下生地黄汁，微火煎一两沸，下芒硝分三服。（据《外台》卷十七泻肾汤《古今录验》方②改）

（六）半夏泻心汤③：又《伤寒论》云：呕而发热，因与它药下之，心下痞满，宜半夏泻心汤。《千金》云：治老少下利，水谷不消，肠中雷鸣，心下痞满，干呕者。

半夏半升　黄连一两　黄芩　干姜　人参各三两　甘草炙，三两　大枣十二枚

以水一斗，煮取六升，去滓再煎取三升，温服一升，日三服。

以上五脏泻汤凡六，二泻心汤，根在栀豉宜是心胞代心受邪，后缀以半夏泻心汤者，谓心与小肠有直接关系，故两存。

二、泻剂《法要》文④（陶弘景《五脏用药法要》）

（一）泻肝汤：疗肝实者，善怒，两胁下痛，痛引少腹，

---

①　八味：校者按，《千金要方》卷十九原方十味，此处删"菖蒲五两"、"细辛四两"，故得八味之数。

②　泻肾汤《古今录验》方：此方见《外台秘要》卷十七（P479），原文曰"《古今录验》泻肾汤，疗肾气不足方。芒硝二两，矾石二两熬汁尽，大豆一升。右三味，以水三升，煮取一升二合。去滓，分再服，当快下。（出第二十七卷中）。"而本方改"大黄"为"大豆"、改"磁石"为"矾石"的确是从《古今录验》之文。

③　半夏泻心汤：此目系校者新加。此方亦见《千金要方》卷十三（P237），名曰"泻心汤"。

④　《法要》文：此3字原稿无，今予补出。此五方均为张大昌先生用原书中小泻方加本脏化味药一种而成，所取各脏之化味药的五行互含位次格局也不齐一；泻脾汤之君药系以厚朴易原方中之附子；所补泻心包络方，仅豉一味为原书方中所有。有待整理研究。

气逆则耳聋，颊肿。

芍药　枳实_熬，各三两　生姜_{二两}　甘草_{炙，二两}

上四味，以水四升，煮取二升，分再服。耳聋颊肿加大黄、黄芩各二两，即为大汤。水则倍之，服如上法。

（二）泻心汤：疗心气实，心下坚痞，惊悸不定，甚至吐衄血也，口舌生疮。

黄连　黄芩_{各三两}　大黄　芍药_{二两}

上四味，以水四升，煮取二升，分再服。口舌生疮加干姜、甘草各二两，水则倍之，服如上法，即为大汤也。

（三）泻脾汤：疗脾气实，身重善饥，肌肉瘘，甚则足不收，行善瘈，脚下痛。

厚朴_炙　干姜_{各三两}　甘草_{二两}　黄芩_{二两}

上四味，以水四升，煮取二升，分四服。若足不收，脚痛者加大黄、枳实各二两，水则倍之，煮服如上法，即大汤也。

（四）泻肺汤：疗肺气实，咳喘上气，凭胸仰息，甚则汗出憎风，口苦咽干。（应作腹满便难，口渴咽干①）。

葶苈子_{熬黑，打如泥}　大黄_{各二两}　枳实_熬　干姜_{各二两}

上四味，以水四升，煮取三升，分三服。若汗出憎风，口苦咽干者加黄芩、甘草_炙，各二两，水则倍之，煮服如上法，即为大汤也。

（五）泻肾汤：疗肾气实，少腹胀满，小便不利，或溺下血，甚则腰痛不可俯仰。

茯苓　甘草_{炙，各三两}　黄芩　大黄_{各二两}

腰痛不可俯仰加干姜、枳实_炒各二两，水则倍之，煮服如上法，即为大汤也。

———————

① 应作腹满便难，口渴咽干：衣按，此末十字系师注。

（六）泻心胞汤：疗心包积热，身烦热，心中懊恼，不得眠，或少气，或呕吐，或心下窒痛者。

栀子二十一枚　香豉一升　甘草炙，二两　生姜切，二两

上四味，以水四升，煮取二升，分再服。

若心下坚而窒痛，加枳实二两、大黄二两①，并主赤白带下，水则倍之，煮服如上法，即为大汤也。（补）

乙：阴综

卯：病属里者二剂。一、收剂；二、重剂。

一、收剂

所谓收可止耗，敛魂魄也。石膏、酸枣之属是也。

石膏：主中风寒热，心下气逆，口干舌焦，不能息，不汗出②。（《本经》）

酸枣：主烦心不得眠，脐上下痛，血转久泄，虚汗，烦渴。（《别录》）

（一）小方

治发热而渴者。（补）

石膏打，半斤　知母三两

以水五升，煮取二升，分再服。

（二）急方

治烦热少气汗出，鼻干口苦者，主暑厥③。（补）

---

① 二两大黄二两：原作"各二两"，此处之调整系张大昌先生亲笔所为。

② 不汗出：《大观本草》卷四所引《本经》文中未见此3字。

③ 治烦热……暑厥：本方主治文原阙，据《经法述义·汤液经法拟补》（P64）补（仅作参考）。然《汤液经法拟补》收剂急方有"粳米"无"甘草"，与此略异。斯亦张大昌先生"稿凡八修，功耗两秭"之一斑也。

石膏半斤　　知母三两　　甘草三两

以水七升，煮取二升，分再服。

（三）专方

《伤寒论》白虎汤：治大热烦渴，大汗出，每饮水数升，脉洪大者方。

石膏打，一斤　　知母六两　　甘草炙，三两　　粳米三合

上四味，以水一斗二升，煮米熟，讫去米，次内诸药，煮取六升，分作三服。

治温疟，其脉如平，身无寒但热，骨节烦痛，时呕，本汤加桂枝三两，煮取三升，分温三服令汗，先寒后热汗出则愈。

太阳中热暍是也，其人汗出恶寒而渴，本方内加人参三两，煮法如上方。

以上五味组成二方是"正加方"。

《古今录验》知母解肌汤①：疗温热病头痛，骨肉烦痛，口燥胸闷者，或是夏日天行毒，外寒内热者，或已下之，余热未尽者，或热病自得②痢，有虚热烦渴者方。

知母　　石膏　　甘草炙　　葛根　　麻黄各三两

以上五味，以水七升，煮取三升，分三服。若已下及自得利，而热未歇者，除麻黄重加葛根、知母，病热未除，因梦泄水者，除麻黄，加白薇、人参各二两则止。

《外台》：《延年秘录》云，温疟壮热不能食，知母鳖甲汤③：

石膏打，四两　　竹叶一把　　知母　　鳖甲炙　　地骨皮各三两
常山二两

---

① 知母解肌汤：此方见《外台秘要》卷四（P133）。

② 得：原作"行"，据《外台秘要》卷四改。

③ 知母鳖甲汤：此方见《外台秘要》卷五（P156～157）。

上六味，以水七升，煮取三升，分三服。上六味组成者，是"变加方"。

（四）复方

竹叶石膏汤：治虚赢少气，烦热不甚，时汗出，口干渴或干呕方。

石膏打，一斤　竹叶二把　半夏半升　人参二两　麦门冬一升　甘草①二两，炙　粳米半升

上七味，以水一斗，煮取三升，温服一升，日三夜一。

（五）大方

治虚劳汗出不得眠方②。（《千金方》）

石膏煅，四两　酸枣仁打，三升　知母　桂枝（一作劳苇）生姜各二两　甘草二两　茯苓　人参各一两

上八味，以水九升，煮取三升，温服一升，日三服。

（六）缓方③

治大逆上气，麦门冬方。（《金匮》）

麦门冬七升　半夏一升　人参三两　甘草炙，二两　大枣十二枚　粳米二合

上方，以水一斗二升，煮取六升，温服一升，日三夜一服。

（七）通方

崔氏《救急》引，救疗一切疟常山汤④。（经云："夏伤

---

① 甘草：原稿脱此味，据《伤寒论》卷七补。

② 治虚劳汗出不得眠：此方见《千金要方》卷十二（P217）。其原文主治曰："酸枣汤，治虚劳烦扰，奔气在胸中，不得眠方"。

③ 缓方：前曰"缓方配伍制度为君一臣四佐二使二"，故缓方多为九味，而此方六味，尚待考。

④ 常山汤：此方见《外台秘要》卷五（P151）。其主治文曰："崔氏疗疟，会稽赖公常山汤方。"

暑，秋病疲疟"，故例于此）

石膏打，八两　竹叶一把　糯米百粒　常山三两

上方以水八升，明旦欲服，今晚铜器中，置星月下高净处，横一刀飞于其上，问明取药，于病人房门前，缓火煮取三升，分三服。日出一，临发一。若即定，不需后服。取药滓石膏置心上，余四分置左右手足心，甚效。（《外台》卷五）

二、重剂

所谓重可去怯，以宁神志也，代赭石、石英之属。（此篇悉新补）

代赭石：养血气，除五脏血脉中热，血痹血瘀，大人、小儿惊气入腹①。（《别录》）

紫石英：补心气不足，定惊悸，安魂魄，镇②下焦，止消渴。（《别录》）

（一）小方
治心中惊悸不安而痛者。

代赭石碎，五两　百合洗，三两

上二味，以水六升，煮至二升，分二服。

（二）急方
治卒急心痛或内衄吐血，胸腹动悸不安方。

代赭石碎，五两　百合洗，三两　牡蛎烧，三两

上三味，以水六升，煮取二升，分服一升，如人行八九里时。

（三）专方
紫宫汤，治心血虚少，脉中有郁热，心中悸而痛热，发

① 惊气入腹：《大观本草》卷五下有"及阴痿不起"5字。
② 镇：《大观本草》卷三作"填"。

之则烦乱不安，如有所着，脉逐逐而紧数方。

代赭石碎，五两　百合洗，三两　生地黄三两　牡蛎烧，三两

上四味，以水八升，煮取三升，温分三服。

若苦口渴者，加栝楼根三两，凡五味，煮服如上法。

上五味是"正加方"。

若苦呕而小便不利者，去牡蛎，加滑石、半夏、生姜各二两。

上六味是"变加方"。

（四）复方

治血虚风燥，或因情志不畅，或因病后余热，遂发癫狂，轻则烦乱不眠，语言无伦，重则狂妄不避亲疏。

代赭石碎，五两　百合三两　生地黄三两　栀子打　牡蛎烧，各三两　大黄四两　豉半升

上七味，以水一斗，煮取三升，温分三服，弱人可减大黄作三两，汤分四服，可并治妇人崩中，男子吐血佳。

（五）大方

治心虚血少，脉中伏热时时上逆，令人头目眩晕，蒙蒙然不清，此谓内风，发之令人昏仆暴厥，九死一生，幸有苏者，以气血倾欹（"倾欹"谓偏盛不调平也①），或痹或令人半身不遂。

代赭石三两　百合　生地黄　大黄　紫石英　赤石脂　牡蛎烧，各三两　劳芎六两

以上八味，以水一斗，煮取四升，昼三夜一服。

（六）缓方

痫病者，或从先天，或从少小惊恐，或从跌仆伤脑，发

---

①　"倾欹"谓偏盛不调平也：以上九字为张大昌先生亲笔所按。

则厥仆痉急，抽瘛口噤吐涎。

紫石英　赤石脂　牡蛎_烧　大黄　紫葳　半夏　细辛
桂枝_{各三两}　干姜_{二两}

凡九味，共为散，每服方寸匕。新汲水一升，煮取五合，顿服之，日可再作。

（七）通方

治大人小儿食厥，痰厥，气厥惊厥方。

石英　代赭石　细辛　大黄_{各三两}

四味共为散，每服二方寸匕，白汤下，日二至三服。

此章治文、方药，俱系新撰补。

辰：病属寒①者二剂。一、温剂；二、渗剂。

一、温剂

温剂者，所谓温可扶阳，以去阴翳之气也，桂心、吴萸之属是也。

桂：利肝肾②气，主寒热，诸冷疾云云。通十二经③，宜百药④。《别录》⑤已冲逆，止汗出。（补）

吴萸：去痰冷⑥，腹内疗⑦痛，诸冷食⑧不消，中恶，心腹痛，逆气，利五脏。《别录》

（一）小方

治汗出过多，其人心中悸，又手自冒心，欲得按者。

---

① 寒：原稿下有"证"字，删。
② 肾：《大观本草》卷十二作"肺"。
③ 通十二经：《大观本草》卷十二作"通血脉"。
④ 宜百药：《大观本草》卷十二作"宣导百药"。
⑤ 别录：原作《本经》，据《大观本草》卷十二改。
⑥ 痰冷：原作"冷痰"，据《大观本草》卷十三改。
⑦ 疗：《大观本草》卷十三作"绞"。
⑧ 食：《大观本草》卷十三作"实"。

（《伤寒论》）

　　桂枝_{四两}　甘草_{炙，二两}

　　上二味，以水六升，煮取二升，顿服之。

　　（二）急方

　　治心下悸而痞，欲呕者。（补）

　　桂枝_{四两}　甘草_炙　生姜_{各二两}

　　上方，以水二升，煮取一升，顿服之。

　　（三）专方

　　阳旦汤也，《伤寒论》名桂枝去芍药汤，治太阳病下后脉促胸满者。（《外台》《深师方》同）疗中风汗出，干呕。

　　补曰：阳虚之人，外则营卫不谐，自汗出每怯风寒，内则胃气衰冷，不胜凉硬饮食方。

　　桂枝_{三两}　甘草_{炙，二两}　生姜_{三两}　大枣_{十二枚}

　　上四味，以水七升，煮至三升去滓，每服一升，日三服。

　　若发热，脉浮缓，自汗出，鼻鸣干呕，恶风者，名曰中风。加芍药三两为桂枝汤，凡五味是"正加方"。

　　小建中汤：治虚劳里急，悸衄，腹中痛，梦失精，四肢酸痛，手足烦热，咽干口燥方。

　　桂枝_{三两}　甘草_{炙，三两}　芍药_{六两}　生姜_{十二枚}　胶饴_{一升}

　　上六味，以水七升，煮取三升，去滓内饴，更上微火硝解，温服一升，日三服。

　　上方六味，是"变加方"。

　　（四）复方

　　《千金》吴茱萸汤[①]：治胸中积冷，心嘈烦满汪洋[②]，不

————————

　　①　吴茱萸汤：此方见《千金要方》卷十八（P333）。
　　②　汪洋：《千金要方》卷十八作"汪汪"。

下饮食，心胸膺背痛方。

吴茱萸三两　半夏四两　人参　桂心各二两　甘草一两　生姜五两①　大枣二十枚

以上七味，以水九升，煮取三升，去滓，分三服，日三。

（五）大方

《千金》建中汤②：治虚劳寒澼，饮在胁下，决决③然有声，饮已为④从一边下，决决然也。有头足冲皮起，引两乳内痛，里急善梦，失精气短，目眈眈惚惚多忘方。

蜀椒汗，二合　半夏一升　生姜一斤　甘草炙，二两　人参三两　桂心　芍药各三两⑤（依加条入）　饴糖一升⑥

上八味，以水一斗，煮取三升，去滓，内饴令烊，服七合⑦。

（六）缓方

《千金》姜椒汤⑧：治胸中积聚痰饮，饮食减少，胃气不足，咳逆呕吐方。

姜汁七合　蜀椒三合　桂心　附子　甘草各一两　橘皮　桔梗　茯苓各二两　半夏三两

上九味，以水九升，煮取二升半，去滓，内生姜汁，重煮取三升，分三服。

---

① 五两：《千金要方》卷十八作"三两"。

② 建中汤：此方见《千金要方》卷十九（P349）。

③ 决决：原稿作"决决"，据《千金要方》卷十九改。下同。

④ 为：《千金要方》卷十九作"如"。

⑤ 桂心芍药各三两：此二味，《千金要方》卷十九方药组成中并无。见于加减法中。

⑥ 一升：《千金要方》卷十九作"八两"。

⑦ 服七合：《千金要方》卷十九此下有"里急拘引，加芍药、桂心各三两；手足厥腰背冷，加附子一枚；劳者加黄芪一两。"

⑧ 姜椒汤：此方见《千金要方》卷十八（P333）。

（七）通方

《伤寒论》四逆汤：治呕吐清冷，下利完谷，脉微细，四肢厥冷方。

干姜_{三两}　附子_{一枚}　甘草_{炙，二两}　人参_{二两}

上三味，以水三升，煮至一升二合，再服。

二、渗剂

所谓渗可去湿，以兴意志也。茯苓、术之属是也。

茯苓：利小便[①]，止心悸，消渴好睡，大腹淋沥，膈中痰水，水肿淋结，伐肾邪。(《别录》)

术：主风寒湿痹[②]，消痰水，逐皮间风水，结肿，除心下急满。(《别录》)

（一）小方

主口渴，小便不利方。（补）

茯苓_{四两}　甘草_{二两}

以水三升，煮取一升，顿服。

（二）急方

主口渴，小便不利，心下动悸，振振然不自持方。（补）

茯苓_{四两}　甘草_{二两}　桂枝_{二两}

以水四升，煮取一升，顿服。

（三）专方

小真武汤[③]，治小便不利，留饮，伏饮，发则心胁逆满，气上冲胸，起则头眩，悉主之方。(《伤寒论》)

茯苓_{四两}　桂枝_{三两}　术　甘草_{炙，各二两}

---

① 利小便：据《大观本草》卷十二所引此3字为《本经》文。
② 主风寒湿痹：据《大观本草》卷六所引此5字为《本经》文。
③ 小真武汤：此方名当系张大昌先生所起，《伤寒论》中下方但曰"茯苓桂枝白术甘草汤"。

上四味，以水六升，煮取三升，分三服。

五苓散，伤寒或内伤，凡脉浮，小便不利，微热消渴者，此方主之。

茯苓　猪苓　白术_{各十八铢}　泽泻_{一两六铢}　桂枝_{半两}

上五味，共为散，每服方寸匕，日三，白饮下，多饮暖水[1]取汗。

上方五味方是"正加方"。

桂枝加茯苓术汤[2]，《伤寒论》云：服桂枝汤，或下之，仍头项强痛，翕翕发热，无汗，心下满微痛，小便不利者。

桂枝_{三两}　甘草_{炙，二两}　生姜_{二两}　大枣_{十二枚}　茯苓　术_{各三两}

上方以水七升，煮取五升，温分三服。

上方六味组成，是"变加方"。

（四）复方

《外台》茯苓泽泻汤[3]：治消渴脉绝，胃反吐食方。《金匮》云：胃反吐食，而渴欲饮水者。

茯苓_{半斤}　泽泻_{四两}　甘草_{炙，一两}　桂枝_{二两}　术_{三两}　生姜_{四两}　小麦_{三升}

上七味，以水一斗，先煮小麦取五升，去滓后纳诸药，再煮取二升，温服八合，日三服。

（五）大方

大真武汤[4]，《伤寒论》云：少阴病二三日不已，至四

---

① 水：原作"方"，今正之。

② 桂枝加茯苓术汤：此方方名当系张大昌先生所起，《伤寒论》中下条用方为"桂枝去桂加茯苓白术汤"。

③ 茯苓泽泻汤：此方见《外台秘要》卷十一（P304～305）。

④ 大真武汤：《伤寒论》中下条用方为"真武汤"，药用：茯苓、芍药、生姜、白术、附子凡五味。此处方名并药物组成皆由张大昌先生调整另拟。

五日，腹痛小便不利，四肢沉重疼痛，自下利者，此为有水气，其人或咳、或小便不利（或下利）、或呕，主此汤。（括号内文疑衍）

茯苓三两　芍药三两　生姜三两　术二两　附子炮，一枚　细辛　五味子各一两　甘草炙，二两

上八味，以水八升，煮取三升，去滓，温服七合，日三服。

（六）缓方

白术茯苓汤①，主胸中结痰，饮澼在脐下，弦满呕逆不得食，亦主风水。（《外台》卷八《范汪方》）

白术五两　茯苓三两　橘皮　当归　附子炮，各二两　生姜　半夏各四两　桂心四两　人参四两

上九味，以水一斗，煮取三升，分三服。（《翼方》同）

（七）通方

《金匮要略》② 风湿相搏，骨节疼烦，掣痛不得曲伸，近之则痛剧，汗出短气，小便不利，恶风不欲去衣，或身微肿（《外台》作一身流肿）者。

桂枝四两　甘草炙，二两　白术二两　附子炮，一枚

上四味，以水六升，煮取三升，去滓温服一升，日三服。

初服得微汗则解，能食，汗出复烦者，服五合。

以上单方一，配伍方九，共十方。

---

① 白术茯苓汤：此方见《外台秘要》卷八（P226）。校者案：此与宣剂缓方重。

② 《金匮要略》：校者案：《金匮要略》中此方名"甘草附子汤"。此方亦见于《外台秘要》卷十九（P529），名曰"《深师》四物附子汤"或"《古今录验》附子汤"。

巳：病属^①虚者二剂。一、补剂；二、涩剂。

一、补剂

补可已弱，弱虚也。经云：精气夺则虚，此等诸方，因五脏所官不同，故只列大小，不列它等类名也。

（一）补肝汤：治肝气不足，胁下满，筋急不得叹息，四肢厥冷，疝瘕上抢心，心腹中痛，两目不明方。

桂心_{三两}　细辛_{二两}　小麦_{五合}　甘草_{炙，二两}　乌头_{炮，四枚}
防风_{二两}　蕤仁_{二两}　茯苓_{二两}　大枣_{二十四枚}　石胆_{一两}

共十味，以水一斗，煮取五升，分三服。

前五味，共为小汤，疗肝气不足，两胁下痛，痛连少腹，善恐，目眈眈无所见，耳有所闻，心澹澹然，如人将捕之，水法则半数可也。

（二）补心汤^②：治心气不足，多汗，心烦，独语多梦，不自觉，咽喉痛，时吐血，舌本强，水浆不通。（《外台》《深师方》《翼方》同出）

麦门冬_{三两}　桂心　人参　茯苓　甘草_炙　紫菀_{各二两}
赤小豆_{六合}　大枣_{三枚}^③　紫石英_{五分}（一方有当归二两，应从）

共九味，以水一斗煮取二升四合，弱人三服，强人再服。

小汤佚（按心之谷秫，当从，小豆应改）

（三）补脾汤：治脾气不足，不欲食，食留腹中，或上或下，烦闷欲呕，吐已即胀满不消，噎气腥臭发热，四肢肿而苦下身重，不能自胜方。

---

① 属：原稿下有"于"字，删。
② 补心汤：此方见《外台秘要》卷十五（P406～407）。
③ 三枚：疑误。《外台秘要》卷十五作"二十五枚"。

大枣_{百枚}　麻子仁_{三合}　干姜_{二两}　甘草_炙　术_{各二两}　桑白皮_{一斤}　黄连　禹粮石_{各二两}

上方八味，以水一斗，煮取一半，去滓得九合，日一服，三日令尽。

前五味即是小汤，治脾病善饥，腹满肠鸣，飧泻食不化，水则减半可也。

（按其应为大枣、甘草、干姜、黍米、术五味）

（四）补肺汤：治肺气不足，逆满上气，咽喉闭塞短气，寒从背起，口中如含霜雪，语言失声，甚者吐血方。

五味子_{三两}　麦门冬_{一升}　粳米_{三合}　桑根白皮_{一斤}　干姜_{二两}　款冬花_{二两}　桂心_{一两}　大枣_{二十四枚}　钟乳石_{三两}

上九味，以水一斗二升，先煮大枣、桑皮、粳米五沸后，内诸药，煮取三升，分三服。

小方前五味即是，水则用大汤之半可也。其治文作"少气不足息"。

（五）补肾汤①：治肾气不足，心中悒悒而乱，目视恍恍，心悬少气，阳气不足，耳聋，目前如星状，消渴②，疽痔，一身悉痒，骨中痛，小腹拘急乏气，咽干唾如胶，颜色黑方。（《千金要方》《外台》《深师》同出）

玄参_{二两}　牡丹皮_{三两}　大豆_{二合}　五味子_{二两}　甘草_{炙，二两}　附子_{炮，一枚}　防风　桂枝　生姜_{各二两}　磁石_{二两}

上十味，以水一斗二升，于铜器内扬二百③遍，内药煮取六升，去滓，更重煎得二升八合，分三服。

按：《内经》云：心欲软，急食咸以补之，此补汤似是

---

① 补肾汤：此方见《外台秘要》卷十七（P478）。
② 渴：《外台秘要》卷十七无此字。
③ 二百：《外台秘要》卷十七作"三百"。

补心法，如玄参、丹皮，二咸辅一秫应化一咸味，如牡蛎，或鸡子黄闪下。一酸味以和之，乃合于补心之例，古方久佚，必有讹错，姑存疑可也。

五补汤[①]：主五脏内虚竭短气，咳逆伤损，郁郁不足，下气通津液。

麦门冬　小麦　地骨皮　薤白　人参　五味子　桂心甘草炙，各二两　生姜切，八两　粳米[②]三合

上方十味，以水一斗二升，煮取三升，分三服，口干先煮竹叶一把，减一升，内药煮之。（《千金要方》《千金翼方》同出）

此方以补三焦为主，故列入之。

附：疗五劳汤五首

此五首汤，出自陶弘景《五脏用药法要》选药精赅，制度谨严，今缀于补剂之后，珠璧映光，醒人心目，勿乃步而车乎？

（一）治肝劳，养生汤：治虚劳，腹坚澼，大便闷不行方。

干姜　枳实　丹皮各三两　李五棵　麻油一升　薤三两

上药六味，以水七升，先煮它药五种，至三升讫去渣，内麻油内，急折榆枝数尺者数枚，搅令油药相得即止，乘温分三次。

又养生汤：治肝虚筋呕，腹中坚澼，大便闷塞者方。

麦门冬三两　韭菜切，三两　葶苈子熬黑，打如泥，六两　干姜三两　桃奴二十枚　麻油一升

---

① 五补汤：此方见《千金要方》卷十九（P351）。
② 粳米：此药原脱，据《千金要方》卷十九补。

上五味，先以水五升，煮得二升，去滓，再火上将麻油倾入，乘热急以桑枝五枚各长尺许，不住手搅令相得，与药和合，取得三升许，温分三服，一日尽之。

（二）治心劳，调神汤：治虚劳，心中烦悸，疼痛彻背，惙惙气短，心神迷妄者方。

大黄　生地　葛根各三两　杏去核，五枚　薤白切，一升

上药五味，以清酒二升，水七升，煮之至四升，去滓，分温四服，昼三夜一服。

又调神汤：治心中虚，脉极，神志恍惚，烦躁不宁者方。

生地　苦苣各三两　茯苓六两　旋覆花三两　栗仁捣碎，十五枚

上五味，以水六升，煮取三升，去滓，次加麦酒二升，重煮四升，温分一升，日三夜一服。

（三）治脾劳，建中汤：治虚劳，腹中挛急，四肢无力。

甘草炙　桂枝各三两　生姜切，二两　芍药六两　大枣十二枚　饴糖二升

上药五味，以水七升，煮取二升，去渣内饴，更火煮取四升，分温四服，日三夜一服。

又建中汤：治脾虚肉极，弱瘦如柴，腹中拘急疼痛，四肢无力方。

桂心　干姜各三两　芍药六两　甘草炙　大枣去核，十二枚

上五味，以水七升，煮取三升，去滓，内黄饴一升，更火上令消已，温服一升，一日尽之。

（四）治肺痨，凝息汤：治胸中烦热汗出气乏，不能仰息方。

芍药三两　竹叶三两　旋覆花六两　桃仁去核，三枚　葱白切，

三茎　苦酒二升（桃一本做杏子，当从）

又凝息汤：治肺虚气极，烦热汗出，口干渴，时咳血出者方。

丹皮　藿各三两　黄连六两　五味三两　李去核，八枚

上五味，以白蔹浆七升，煮取四升，温服一升，日三夜一服。

（五）治肾癆，固元汤：腹中时疼，下利不止方。

白术三两　附子炮，二枚　甘草炙，六两　栗子打去皮，十枚　葫切，三颗

上五味，以清浆二升，水七升，煮至四升，去渣，分温服一升，日三夜一服，栗当云是枣。

又固元汤：治肾虚精极，遗精失溺，气乏无力，不可动转，或时时吐血者方。

人参　薤白各三两　附子炮切，三大枚　竹叶三两　苦杏去核，劈，十枚

上五味，以井泉水合苦酒各三升，煮取四升，每服一升，一日尽之。

二、涩剂

（一）血脱①：经云，血脱者色白，夭然不泽，其人或从金创，或从跌损，或从内衄出血不止，妇人产后崩中，起死人方。（《外台》《千金》《金匮》同）

羊肉一斤　当归　干姜各五两

以水八升，煮取三升讫，别捣生地黄二斤，取其汁将上汤共煮至四升，温服一升，一日夜尽之，神良。

（二）脉脱：经云，脉脱者，其脉空虚，通脉四逆汤主

---

① （一）血脱：原稿无，今予补出。

之。(《伤寒论》)

甘草炙，二两　附子大者一枚　干姜三至四两

上以水三升，煮取一升二合，分再服，脉不出者，加参二两。

（三）洞下完谷，入而即出，或下利，便脓血不止者方，桃花汤主之。(《伤寒论》方)

赤石脂一半筛末，一斤　干姜三两　粳米一斤

上三味，以水七升同煮，待米熟去滓，更内石脂末方寸匕，温服七合，日三服。

（四）津脱：经云，津脱者腠理开，汗大泄。

麻黄根二两　黄芪二两　小麦一升

上三味，以水三升，煮取一升，分再服。

（五）精脱：经云，精脱者耳聋（频失精《小品》韭子汤）。

韭子一升　龙骨煅，三两　赤石脂三两

三味，以水三升，煮取二升半，分三服。

（六）气脱：经云，气脱者，目不明。（补）

人参二两　桂心二两　栗仁三枚

上三味，以水五升，煮取二升，每服一升，如一炊时。

（七）液脱：经云，液脱者，骨属①屈伸不利，脑髓消，皮肤槁。（补）

石蜜三两　阿胶三两　附子三两

以水五升，煮取三升，去滓内胶，烊已再服。

（八）魂脱：目不瞑，识如醉。（补）

萸肉三两　苦酒二升　细辛二两

---

①　骨属：原作"晕薄"几近不辞，据《灵枢经·决气第三十》相应文字改。

上用苦酒煮二味，得一升，频作服。

（九）魄脱：息如奔，形如狂。（补）

桂心三两　细辛二两　鸡子白三枚

上方以水三升，煮桂、细辛得一升，待稍冷，内入鸡子白，搅令相得，顿服。

（十）神脱：语无伦，形无觉。（补）

人参三两　甘草炙　五味子各二两（甘草一作饴糖三合）

上三味，以水三升，煮取一升，顿服。

按：经云①，"精脱者耳聋；气脱者目不明；津脱者腠理开，汗大泄；液脱者骨属屈伸不利，胫酸髓消，耳数鸣；血脱者，皏然不泽；脉脱者，色夭，其脉豁然空。"诸证用方似各单行，亦如诸藏证，然当分类如下。

一、肝藏血：止血法。

二、心藏脉：固神法。

三、脾藏气：止泻法。

四、肺藏卫津：止汗法。

五、肾藏精：固精法。

六、三焦藏液：止溺法。

　　　　　　　　　一九八四年三月十二日校录于故里

跋

　　按《神农本草经》云：本经诸药三百六十五种，以合周天届年之数，类分三品，各百二十。上品是养生延年药，中

---

　　① 按经云：此下楷体内容，系张大昌先生另纸修订的文本，理更精微，存以备参。另按，本段"经云"之文出自《灵枢经·决气第三十》，但个别字句互有异同。

品是遏病补羸药，下品是辟邪破积药，此之者，殆单指药性而言，陶隐居《用药法要》云：昔伊尹依神农本草经撰《汤液经》三十卷，方中三部，上部是服食颐养方，中部是祛疾疗病方，下部则创痈疽等方，每部凡百二十首，共合三百六十首，亦应周天之数也。道经云：人法地，地法天，天法道，道法自然。夫日月相推，寒暑往还，四时行，万品章，天人之际，其为数也，抑何微哉！《汤液经法》，久经湮亡，而《素问》《灵枢》在，是其规矩准绳未失也。《玉函》《千金》《肘后》《外台》在，而其迹象声容仍存也。藉藏内府，非求草野，坏失而范在，兔脱而蹄留，乃亡而未亡也。余酷嗜此道，尝技四十年，依大易之数，筹算综归，得方一百二十首，用药亦一百二十，岂《汤液经》三之一欤？撰书两编，上编论其理绪，下编引其方次，稿凡八修，功耗两稔，引据必系璧文，补亡何妨冬官？若谓可泥一隙，若谓可覆一瓴，耳顺之岁，风过籁息，久修净业，人我已忘，则何忧焉？是谓之跋。

张大昌先生《三十六脉名义略述》

（孙伯果 1976 年前抄本）

三十六脉名义略述

说　明

　　此系威县王陵村孙伯果大夫秘藏本。孙大夫之业师王春堂先生，系先师张大昌先生之畏友。笔者在 2008 年曾借阅孙先生手抄《三十六脉名义略述稿》一册，归还时复印一件由笔者保存，当时孙先生在复印件封背亲笔说明此本系其"约七六年前，据张大昌先生抄本抄，原件及抄本标点俱红色。孙伯果，零九年，古历零八年腊月二十四日。"

　　此本与已公开刊行的《张大昌医论医案集·三十六脉略述》，内容互有详略，且多出附方一篇，当为先师脉学著作的较晚期样稿，故经孙先生同意，将此本原文明显讹错不适处，略加修订编排，收入本书公开刊行，以广其传，便于后学更全面了解其学术。

　　孙伯果先生将秘藏三十多年的先师遗著手抄本献出，并同意公诸世，其大公无私的仁人之心实属可嘉，在此笔者表示衷心的感谢和崇高的敬意！

衣之镖 2012 年 12 月 12 日

《三十六脉名义略述·序》

　　脉学为临证诊断上一种特技，乃吾中医必悉之事，不可不详细研究者也。远自秦汉史典所载，脉学一道，已有专人传承，及乎晋朝太医令王叔和，集古脉之大成，撰为《脉经》十卷，流行于世，实开脉书之先河。自尔以来，著者辈出，迄于今日，代不乏人，三车五车，汗牛充栋。然综其要而观之，则不出三类也。一，衍述旧文加以阐注者；二，评驳伪狂，印经证真者；及乎其三，约整统绪，依类分条。谨元之滑伯仁者是之。其他歌诀便于习诵，简陋宜于浅学，诚卑卑不足道矣。就其事实而论，脉学启自远古，其为书也，漆书汗青，不无脱落错讹之失。述古者，牵强附会，任意冥想，弦外之音，岐多亡羊，此是彼非，何能齐一，高阳伪诀，匪由斯乎？帝虞鱼鲁必也。名言双失，欲一就正，亦难矣焉。况近世章句训诂，久已不讲，我国文迹，指会义宽，势之成者，殆有因也。

　　诊，占也。阴阳事耳。阴阳之书，莫详于《易》，《内经》奇恒六十首，犹《易》之六十四卦也，卦之命名等词，亦脉之命名吉凶也，而六十四卦反复视之，则三十六。今细综脉名而数之，亦得三十六。分以内外两视之，又恰符六十三数焉。是脉象与卦象仿矣。夫物莫不有象，是物为象之实义也，乃象以物立，物以象名，其有象者物，形象者理，论理则一，论事则二，物之理则能从数核之，象之理则能以名言喻之，抽象执言则失之虚涎，按理参物则必拘泥难通，若同二失则不如无书矣。今依实体而定其名，即依其名而分其类，参伍交互而别其变，觇验于疾病，准其事迹，庶乎不至二者之失，笔述成篇，曰《三十六脉名义略释》，其中改窜弃取，或存主观，倘有远见君子，惠赐金玉，一言以兴，为事非微，岂我一己之幸，抑医界之幸也。是为序。

威县张唯静述

三十六脉名义略述例言

脉有二统，统于阴阳也，阴者脉之体质也，阳者脉之功能也。体有阴阳，刚柔是也，而伸缩收张属之；用有其阴阳，内外是也，而利滞快慢属之。伸缩者，依尺度算；收张者，以容量算；利滞者，依声律算；快慢者，依历数算；内外刚柔，依权衡以准。诸脉之变，纲挈诸脉，诸脉亦各具阴阳，共得三十六位也。

书云：一曰备数，二曰和声，三曰审度，四曰嘉量，五曰权衡，参伍从变，错综其数。稽之于古今，效之于气物，和之于心耳。经、传咸得其实，靡不协同。引《汉书·律历志》文。

三十六脉名义略述

十八体脉篇

一、坚脉

坚者，硬也。其脉状梗然而劲，按之不移，为一切诸实病之统也。

加沉者名曰牢，牢者固也。其状有似沉状，按之隐然不移。主诸痼积在内者。

加浮者名曰实，实者有余也。其状按之幅然拒指。《经》云："邪气盛则实"也。病主外湿邪盛也。

二、软脉

软者，柔懦也。如按絮上，力不胜指。此脉为一切诸虚病统也。

加浮者名曰散，散者涣散也。其状如羹上肥，有表无里，按之颓然。病主荣卫耗亡，久病者生，卒病者危。

加沉者名曰虚，虚者不足也。其状按之豁然中空。病主气血乏损。《经》云："正气夺则虚"。

上坚软二脉所属，每各两位，共为六项。坚软二脉，义取诸权者，言皆依指下压力求也。

三、长脉

长，伸张也。其脉挺然越部，恒贯寸上。病主经络躯干，气势上逆者。《经》云："长者气治"。

加于春季曰弦。弦者取象喻之，为肝藏正脉，谓之平调不病者也。

加于它季者名曰强。病主支满冲逆攻注，眩冒癫疾。

四、短脉

短者，缩减也。其脉欠然不足部，中指即已。病主六腑水谷变化不良之病也。《经》云："短则气病"。

加于秋季者曰毛。取象喻也。为肺藏正脉。谓之平调不病者。

加于它季者名曰弱。弱者，衰乏也。病主形气消索，久利不固者。

上长短二脉，所属各二位，共合六项。长短二脉，义应诸度者，言依脉之部位分寸求也。

五、粗脉

粗者，阔大义。此脉宽豁满于指。病主外实内虚。

加软者名曰缓。缓者，松纵义。在阳则中风汗出，在阴则洞泄不已。

加坚者名曰洪。洪者，横盛也。在上则喘逆上气，在下则内痈癃闭。

六、细脉

细者，狭小义。此脉窄瘦如线，指下不满。病主外虚内实。

加坚者名曰紧。紧者，急速也。在阳伤寒身疼，在阴便癖里急。

加软者名曰濡。濡者，懦乏也。在上则阳衰湿痹，在下肾消骨痿。

上粗细二脉，所属每各二位，共合六项。粗细二脉，义应量者，依脉之容积也。

上六体脉，合属诸位，共得十八数，释意。

十八用脉篇

一、浮脉

浮者，轻扬也。其脉泛泛在上，目窥可见，着手即得。病在上、在表之病统也。

加于夏季曰钩，取义喻也。为心脏之正脉。谓之平调不病者。

加于它季曰仰。仰者，高也。病主伤暍晕仆，内风暴疾。

二、沉脉

沉者，沉重也。其脉著于骨上，深入寻如得。为在下、在脏之病统也。

加于冬气曰石。石取义喻也。为肾脏之正脉。谓之平调不病者。

加于它季，名曰伏。伏者，深潜也。病主饮食霍乱，腹疼厥逆。

上浮沉二脉，各自有所属之位，共得六项。浮沉者，应于衡者，言以高低定也。

三、滑脉

滑者爽利义，其脉往来截然，间至清晰，无余搏，指下粗而分明。滑者主一切实热也。

加长者名曰徰（古动字）。其势逗然跳脱，摇摇不已。动于阳则惊悸汗出，动于阴则烦热不安。

加短者名曰乱。乱者变故不整，乍即乍离，时见一停。病主饮食中毒，使神气不宁也。

四、涩脉

涩者遇滞也。其状往来似难，余波不断，间至不清。病主一切实寒也。

加短者名曰微。微者稍许义。其势动如非动，及卫即已，细而模糊。阳微者神气疲，阴微者精血少。

加长者名曰革。革者更也。其状如按空囊，如如不动，虽具脉形而无脉流，在阳则吐衄，在阴则失血。

涩滑二脉，及所属各二脉，共得六项。滑涩应于音律者，言其力而求之于间至余无也。

五、速脉

速者快也。（此脉多是由实而至虚者）《经》云平人一息之时"脉来五至曰平"，六至七至者曰快速也。此脉主一切虚热。

加滑者名曰促。促者至快也。促于阳者荣分伤，病于心肺；促于阴者精血伤，病在肝肾。热极而然也。亟者，瘵也。一息之间八九十至。

加止者名曰结。结者，隔阻也。其脉速时一止而无定时。在阳则痰气阻于清道，在阴则瘀血滞于经络。

六、迟脉

迟者，徐慢也。一息之时脉至三四搏也。主一切虚寒之病。

加涩者曰代。代者，殆也。损病也，有数而止也。其脉时而久停，待来则续。在阳则心肺，在阴则肝肾所竭，最为危候也。衰极而然。

加止者名绝。绝者，无迹也。诸暴卒死，邪气闭塞而然也。平人脉绝，息满五十者死。

上速迟二脉，及所属各二位，共得六项。速迟二脉，应于备数者，言依时历求也。（由虚而似实者）

上释十八用脉意。

三十六脉皆相对待

坚、长、粗、浮、滑、速，依次与软、短、细、沉、涩、迟相对待，为十二统脉，六对也。

牢、实、弦、强、缓、洪、钩、仰、徨、乱、代、绝，依次与散、虚、毛、弱、紧、濡、石、伏、微、革、促、结相对待，此二十四脉为变加来者，共十二对也。

衣按：此十二对脉，原稿为坚、实、弦、强、洪、钩、徨、乱、促、结，依次与散、结、毛、弱、紧、濡、石、伏、微、革、代、绝相对待，此二十四脉为变加而来者，共十二对也。上文系余整定者，恐原文散失，故附记于此。

附方：十八用脉方

浮脉：加于它季者，仰脉，宜朱雀（鸟）汤。

沉脉：加于它季者，伏脉，宜镇（玄）武汤。

滑脉：滑者涩之。

徨脉：冲也。动者镇之。在阳桂枝加龙牡汤。在阴柴胡加龙牡汤。

乱脉：乱者平之，大柴胡汤主之。

革脉：革者定之，大建中汤主之。

速脉：速，虚也，宜凉补之。

促脉：宜大白虎汤。

结脉：结宜除之，宜备急之物，陷胸等方。

速脉：速，虚也，宜温补之。

代脉：宜复脉汤。

绝脉：绝者当救急，用人参四逆汤。

上附方谓其梗要也。如详明用之，则在于其人（原稿为"则存手其人"今据义正之）也。

衣按：此节题名"十八用脉方"，实论十二名，浮、沉、滑、涩、速、迟六脉已兼挟于它脉之中，无须另立明堂以烦琐其事。